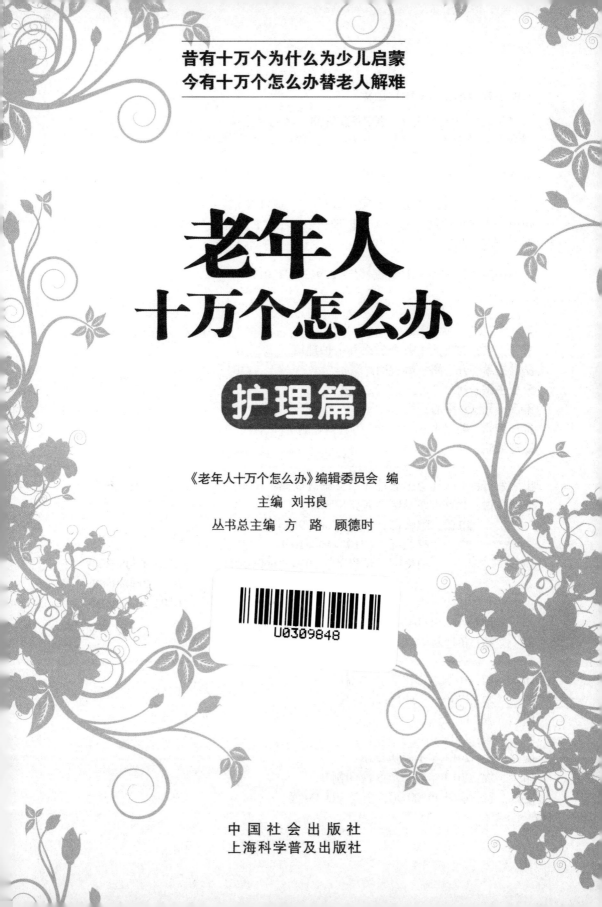

昔有十万个为什么为少儿启蒙
今有十万个怎么办替老人解难

老年人
十万个怎么办

护理篇

《老年人十万个怎么办》编辑委员会 编

主编 刘书良

丛书总主编 方 路 顾德时

中国社会出版社
上海科学普及出版社

U0309848

图书在版编目（CIP）数据

老年人十万个怎么办·护理篇/方路，顾德时主编；刘书良分册主编. —北京：中国社会出版社，2013.1

ISBN 978 - 7 - 5087 - 4314 - 1

Ⅰ.①老…　Ⅱ.①方…②顾…③刘…　Ⅲ.①生活—知识—中老年读物②老年人—护理—中老年读物　Ⅳ.①Z228.3②R473 - 49

中国版本图书馆 CIP 数据核字（2013）第 017678 号

书　　名：老年人十万个怎么办·护理篇
丛书主编：方　路　顾德时
分册主编：刘书良
策　　划：菩萨心
责任编辑：毛健生
助理编辑：晓　晶

出版发行：中国社会出版社　　　邮政编码：100032
通联方法：北京市西城区二龙路甲 33 号
　　　　　电话：编辑部：（010）66079885
　　　　　　　　邮购部：（010）66081078
　　　　　　　　销售部：销售部：（010）66080300　　（010）66085300
　　　　　　　　　　　　　　　　（010）66083600　　（010）66080880
　　　　　　　　传　真：（010）66051713　　（010）66080880
网　　址：www. shcbs. com. cn
经　　销：各地新华书店

印　　刷：中国电影出版社印刷厂
开　　本：170mm×240mm　1/16
印　　张：17.25
字　　数：240 千字
版　　次：2013 年 1 月第 1 版
印　　次：2013 年 10 月第 3 次印刷
定　　价：本册 46.00 元，全套 498.00 元

《老年人十万个怎么办》系列丛书

编撰出版工作机构

支持单位

全国老龄工作委员会办公室

协办单位

中国科普作家协会　浙江省老龄工作委员会办公室　中国老年报社
中国老年杂志社

承办单位

杭州金秋世纪行文化交流有限公司

顾问委员会

总顾问　陈传书

顾　问（按姓氏笔画排序）

王强华　东　生　刘　恕　李宝库　李景瑞　邬沧萍
杜　葵　汪文风　何东君　苏长聪　郑伯农　赵　炜
赵渭忠　贺敬之　郭　济　黄柏富　程连昌

编辑委员会

主　　任　张文范

常务副主任　居云峰

副　主　任　王平君　王嘉琳　方　路　台恩普　李耀东　顾德时
浦善新　党俊武

委　　员（按姓氏笔画排序）

王梅生　王朝前　王震寰　卢立新　刘书良　刘汉儒
刘晓祺　宋万存　何红志　应亚玲　陈立君　陈信勇
金正昆　胡惟勤　黄　雷　斯苏民　蒋世格

《老年人十万个怎么办》系列丛书

第八分册·护理篇

顾　问　洪昭光（主任医师、健康教育专家）

　　　　陈妙兰（教授、中国医学科学院原副院长）

　　　　郭志红（主任医师、健康教育专家）

主　编　刘书良

撰稿人　方彩萍　杨彩云　荣　光　冬　阳　刘书良

　　　　黄书屏　刘晓祺　黄　雷　冯伟钢　陈家忠

　　　　左中丞

审　稿　荣　光　孙兆元

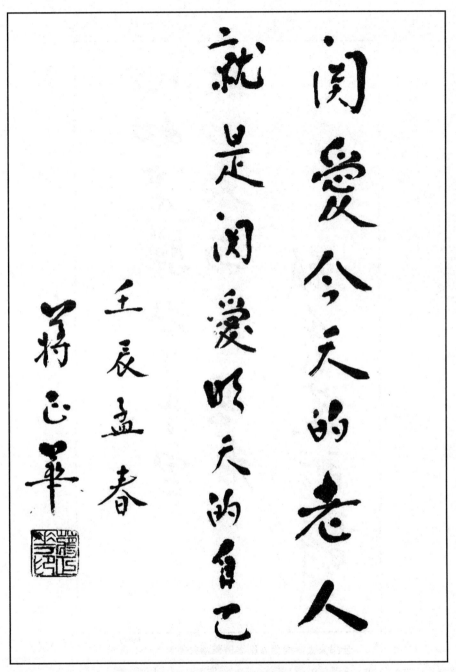

关爱今天的老人
就是关爱明天的自己

壬辰孟春

蒋正华

全国人大常委会原副委员长蒋正华为本丛书题词

心如老骥常千里
壮心未与年俱老

顾秀莲 二〇一三年六月□日

全国人大常委会原副委员长顾秀莲为本丛书题词

大爱从孝起步

张梅颖

二〇一二年二月廿日

全国政协原副主席张梅颖为本丛书题词

《当代中国科普精品书系》总序

　　以胡锦涛为总书记的党中央提出科学发展观，以人为本，建设和谐社会的治国方略，是对建设有中国特色的社会主义国家理论的又一创新和发展。实践这一大政方针是长期而艰巨的历史重任，其根本举措是普及教育，普及科学，提高全民的科学文化素质，这是强国富民的百年大计，千年大计。

　　为深入贯彻科学发展观和科学技术普及法，提高全民的科学文化素质，中国科普作家协会以繁荣科普创作为己任，发扬茅以升、高士其、董纯才、温济泽、叶至善等老一辈科普大师的优良传统和创作精神，团结全国科普作家和科普工作者，充分发挥人才与智力资源优势，采取科普作家与科学家相结合的途径，努力为全民创作出更多更好高水平无污染的精神食粮。在中国科协领导支持下，众多科普作家和科学家经过一年多的精心策划，确定编创《当代中国科普精品书系》。这套丛书坚持原创，推陈出新，力求反映当代科学发展的最新气息，传播科学知识，提高科学素养，弘扬科学精神和倡导科学道德，具有明显的时代感和人文色彩。整套书系由13套丛书构成，每套丛书含2~50部图书，共120余册，达2000余万字。内容涵盖自然科学的方方面面，既包括《航天》、《军事科技》、《迈向现代农业》等有关航天、航空、军事、农业等方面的高科技丛书；也有《应对自然灾害》、《紧急救援》、《再难见到的动物》等涉及自然灾害、应急办法、生态平衡及保护措施方面的图书；还有《奇妙的大自然》、《山石水土文化》等系列读本；《读古诗学科学》让你从诗情画意中感受科学的内涵和中华民族文化的博大精深；《科学乐翻天——十万个为什么创新版》则以轻松、幽默、富于情趣的方式，讲述和传播科学知识，倡导科学思维、创新思维，提高少年儿童的综合素质和科学文化素养，引导少年儿童热爱科学，以科学的眼光观察世界；《孩子们脑中的问号》、《科普童话绘本馆》和《科学幻想之窗》，展示了天真活泼的少年一代对科学的渴望和对周围世界的异想天开，是启蒙科学的生动

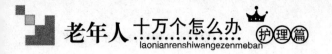

画卷；《老年人十万个怎么办》丛书主要为老年人服务，以科学的思想、方法、精神、知识答疑解难，祝福老年人老有所乐、老有所为、老有所学、老有所养、家庭和谐，社会和谐。

科学是奥妙的，科学是美好的，万物皆有道，科学最重要。一个人对社会的贡献大小，很大程度取决于对科学技术掌握运用的程度；一个国家，一个民族的先进与落后，很大程度取决于科学技术的发展程度。科学技术是第一生产力是颠扑不破的真理。哪里的科学技术被人们掌握得越广泛深入，那里的经济、社会就发展得快，文明程度就高。普及和提高，学习与创新，是相辅相成的，没有广袤肥沃的土壤，没有优良的品种，哪有禾苗茁壮成长？哪能培育出参天大树？科学普及是建设创新型国家的基础，是培育创新型人才的摇篮，待到全民科学普及时，我们就不用再怕别人欺负，不用再愁没有诺贝尔奖获得者。我希望，我们的《当代中国科普精品书系》就像一片沃土，为滋养勤劳智慧的中华民族，培育聪明奋进的青年一代，提供丰富的营养。一棵大树，为中华民族的崛起铺路搭桥。

刘嘉麒

（中国科普作家协会第五、六届理事会理事长、中国科学院院士）

《老年人十万个怎么办》总序

"积极老龄化"在中国

——写在《老年人十万个怎么办》丛书出版之际

家家有老人，人人都会老。

大千世界里，作为个体的我们，从童年、少年、青年、中年直至老年，是生物进化的必然规律，也是人类不断认识自我、完善自我、超越自我而追求人生幸福、人生价值和人生发展的必然过程。随着人类由"高生育、高死亡、高增长"向"低生育、低死亡、低增长"转变，世界各国和地区人口年龄结构正悄然发生着改变，曾经年轻的社会开始告别年轻，迈向老年。如何看待我们的一生，如何度过我们的老年，成为越来越值得我们认真审视、思考和回答的问题。

联合国2009年统计数据显示，世界上有50个国家已经进入老龄社会；中国将成为各国中老年规模最大、老龄化速度最快的国家。据预测，我国老年人口从2011年起将呈现进一步加速增长态势，到2050年前后全国老年人口将达到4.8亿左右，其中80岁以上的老年人将超过1亿人。老龄问题不仅是每个人和每个家庭的现实问题，也是一个关系国计民生和国家长治久安的重大社会问题。我们要以积极的老龄观取代消极的老龄观，以积极的态度、积极的政策、积极的行动应对人口老龄化。

"积极老龄化"是一种观念。这是指最大限度地提高老年人"健康、参与、保障"水平，确保所有人在老龄化过程中能够不断提升生活质量，促使所有人在老龄化过程中能够充分发挥自己体力、社会、精神等方面的潜能，保证所有人在老龄化过程中能够按照自己的权利、需求、爱好、能力参与社会活动，并得到充分的保护、照料和保障。这是以更高的站位、更宽的视野、更新的维度来审视人口老龄化、直面人口老龄化、应对人口老龄化。这种积极的老龄观，有利于

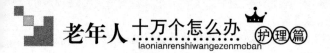

消除年龄歧视的不利影响，为解决老龄问题提供了新的思想方法和发展理念。

积极老龄化是一种战略。老龄问题不仅包括老年人生活保障和自身发展需要，还包括人口结构变化对经济、政治、文化和社会发展提出的调整要求及挑战。这就需要有战略的思维、战略的部署、战略的举措。党中央、国务院历来高度重视老龄问题。江泽民同志指出："老龄问题越来越成为一个重要的社会问题，我们要予以重视。希望各级党委和政府要加强对老龄工作领导，切实做好这项工作。"并亲笔题词："加强老龄工作，发展老龄事业"。胡锦涛同志先后指出："人口老龄化给家庭结构和社会生活带来新的变化，对经济和社会发展产生重大影响。对于这样一个重大的社会问题，全国上下都要有充分的认识，并积极研究制定相应的政策。""尊重老年人、关爱老年人、照顾老年人，是中华民族的优良传统，也是一个国家文明进步的标志。我们要弘扬中华民族尊老敬老的传统美德，大力发展老龄事业，给予老年人更多生活上的帮助和精神上的安慰，让所有老年人都能安享幸福的晚年。"在"党政领导，社会参与，全民关怀"工作方针指引下，我国积极应对人口老龄化挑战，把发展老龄事业作为经济社会统筹发展和构建社会主义和谐社会的重要内容，综合运用经济、法律和行政手段，不断推动老龄事业发展，基本建立了老龄法律政策制度体系，形成了"大老龄"的工作格局，营造了全社会尊老敬老助老的社会氛围，这为我国科学应对人口老龄化、科学解决老龄问题奠定了坚实的基础。

积极老龄化是一种自觉。老龄问题不仅仅是老年人的问题，更是各年龄段人群都要面对的问题；不仅仅是需要引起关注的问题，更是需要经济、文化、社会、政治等各个层面主动适应的问题。老年人要以积极的生命态度投入生活，更加注重身心健康，更加注重人格尊严，更加注重自我养老和自我实现。人人都是老龄社会的主体，都应当以积极的生活态度面对老龄，既要有"老吾老，以及人之老"的宽广博爱，也要有"未雨绸缪"的预先准备，为自己的老年生活做好物质和精神的储备。政府、社会、个人和家庭都是应对老龄问题的主体，都要以积极的角色态度自觉行动，尽好应尽的职责、做好应做的事情，促进形成"不分年龄、人人共享"的和谐社会。

《老年人十万个怎么办》的编辑出版，是一件利国利民的大好事，是一种"积极老龄化"责任的体现，是一个促进老年人享有健康晚年、幸福晚年、积极晚年的行动。这部丛书是老年文化出版事业的重要组成部分，全书共十一个分册，从养生到励志，从应急到关爱，内容涵盖了老年人生活的诸多方面，编写力求突出实用性、服务性、大众化、科普化，力求每一个条目都符合老年人的实际需要，其间形式多样的"小贴士"更体现出为老年人"量身定做"的温馨，全书提供了科学的知识，表达了现实的需要，实现了积极的引导。值得一提的是，丛书编委会和200多名编创人员绝大多数是来自全国各地、老龄文化领域的老年人，总编室的几位同志平均年龄超过70岁。"老骥伏枥，志在千里"，他们在用自己的执着和坚韧书写着《老年人十万个怎么办》，用生动的作品和崇高的精神感动每一个身边人、每一名读者。也正是他们的行动在证明着：积极人生，多有意义！

　　祝愿《老年人十万个怎么办》丛书出版成功！

陈传书

（民政部党组成员、全国老龄办常务副主任）

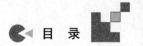
目 录
CONTENTS ▌▌▌

前 言

　　老年人为社会进步、抚养子女付出了巨大的心血，在漫长的人生岁月中积累了丰富的知识和宝贵的经验，应当受到中青年更多的尊重与关爱；特别是随着人们生活条件的改善，医疗水平的提高，许多已步入老年的朋友，依然身体硬朗，干劲十足，仍然活跃在各个领域、各个岗位，为社会贡献着自己的才智，虽然是星星余热，却也是无限温暖，无比光亮。他们不是社会的拖累，而是一笔宝贵的社会财富。为了让其永葆青春，健康长寿，使我们能够从他们那里获得更多的人生智慧和实践经验，老年人大型百科全书式丛书《老年人十万个怎么办·护理篇》，从护理的角度，为老年人自我保健提供参考与指导。

　　《护理篇》侧重于对老年人患了常见疾病后的护理及日常保健知识的介绍，以期把与老年人健康有关的各类知识全面、科学地介绍给广大读者，提高老年人的健康水平和老年生活质量。

　　事实上，很多疾病如癌症、心脑血管病都是可以早期发现、提前预防的。因此，掌握科学的防病、护理与自我保健的知识，养成良好的养生、健身习惯，是留住健康、远离病魔的制胜法宝。

　　有必要指出的是，本书是关于老年人健康与自我保健的一本普及性读物，一旦出现健康问题，建议到正规医院接受正规治疗。

　　最后，祝愿各位老年朋友们都有一个健康幸福的晚年。

编　者

第一章
老年人体检的意义与内容

——未雨绸缪　关注健康

　　【导语】世界卫生组织在1948年该组织的宪章中提出关于健康的定义："健康是人在生理、心理和社会适应的完美状态，而不仅仅是没有疾病和免于虚弱。"1989年世界卫生组织又对健康作了新的定义，即"健康不仅是没有疾病，而且包括躯体健康、心理健康、社会适应良好和道德健康"。

　　千百年来，健康是人类一直关注和追求的目标，并且随着社会的发展，健康也在不断增加新的内容，跟上社会发展的步伐，注重自身的健康，是老年人生活中不可缺少的一部分。

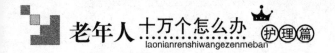

1

健康体检很有必要，老年人不理解坚持定期体检的意义时，怎么办

健康体检是对身体健康状况进行全面检查，从而获取健康信息，作出健康状态的评价。它是预防疾病、自我保健的重要形式，是综合了临床医学和预防保健的具体措施。只有了解了自己的健康状况，才能有针对性地进行自我保健和调理，获得健康和长寿。

随着年龄的增长，人体全身各系统、脏器的功能和结构都会发生退行性改变，而许多疾病的危害性及其死亡率也随年龄增长而上升。可以说，老年人是疾病的易发人群，定期健康体检对老年人来说意义重大。老年人定期做健康体检，可以尽早发现疾病隐患，及早治疗。

通过定期的健康体检，检查和发现影响健康的有关因素，在疾病尚未出现时进行预防性干预，是促进身心健康的重要措施和保证。

体检也是一种自我保健、主动健康的重要方式。用医学手段和方法进行身体检查，这里包括临床各科室的基本检查，如血液、大小便的化验、超声、心电、放射等检查。从各项化验数据的量变中，看出身体质变的信息，有利于疾病的早期发现；促进"早预防、早诊断、早治疗"，将疾病消灭于萌芽状态。

从长远考虑，万一有病而未及时发现，将来花的钱要多得多，而且病痛更不是金钱所能计算的。体检上的支出价有所值，比花在患病后的治疗费用、功效不明的保健品的消费要划算得多。

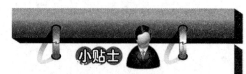

小贴士

世界卫生组织对健康的定义细则：

一、充沛的精力，能从容不迫地担负日常生活和繁重的工作而不感到过分紧张和疲劳。

二、处世乐观，态度积极，乐于承担责任，事无大小，不挑剔。

三、善于休息，睡眠良好。

四、应变能力强，适应外界环境中的各种变化。

五、能够抵御一般感冒和传染病。

六、体重适当，身体匀称，站立时头、肩臂位置协调。

七、眼睛明亮，反应敏捷，眼睑不发炎。

八、牙齿清洁，无龋齿，不疼痛，牙颜色正常，无出血现象。

九、头发有光泽，无头屑。

十、肌肉丰满，皮肤有弹性。

其中前四条为心理健康的内容，后六条则为生物学方面的内容（生理、形态）。

2

体检要有侧重点，老年人想知道体检的主要内容时，怎么办

体检主要包括三大部分：一是一般的体格检查，包括内科、外科、妇科、五官科、肝病科的专科检查；二是功能检查，包括心电图、X光、B超等影像学检查；三是生化检验，包括血、尿、便三大常规及血糖、血脂、肝肾功能、乙肝五项的化验检查。此外，还有肿瘤三项检查，以及前列腺癌、宫颈癌、乳腺癌的早期筛查等。

这是一般情况下的体检内容，但不同年龄、性别、体重、职业的人所需的体检侧重点也有所不同。老年人最好要重视以下七个方面的检查：

一、心脑血管检查。这是老年人体检的重点。高血压是冠心病发病的诱因之一，血压经常处于高峰，容易发生脑血管意外。心电图检查，可了解心肌供血情况、心律失常等，年纪很大，没办法跑活动平板者，建议做个心脏彩色B超、颈动脉B超，可检查出血管是否发生病变。

二、肝、胆、胰腺B超及拍胸片。肝、胆B超可对肝、胆的形态进行检查，提前发现是否出现肝、胆肿瘤或胆囊结石。由于这是一种无创伤检查，所以老年人可进行多次检查。

三、查眼底。可及早发现老年性白内障、原发性青光眼。患有高血压、冠心病、糖尿病的老年人，还可通过查眼底看出动脉是否硬化。

四、查血糖和血脂。肥胖或患有高血压、动脉硬化的老人尤应注意此项，特别是餐后两小时的血糖很能说明问题。

五、检测骨密度。老年人容易骨质疏松，因此50岁以上的男性和45岁以上的女性应进行骨密度检测。

六、胃肠镜检查。50岁以上的老人尤其是老年男性应把其列入体检"补充清单"。通过胃肠镜检查可发现一些癌前病变，如大肠息肉等，以便尽早清除。另外，通过大便潜血试验还可早期发现消化道疾患及癌症。

七、妇科检查或前列腺检查。老年女性即使已绝经，也不能忽视每年一次的全面妇科检查，而男性则应做前列腺检查。

总之，当老年人为自己准备体检清单时，最好先将身体的不适情况告诉医生，以便医生有针对性地补充检查项目，体检结果出来后一定要请医生加以分析，发现问题后应尽早治疗。

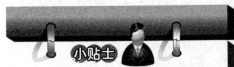

小贴士

胸透是传统的放射检查方式，价格低但其对人体的伤害不容忽视。患者接受X光照射的危险高出拍胸片，且胸透很难早期发现肿瘤病灶。我国有关部门也明确规定不能将胸透作为常规普查项目，只有在病情需要时才将胸透作为一种医疗检查手段。胸片虽然价格相对较高，但辐射剂量小，应作为健康体检的首选。

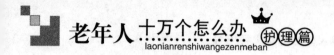

3 在常规体检前，老年人想知道有哪些注意事项时，怎么办

在医院进行常规体检时，针对老年人，一般有以下几点注意事项：

一、抽取静脉血之前，为更准确地测定血脂成分及血清中的酶类，健康体检者应禁食、禁水12～14小时，以避免进食对血脂浓度造成影响，特别是对甘油三酯的影响。大量饮水会对血液造成稀释，影响血液中的细胞数量；饮用饮料或进食，还会改变血液中的血糖浓度。

二、在选取血液标本时，有高血压病、冠心病的患者，可以在取血前用少量白开水服用药物。有些人担心药物对体检结果有影响，其实这些药物对血液标本的影响很小，一般不会影响结果的判断。

三、对于糖尿病患者，由于较长时间的禁食、禁水及体检时的活动、劳累，可能会造成低血糖、酮症酸中毒。所以糖尿病患者在体检时最好有人陪伴，并尽量保持安静，减少活动，尽早抽取血液标本。

四、进行需空腹检查的项目，应携带易消化的食品，如巧克力、牛奶、饼干等，一旦出现心悸、气短、出冷汗等症状，立即进食上述食品，以保证安全。进食后，在抽取血标本时，可向抽血人员说明情况，做好标记，以利于结果分析。

五、在完成所需空腹检查后，可立即按日常习惯进食并服药。待进食、服药后，再进行其他检查。

六、体检时不要穿过于复杂的服装，以方便穿脱。女性不要穿连衣裙、高筒袜、连裤袜，男性不要打领带。不宜穿着高领套头衫、紧袖上衣、紧腿裤子，以免造成不必要的麻烦。

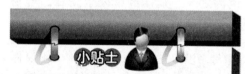
小贴士

健康体检意义大。健康似空气，它无色无味，当您拥有它时，可能并不觉得它的存在，一旦缺少或失去它时，您才会感到它的珍贵。

4

体检时出现紧张反应，老年人不知道如何面对时，怎么办

老年人要以积极和乐观的心态看待体检。但是有些老人还是非常紧张，尤其是进行体检的过程中，控制不住的紧张情绪一阵阵袭来，越控制就会越厉害。在这里介绍一些方法，用来缓解紧张的情绪。

一、首先要转变健康体检的认识，不要把健康体检这事看得那么重，否则只会加重紧张情绪。

二、可以提前去医院，调整情绪。

微笑，当你特别紧张时，不妨面带微笑。研究证明，当人们微笑时，大脑接收的信息通常是积极的，并且能使身体处于放松和满足状态；当人们处在焦虑和恐惧之中时，微笑也能产生同样的效果。无论你是否意识到微笑对自我控制紧张感所起到的作用，这种"人为的"努力会使大脑对外部信息作出积极有效的反应。

深呼吸，对自己传递积极的信息。不管你是否深吸一口气，都要想象自己的身体开始放松并感到相当满意和舒适，而给你造成紧张的事情正离你远去。想象紧张感正在消失。然后，和微笑一起，你需要利用的一个积极的信息。用一些时间想象自己正在远离紧张情境，直到你在内心看到它离自己已相当遥远。

三、如果体检异常，可以在别的地方先检测一下，以确认是否因紧张造成，以免造成误诊。当然，医生应该知道什么是紧张引起的，紧张引起的反应一般不会影响体检结果。

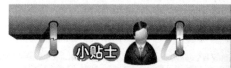

小贴士

紧张是人体在精神及肉体两方面对外界事物反应的加强。好的变化，如结婚、生子；坏的如离婚、待业，日久都会使人紧张。紧张的程度常与生活变化的大小成正比。紧张使人睡眠不安，思考力及注意力不能集中，头痛，心悸，腹背疼痛，疲劳。普通的紧张都是暂时性的，突发性的紧张是一种恐惧感。

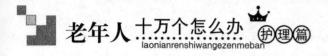
5

体检过程有所禁忌，老年人想知道其具体的要求和规定时，怎么办

老年人在体检时，除了做检查外，还有些体检的禁忌也是需要注意的。

一是化验采血的时间不能太晚。体检化验最好是在早上7时30分～8时30分采空腹血，最迟不宜超过9点。太晚会因为体内生理性内分泌激素的影响，使血糖值失真。

二是体检前切忌贸然停药。采血要求空腹，但对慢性病服药应区别对待。如有的老年人患有高血压病，每日清晨服降压药，为了体检贸然停药或推迟服药会引起血压骤升，发生危险。服少量降压药对化验的影响是轻微的，可以忽略不计。而患有糖尿病或其他慢性病的老年人也应在采血后及时服药，不可因体检而干扰常规治疗。

三是忌随意舍弃检查项目。体检表内设定的检查项目，既有反映身体健康状况的基本项目，也包括一些针对恶性疾病和常见疾病的特殊检查项目。如肛门指诊检查对直肠肿物的发现尤为重要，很多老人认为自己肠胃很好，不用检查，其实对于老年人来说，肛门指诊最好每年都检查。

四是忌忽略对重要病史的陈述。

重要疾病病史是体检医生判定受检者健康现状的重要参考依据。有的老年人抱着一种"考核"体检医生水平的心理，认为疾病只能靠查出来，不是靠说出来，殊不知这样做的结果往往是事与愿违。

譬如，在对高血压患者进行治疗指导前，必须搞清楚其高血压病的发病时间、治疗过程、用药情况等关键问题，才能有针对性地提出进一步的治疗意见，包括加减用药剂量、调整用药品种等，从而达到最佳的治疗效果。陈述病史时要力争做到客观、准确，不可遗漏。

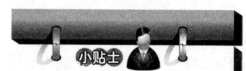
小贴士

体检结论，是对受检者健康状况的概括和总结，是医生根据各科体检结果，通过综合分析对受检者开出的健康处方，对纠正不良生活习惯，预防和治疗疾病有重要的指导意义。有些受检者对体检过程较为重视，却忽视了体检结论，没有仔细阅读和认真实施，使健康体检失去了意义。

6

体检要查尿常规，老年人想了解它有什么用途时，怎么办

查尿常规的目的在于发现有无泌尿系统以及相关的全身性的疾病。例如泌尿系统（包括肾、输尿管、膀胱）的炎症、结石、结核、肿瘤，以及有无与高血压、糖尿病等全身性疾病相关的情况，如高血糖、肾功能好坏等。如果查到尿常规有问题，通常还会需要进一步检查。

肾脏是人体的"清道夫"，专家提醒，肾脏病变的临床表现多样，由于肾脏具有很强的代偿功能，早期患者大都无明显症状，不易引起注意。尿常规检查是临床上诊断肾病发生与否的最简便，也是必不可少的一项初步检查，是有利于医生发现肾脏疾病的一般诊断方法。

临床上碰到不少患者都是出现了症状才来医院，检查发现已是肾脏病晚期，错过了最佳治疗时间。

每年3月第二个星期四为"世界肾脏病日"，这说明肾脏疾病对人类的危害极大，也显示了全世界对肾脏疾病认识在提高。据了解，定期体检能早期发现肾病，做尿常规和肾功能检查只需花上数十元，如能早发现、早诊断、早治疗，就能避免自身痛苦

和花费昂贵的医疗费。目前全世界已有100多万肾脏病患者靠血液透析生存，且患者数量正以每年平均8%的速度增长。慢性肾脏病发病近年来还呈现年轻化趋势，主要与人们的不良生活方式有关。此外，患有糖尿病、高血压、高血脂、痛风、反复扁桃体炎、慢性尿路感染、长期服用某一种中药或西药的患者，更要关注自己的肾脏。

尿液泡沫长久不消失、夜尿增多、颜色改变等症状，都是肾脏病变的早期信号，应尽快到医院检查。每年定期体检，查一下尿常规，发现无症状性的蛋白尿、血尿，要及时就诊。

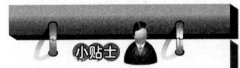

小贴士

肾脏病发病率高（正常人群约6.1%～10%），而且早期可无症状，我国约有1亿患者，实际知晓自己患病及进行治疗者很少，因此有很多病人未发现自己有肾脏病，直到发展严重时才发现，这时治疗已非常困难，甚至无力进行治疗。

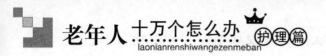

7

血常规检查有不少项目，老年人想知道检查的用途时，怎么办

血常规检查是临床上基础的化验检查之一。血常规检查各种数据的改变往往给临床医生以启发和提示，根据上述情况专为体检设计的化验项目，多与高发病有关。许多疾病都会引起血常规检查结果的改变，例如，通常感染性疾病会使白细胞的数值和分类发生变化；贫血检查最基本的数据就是血常规中的血红蛋白和红细胞等指标。消化系统疾病会造成营养不良性贫血，而肾脏疾病则可导致肾性贫血，月经量过多的妇女常常发生缺铁性贫血。

检查血小板，可以了解身体的部分止血凝血功能是否正常。血常规检查对发现血液系统疾病最有帮助。例如有口腔出血、鼻腔出血、高热，或妇科疾病和一般内科疾病的患者在进行血常规检查时，可能会发现血液细胞明显异常。及时将这些患者转诊到血液专科进行深入检查，对早日发现和治疗患者，无疑是有积极意义的。

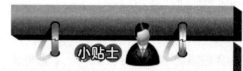

小贴士

血常规检查是一项基础的检查，而且检测速度快，新型的全自动血细胞分析仪半分钟就可得出血常规化验结果。

8

血常规检查有利判断病情，老年人看不懂检查的结果时，怎么办

拿到血常规化验单，很多人会被名目繁多的项目搞糊涂，到底该看哪一项才好？化验单上有许多项目确实非常专业，其作用是帮助医生判断病人的病情，或者查找病因。至于普通人，很难也没必要把化验单完全看懂，拿到化验单后只要学会看关键的项目，就能掌握最重要的信息了。

在血常规化验单中，人们关键要看的数值有四项：白细胞总数、红细胞总数、血红蛋白和血小板。这四个项目其中一项出现异常都应该引起重视。如以发热为例，医生会让病人做个血常规检查，目的就是为了分辨病人的发热是由细菌感染引起的还是由病毒感染引起的。如果患者的白细胞高于参考值上限，表示可能是细菌性感染；但如果是低于参考值下限，则可能是病毒性感染。

化验结果低于或高于"参考值"不一定是病理状态或患了某种疾病。化验结果也受很多因素的影响，不能单凭参考值就判断有没有疾病。有了化验结果，再结合症状、体征、其他辅助检查等综合分析，最终才会得出患有什么疾病的正确判断。因此，人们在拿到化验单时，即使看到自己的检查结果不在"参考值"范围内，也不必太紧张，而应请教专家对自己的情况作出客观地评估。

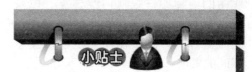

小贴士

参考值实际上是正常人群中绝大多数人的平均数值。血常规中的白细胞总数，参考值是4.0～10.0，意思就是说正常人群中绝大多数人每单位的白细胞总数是在4.0～10.0之间。少数人可以不在这个范围。不过，他们的检验结果数值虽然不在参考值的范围内，但是不代表他们的健康有异常。在血常规检查中，只要是主要指标正常，其他次要指标高点低点没有关系。

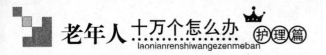

9

血糖要保持一定的水平，老年人想知道血糖测定前的注意事项时，怎么办

血液中的糖称为血糖，绝大多数情况下都是葡萄糖。体内各组织细胞活动所需的能量大部分来自葡萄糖，所以血糖必须保持一定的水平才能维持体内各器官和组织的需要。患有肝炎、肝硬化等肝脏疾病，发生感冒、发热、呕吐、腹泻等情况，饥饿时和慢性疾病患者，正在服用一些影响糖代谢的药物如口服阿司匹林等，以及患有一些其他内分泌性疾病都可能引起血糖升高。在做血糖测定前要注意下面的事项：

其一，测定空腹血糖，一定要在早上8时前空腹抽血测定，尤其是用胰岛素治疗的病人，空腹抽血必须在上午常注射胰岛素时间以前，否则会使测得的血糖增高而不能真实反映糖尿病的控制情况。

其二，各种应激情况时血糖也会增高，如情绪波动、失眠、发热、劳累等都可影响血糖，所以在去医院途中应避免剧烈运动。

其三，如为了确定是否有糖尿病而测定餐后两小时血糖，可按照正常的食量进餐（但不应少于100克主食）或进食100克馒头，在餐后两小时抽血即可。

另外，患有糖尿病的老年人进行血糖检查时，要按日常规律饮食及服用降糖药，切不可擅自停药。正在接受胰岛素注射治疗的患者，血糖监测应该勤一些，待病情稳定后可改为每周检测一次血糖谱。当近期频繁出现低血糖时，最好监测餐前血糖和夜间血糖，这样能更准确地反映出血糖波动的情况。进行血糖自我监测的最佳时间是每次餐前、睡前、每次餐后两小时血糖，每周最好进行一次凌晨血糖监测。

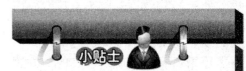

小贴士

糖化血红蛋白是糖尿病诊断新标准和治疗监测的"金标准"。随着人们对糖尿病知识的逐步了解，多数人已意识到空腹和餐后两小时血糖监测的重要性，并常常把二者的测定值作为控制血糖的标准。其实不然，空腹和餐后两小时血糖是诊断糖尿病的标准，而衡量糖尿病控制水平的标准是糖化血红蛋白。空腹血糖和餐后血糖是反映某一具体时间的血糖水平，容易受到进食和糖代谢等相关因素的影响。

10

血脂是基础代谢必需物质，老年人想知道血脂检查注意事项时，怎么办

血脂是血浆中的中性脂肪（甘油三酯和胆固醇）和类脂（磷脂、糖脂、固醇、类固醇）的总称，广泛存在于人体中，它们是生命细胞的基础代谢必需物质。血脂检查，主要是对血液（血浆）中所含脂类进行的一种定量测定方法。血脂受各种因素的影响而波动，因此在检查前应注意以下几个问题：

一、检查空腹血脂时，一定要抽取空腹12小时以上的静脉血，检查的头一天晚上20时以后禁食，不禁水。

二、抽血前应维持原来规则的饮食，并保持体重恒定，千万不要在检查的头一天晚上参加宴会饱餐一顿，或吃夜宵。

三、在生理和病理状态比较稳定的情况下进行化验，4～6周内应无急性病发作。

四、检查时不要服用某些药物，如某些降压药物等可影响血脂变化，导致检验的误差。

五、检查的头一天晚上一定要休息好，娱乐到半夜甚至通宵，第二天早上检查，血压高、血脂也高。

血脂检查易受许多因素影响，到医院化验前务必注意上述的几种情况，这样才能确保化验结果的准确无误。

小贴士

目前医学上提倡40岁以上的人至少每年检查一次血脂；有心脏病家族史、肥胖、喜欢吃糖者、吸烟、酗酒、生活无规律、精神常处于紧张状态者，尤其是已患有心脑血管疾病的患者，更应该积极地定期做血脂检查。

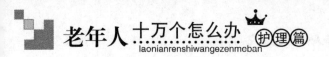
11

肝功能检查种类繁多，老年人要选择必要的检查项目时，怎么办

在常规身体检查中，肝功能检查是相当重要的项目之一。肝功能检查能够确诊是不是患上急、慢性肝炎、肝癌及肝胆系统疾病等。特别提示广大老年人，肝功能检查细节不可忽视。

肝脏的生理功能极为复杂，所以肝功能检查种类繁多，医生常选择几种关键的肝功能项目来了解肝功能，如蛋白质代谢功能试验（血清蛋白电泳、白蛋白/球蛋白比例）、胆红素代谢功能试验（包括血液总胆红素和直接胆红素、尿胆原和尿胆红素）、肝脏染料排泄实验以及各种血清酶检查。

然而，肝功能检查也并非万能的，具有局限性。首先肝功能检查的敏感程度有一定限度，而且肝脏代偿储备能力很强，因此肝功能检查无异常不一定没有肝病。另外，肝功能检查中的有些指标缺乏特异性，因此肝功能异常也未必就是肝病。此外，血清酶的活性是一项尤其重要的评判标准，但它不反映肝脏健康状况，酶的指标只是对肝脏细胞功能的估计。

另外，必须在空腹时抽血检查。空腹时间一般为8～12小时，抽血检查前一天最好禁酒类。肝功能检查多项内容测定值与饮食有关系，如饮酒易使某些血清酶值升高，进食油腻食物后可使血脂增高等。

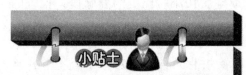

小贴士

肝功能检查只能作为诊断肝胆系统疾病的一种辅助手段。要对疾病作出正确诊断，还必须结合病史、体格检查及影像学检查等，全面地综合分析。

12

肾脏需要好好爱护，老年人担心肾脏出问题时，怎么办

大多肾脏病在早期时没有任何不适症状，一半的尿毒症患者是在初诊时才发现的，只能靠血液透析、腹膜透析或肾移植来维持余生，治疗的经济负担大。正常人的尿量为1000～2000毫升/日，平均为1500毫升/日左右。无论尿量增多还是减少，都可能是肾脏病的表现，夜间多尿往往是肾脏病的信号。

定期检查是早期发现肾脏病的最佳方法。检查主要包括四项：血压、尿常规、肾功能（血肌酐、肾小球滤过率的测定和计算）以及肾脏超声波检查。蛋白尿是肾脏病重要的预后指标。临床检测手段包括尿常规、尿微量蛋白、24小时尿蛋白定量、尿蛋白电泳等，不同的检测手段具有不同敏感性和特点。

尿常规要用晨尿检查，也就是早晨的第一次小便的中段尿，肾功能是一项验血的检查，需要早晨空腹抽血，在前一晚22时以后就不要吃饭喝水了。如有必要可以做肾脏B超的检查，肾脏B超一般没有什么特殊要求。

有条件者每年做一次健康体检，每次都必须包括肾脏的4项检查，并根据情况选择一些特殊的肾脏检查，可以显示大部分肾脏问题的早期迹象。高危人群应定期进行尿蛋白甚至尿微量白蛋白的检测。如果尿检出现蛋白尿、血尿或者出现肾功能异常，或者出现肾脏形态结构异常，时间超过3个月的话，就可能患有慢性肾脏病。

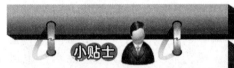

小贴士

由于肾脏疾病迁延不愈而形成的尿毒症严重地威胁着广大患者的生命，进而导致患者的生活质量极大下降。因此，积极有效地预防肾脏病，恰当地治疗肾脏病，有效地保护肾功能，无论对健康人还是肾病患者都是十分必要的。

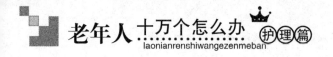

13

感觉胃不舒服，老年人想做胃镜检查时，怎么办

胃镜检查是利用一条直径约1厘米的黑色塑胶包裹导光纤维的细长管子，前端装有内视镜，由嘴中伸入受检者的食道、胃、十二指肠，借由光源器所发出的强光，经由导光纤维可使光转弯，让医生从另一端清楚地观察上消化道内各部位的健康状况。必要时，可由胃镜上的小洞伸入夹子做切片检查。全程检查时间约10分钟，若做切片检查，则需20~30分钟。胃镜检查注意事项：

一、上午做胃镜检查：前一天晚上20时以后，不进食物及饮料，禁止吸烟。前一天晚饭少吃不易消化的食物。因为病人即使饮少量的水，也可使胃黏膜颜色发生改变，例如萎缩性胃炎的本色病变，饮水后胃黏膜可变为红色，使诊断出现错误。

二、下午做胃镜检查：可当天早8时前喝些糖水，但不能吃其他东西，中午不吃东西。如幽门梗阻病人，在检查前一天晚上必须进行洗胃，彻底洗清胃内容物，直到冲洗的回流液清澈为止。在洗胃后胃管抽出以前，病人采取头低足高仰卧姿势，以使胃内残留液完全排出。不能在当天洗胃，因为洗胃后能使胃黏膜颜色改变。

三、已做钡餐检查的，钡餐钡剂可能附于胃肠黏膜上，特别是溃疡病变的部位，使纤维胃镜诊断发生困难，故必须在钡餐检查3天后再做胃镜检查。

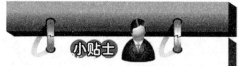

小贴士

胃就像一部每天不停工作的机器，食物在消化的过程中会对黏膜造成机械性的损伤，保持有节制的饮食是治疗胃病的关键。高度精神紧张也是胃病发生的重要原因，如司机、建筑工人、办公室工作人员等的胃病发生率都很高。

要做钡餐检查，老年人想了解这方面的情况时，怎么办

用于消化道检查的钡餐是药用硫酸钡，因为它不溶于水和脂质，所以不会被胃肠道黏膜吸收，因此对人基本无毒性。钡餐造影即消化道钡剂造影，是指用硫酸钡作为造影剂，在X线照射下显示消化道有无病变的一种检查方法。钡餐检查时患者一般无痛苦及其他并发症，容易接受。患者需先服下3～5克产气粉，使胃充分扩张后，再服下一定量医用纯硫酸钡混悬液，使胃充盈。当X线透过人体时，利用显示器间接观察被钡剂充盈的胃的形态、大小、位置及蠕动情况等，并进行摄像，结合临床表现作出综合判断。

X线造影检查使用得较多的是胃肠钡餐造影和钡剂灌肠造影。这项检查安全，但有些患者，如急性呼吸道感染病人，严重心、肝、肾功能不全病人，以及碘试验阳性的病人，一般不适宜做这项检查。根据临床诊治的需要，可将胃肠钡餐造影分为上消化道钡餐、全消化道钡餐、结肠钡灌肠以及小肠钡灌肠检查。

钡餐检查的注意事项：一是检查前一日起禁服含有金属元素的药物（如钙片等）。二是一般检查需要数小时，请耐心等待，未得医生同意不要吃任何东西，也不要离开；少数病人当日下午还须复查。三是检查时最好穿没有纽扣的内衣。

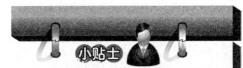

小贴士

吞钡或钡灌肠检查仅能看到消化道的轮廓，而且充满钡剂的消化道造影常掩盖了微小的病灶。因此常口服发泡剂或向肠道注气，使胃肠道内既有高密度的钡剂，又有低密度的气影，形成气钡对比造影，容易获得阳性结果。

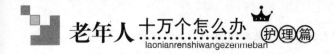
15

要进行心电图检查，老年人想知道有哪些注意事项时，怎么办

心电图是一种迅速、简便、安全、有效的检查方法，凡病人感到胸闷、心悸、心慌、头昏、眼花、心前区不适或疼痛等症状时都应做心电图检查。目前心电图已普遍地被医生们广泛应用。做心电图时病人应注意以下几点：

一、不要有恐惧感。做心电图时医生要在病人的胸前、脚脖、手腕上接上花花绿绿的电线，有些人非常害怕，生怕会触电，心电图机还未开，心里就"扑通、扑通"直跳。实际上这些电线只是把心脏的生物电"引出来"，不会向人体输入什么东西，正像拍照只是把人体的形象如实地记录下来那样，所以不要有恐惧感。

二、检查在安静时进行。因肌肉活动都会产生生物电，当啼哭、深呼吸、四肢乱动时，均会影响心电图的结果。所以应在病人安静时进行，必要时可先给病人吃些镇静药，以防止因其他肌肉活动而引起的干扰。

三、避免药物影响。有些药物直接或间接地影响心电图的结果，例如洋地黄、奎尼西等。由于药物影响心肌的代谢，进而影响心电图的图形。所以，老年人应向医生讲明最近服过哪些药物，以免误诊。

和其他检查方法一样，心电图也不是万能的，因为它仅是在体表记录心脏的电活动，正如有望远镜眺望远处景色一样，不一定都能看得十分清楚。譬如，左、右心室增大时，由于相反方向的两股电流可以相互抵消，这时记录到的心电图反而可能是"正常"的。

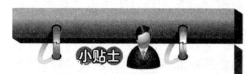

小贴士

心电图指的是心脏在每个心动周期中，由起搏点、心房、心室相继兴奋，伴随着心电图生物电的变化，通过心电描记器从体表引出多种形式的电位变化的图形。心电图是心脏兴奋的发生、传播及恢复过程的客观指标。

16

超声检查应用广泛，老年人想知道其检查的作用时，怎么办

超声波因不能在人体的骨骼和含气脏器、组织中较好传播，一般不常规运用于肺、胃、肠道病变的检测等，但超声诊断由于具有自身的优势，仍然得到了广泛应用。那么，超声检查项目都是做什么用的？

一、甲状腺超声检查：用于单纯性、毒性、结节性甲状腺肿，急性、亚急性、慢性淋巴性甲状腺炎，甲状腺囊肿、腺瘤和腺癌等。

二、心脏彩超检查：此项检查可以帮助医生及时发现心脏问题。它通过动态显示心腔内结构、心脏的搏动和血液流动，发现多种心脏病变及心肌病。

三、乳腺超声检查：用于乳腺炎、脓肿、囊性增生病、囊肿、纤维腺瘤及乳腺癌等。能更清晰地显示乳腺肿瘤的内部结构，观察肿瘤与周围组织的关系，能观察到病灶大小、形态及边缘情况，同时能够较好地观察肿瘤内外血管的多少和分布情况。

四、盆腔B超：看看有无子宫肿瘤、子宫内膜异位、子宫畸形、卵巢肿物、盆腔内炎性肿块或脓肿等等。

五、其他B超检查：如肝胆系统疾病等。

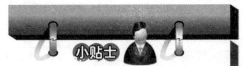

小贴士

超声波检查是利用人体对超声波的反射进行观察。一般称为US的超声波检查，是用弱超声波照射到身体上，将组织的反射波进行图像化处理。目前，超声波检查也被用于与其他检查方法的联合应用中，在超声波检查的监视下，为进行组织学检查进行超声波下活检，以及与内窥镜检查联合进行的超声波内窥镜检查，在许多方面得以应用。

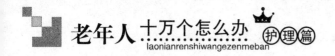
17

进行超声检查，老年人想知道有哪些注意事项时，怎么办

超声波检查前的准备：

一、需要空腹的检查，通常在前一日晚饭后开始禁食，次日上午空腹检查，以保证胆囊、胆管内胆汁充盈，并减少胃肠道食物和气体的干扰，否则检查结果可能会受较大影响。这些部位的超声图像质量容易受肠气干扰，因而腹胀或便秘的患者最好检查前服用促消化药物，帮助排气或使用开塞露或一些轻泻剂等帮助排便。

二、需要充盈膀胱（俗称憋尿）的检查需充盈膀胱。可在检查前1～2小时喝水（或各种饮料）1000～1500毫升，喝水后不要排尿，使膀胱充盈以利于检查。

三、X线胃肠造影的钡剂是超声的强反射和吸收剂。胆囊、胆管附近胃肠道内残存有钡剂，会影响超声检查，应在X线胃肠造影三日后、胆系造影两日后再做超声检查。胃镜、结肠镜检查者需两天后再做超声检查。腹部胀气者影响胆囊、胆管及胰腺图像的观察，可服用乳酶生片剂三天后检查。

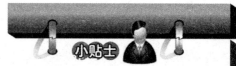

小贴士

B超是一门新兴的学科，近年来发展很快，它已成为现代临床医学中不可缺少的诊断方法。B超可以清晰地显示各脏器及周围器官的各种断面像，由于图像富于实体感，接近于解剖的真实结构，所以应用超声可以早期明确诊断。

18

医生建议做骨密度检查，老年人拿不准主意时，怎么办

骨密度全称"骨骼矿物质密度"，是骨骼强度的主要指标。骨密度检查是通过扫描的方式，对受检查者骨矿物含量进行测定，提供有价值的可比性数据，对判断和研究骨骼生理、病理和人的衰老程度，以及诊断全身各种疾病对骨代谢的影响，均有很重要的作用。

以下老年人群可考虑做骨密度测定：女性65岁以上和男性70岁以上，无其他骨质疏松危险因素者；女性65岁以下和男性70岁以下，有一个以上危险因素者（绝经后、吸烟、过度饮酒或咖啡、体力活动缺乏、饮食中钙和维生素缺乏），有脆性骨折史或脆性骨折家族病史者，各种原因引起的性激素水平低下，X线显示骨质疏松改变者，接受骨质疏松治疗需要进行疗效监测者，有影响骨矿代谢的疾病（肾功能不全、糖尿病、慢性肝病等）或服用可能影响骨矿代谢的药物（如糖皮质激素、抗癫痫药物、肝素等）者。

骨密度检查主要用于三个方面：

一是早期诊断骨质疏松和骨折危险度的预测；二是对内分泌及代谢性骨病患者的骨量进行测定，从而制订安全的、最佳的治疗方案，防止骨折发生；三是病情随访及疗效评价。

检测方法很简单：患者检查前无需特殊准备，测定时无任何痛苦，跟CT、X线检查相似。测定结果由计算机进行统计处理。一般来说，骨密度检查是一个部位一个部位的进行，并且检查结果也是反映某个部位的骨密度值，全身情况则需要进行综合评定。

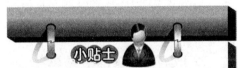

小贴士

人的骨质由骨组织构成，分为骨密质和骨松质。骨的表面为骨密质，骨的内部为骨松质。骨松质由许多骨中梁排列而成。成年后随着年龄增大，骨密质逐渐变薄，骨松质的骨小梁逐渐变细减少。中年以后的骨质容易发生骨质增生，也就是通常所说的长"骨刺"。

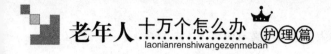

19

患有高血压病，老年人体检时不知道该注意什么时，怎么办

体检时，常有些慢性病患者，如高血压病人，因为担心按正常时间服用降压药再去体检，血压降至正常，医生会得出错误的结论而停药。也有人怕药物代谢会影响血液生化检查，在体检当日或前一日不吃药。

这里要告诉大家的是，高血压患者每日清晨服降压药，是保持血压稳定所必需的，贸然停药或推迟服药会引起血压骤升，发生危险。按常规服降压药后再测血压，体检医生可对目前的降压方案进行评价。加上服少量降压药对化验的影响是轻微的，可以忽略不计，所以高血压患者应在服完降压药后再去体检。

对于患高血压病多年的患者，体检除测血压以外，重点应注意是否已经发生由高血压引起的心血管损害，是否已经有因高血压引起的心脑血管疾病。弄清这些问题，有助于了解病情进展，判断预后，并为此制订恰当的医疗计划。因此，除一般体检中的项目，如测血压，化验血糖、血脂、

血常规，做心电图以外，还应包括测量腹围，查眼底，测尿微量白蛋白定量，查肾功能，做超声心动图和大血管超声。有相关症状时还应做心脏负荷试验及神经系统检查。

体检不应当只是单纯为了检出疾病，更重要的是为了指导患者或有高危因素的人坚持正确治疗及预防。所以，在进行体检前，受检者应详细告知医生一些与疾病相关的情况，例如是否吸烟、饮酒、有无家族史、既往患病情况、目前服药情况等。

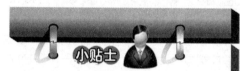

小贴士

有条件的高血压病患者，可进一步选做以下检查：一、动态血压24小时监测。此检查不仅能真实地反映各时间点的血压状况，而且能揭示高血压患者血压波动特点及昼夜变化规律。二、超声心动图检查。该检查能帮助我们了解心脏结构和功能。

20

因咳嗽而怀疑得了肺病，老年人想做痰液检查时，怎么办

在什么情况下，老年人要做痰液检查呢？

一是看痰量，痰量增加时要检验。大量痰液常提示肺内慢性炎症或空腔化脓性病变，如肺脓肿、支气管扩张等。

二是看痰的颜色。痰为血性时可有几种情况，咯红色或棕红色血见于肺癌、肺结核、支气管扩张、急性肺水肿等；鲜红血丝痰见于初期肺结核；粉红浆液泡沫样痰为急性肺水肿；铁锈色痰常见于大叶性肺炎、肺栓塞等；痰为黄色时多表示炎症存在，如支气管炎、肺结核等；黑色痰常由于吸入大量尘埃或长期吸烟所致，见于煤矿工人、锅炉工人或大量吸烟者；烂桃样痰常由于肺的坏死组织分解所致，如肺吸虫病等。

三是闻痰的气味。正常痰液无特殊气味，但患有肺结核、肺癌时血性痰液有血腥味；当患有肺脓肿、支气管扩张、晚期恶性肺肿瘤时，痰液有恶臭味。

所以当痰出现异常时，医生在做其他检查的同时，常常做痰的检查。其主要目的，一是辅助诊断某些呼吸系统疾病，如支气管炎、支气管扩张、肺炎等；二是确诊某些呼吸系统疾病，如肺结核、肺癌、肺吸虫病等；三是指导治疗，观察疗效和预后，如在治疗过程中痰量逐渐减少，表示病情好转。

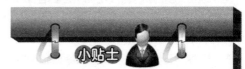

小贴士

留痰注意事项：一、应该取清晨第一口痰为宜，留痰时应该先漱口，然后用力咯出气管深处痰液，放入清洗的容器内送检。注意不要将唾液误为痰。二、如果留痰是做细菌培养时，要用无菌容器留取后及时送检。三、做漂浮或浓集结核杆菌检查时，需留12～24小时痰液送检。四、做24小时痰量和分层检查时，要把痰吐在无色广口瓶内，需要时可加少许石炭酸以防腐。

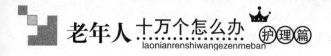

21

化验单上有很多医学术语，老年人看不懂时，怎么办

很多老年人看不懂化验中常用的术语，下面简单地介绍一下：

正常参考范围：由于个体差异和检测误差的存在，任何一个定量检测项目的标准都不可能以一个固定值来表示。在医学上，通常要对群体中一定数量的正常个体进行实验检测，用统计学方法计算出受测个体的检测结果均值和正常波动范围，并将此结果作为该项检测指标的正常参考范围。正常人群检测该指标的测定值应有95％以上在此范围内。

医学决定水平：某项检测指标对临床诊断或治疗起决定作用的测定值称为医学决定水平。同一检测指标在临床应用时，可有多个不同的医学决定水平。例如肌钙蛋白I检测结果应小于0.04ng／ml，诊断心肌损伤时该值应大于0.04ng／ml；诊断心肌梗死时该值应大于0.5ng／ml。大于0.04ng/ml和大于0.5ng／ml这两个水平，即分别为临床诊断心肌损伤和心肌梗死时的医学决定水平。

定性检测：定性检测是仅鉴定样本中是否含有某种特定的物质，但不确定其含量。结果通常以"阴性"或"阳性"形式报告。

定量检测：定量检测是指精确地测定样品中某特定物质的含量。检测结果通常以单位体积中某物质的质量、摩尔质量、国际单位来表示或以百分浓度表示。

另外，化验单常包含的信息检测报告单中通常要包括送检科室，受检测者的姓名、性别、年龄、病案号和病床号、标本类型、检测项目、参考范围、检测方法、检测报告时间、检测员签字等。某些特殊项目（皮质醇、促肾上腺皮质激素等）应注明采集标本的时间，性腺激素检测需注明患者的末次月经时间。

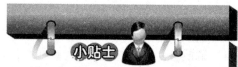

小贴士

健康体检和疾病检查不是一回事。健康体检只能说是一个初检，一些大的疾病是可以发现的。比如说，尿常规能够发现肾脏方面的严重疾病，而高血压、乙肝以及明显的肺部疾病可以通过测量血压、验血和胸透发现。但对于一些比较复杂的病，常规的健康体检是无能为力的。因此，不要只注意体检结果是不是正常，而忽视了医生体检报告中签署的意见。

22

心理健康很重要，老年人却不知道如何对其判断时，怎么办

心理健康是身体健康的基础。根据世界心理卫生组织提出的标准，主要有以下几个方面：

一、正常的智力：能适应生活，较正确地分析和判断事物，较正确地处理日常生活琐事，理解子女，这些都是智力正常的表现。

二、愉快的情绪：情绪愉快表示一个人的身心活动处于一种较佳的和谐状态。当然，要想使情绪愉快，与生活条件、居住环境、家属等，都有一定的关系。

三、协调的行为：老年人如果心理十分健康，行为也会十分协调，如意识和行为的一致，做事有条不紊，说话有理有据，自我控制能力较强。

四、生活有信心：老年人若爱看书读报，对周围的事物感兴趣，有广泛的爱好，则生活充满欢笑。另外，对自己的身体健康、延年益寿要有信心，并能经常坚持一两种体育锻炼。能理智地处理问题，解决矛盾，在家庭中充分体会到尊老爱幼的和谐气氛，就能得到生活的温馨。

五、良好的人际关系：老年人应能经常参加一些社会活动，多交朋友，保持比较亲密的关系。在社交活动中，能结识不同层次、不同年龄的人，多与年轻人接触，并从中找到快乐；在家里能正确处理夫妻关系、父子关系、邻里关系。从这些关系处理的情况，就可以清楚地看出其心理是否健康。

六、健全的意志：意志是人在完成一种有目标的活动时，所进行的选择、决定与执行的心理过程。人在进行有目的的活动时，总会遇到一些困难。人的意志既表现克服外部的困难，也表现克服内部的困难，如灰心、懒惰、情绪低落等。意志健全与否也是衡量心理健康的标准。人的意志品质包括意志的自觉性、果断性、顽强性与自制力。意志不是人生来就有的，而是在后天的生活实践中逐渐培养起来的。老年人有健全的意志，表明心理是健康的。

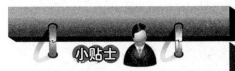

小贴士

据世界卫生组织估计，全球每年自杀未遂的达1000万人以上；造成功能残缺最大的前10位疾病中有5个属于精神障碍。在中国，目前保守估计，大概有1.9亿人在一生中需要接受专业的心理咨询或心理治疗。

第二章
老年人健康的自我护理

——预防疾病　自我康复

【导语】世界卫生组织将老年人的科学生活方式归纳为：情绪平稳、科学饮食、适当运动、戒烟限酒。老年人若能按此要求去做，其心脑血管病和糖尿病的发病率可下降69%～75%，可使老年常见病减少一半左右，能使人长寿。

老年人健康自我护理包括两部分：一是个体不断地获得自我保健知识，并形成某种机体内在的自我保健机制，这是人们自我防卫的本能之一；二是利用学习和掌握的保健知识，根据自己的身体保健需求自觉地主动地进行自我保健活动。

1

想进行自我保健，老年人不知如何入手时，怎么办

老年人自我保健是指健康或罹患某些疾病的老年人，利用自己所掌握的医学知识和科学的养生保健方法，简单易行的康复治疗手段，依靠自己和家庭或周围的力量对身体进行自我观察、诊断、预防、治疗和护理等活动。通过不断地调适和恢复生理和心理的平衡，逐步养成良好的生活习惯，建立起一套适合自身健康状况的锻炼方法。

一、自我观察：是通过"看"、"听"、"嗅"、"摸"等方法观察自身的健康状况，及时发现身体异常或危险信号，做到能够早期发现和及时治疗疾病。自我观察内容包括：观察与生命活动有关的重要生理指标，观察疼痛的部位和特征，观察身体结构和功能的变化等。通过自我观察，掌握自身的健康状况及时寻求医疗保健服务。

二、自我预防：建立健康的生活模式，养成良好的生活、饮食、卫生习惯，调整和保持最佳的心理状态，坚持适度运动，锻炼身体是预防疾病的重要措施。

三、自我治疗：是指对轻微损伤和慢性疾病病人的自我治疗，包括吸氧，如患有心肺疾病的老年人可在家中用氧气袋、小氧气瓶等吸氧。糖尿病病人自己进行皮下注射胰岛素，常见慢性疾病的自我服药等。

四、自我护理：增强生活自理能力，运用家庭护理知识进行自我照料、自我调节、自我参与及自我保护等护理。

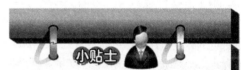

小贴士

高龄老人是体质脆弱的人群，老年群体中60%～70%的人有慢性疾病，常有多种疾病并发。随着年龄的增高，老年人的健康状况不断退化，同时心理健康状况也令人堪忧。因此，高龄老年人对医疗、护理、健康保健等方面的需求很大，学会自我保健对老年人会更有帮助。

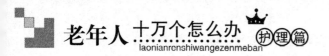
2

自我保健很重要，老年人想知道自我保健的注意事项时，怎么办

老年人自我保健要注意的问题有以下几个方面：

一、老年人要根据自我保健的目的，身体情况来选用适当的自我保健方法。常用的自我保健方法有：精神心理卫生保健、膳食营养保健、运动保健、生活调理保健、传统医学保健、物理疗法保健、药物疗法保健等。

二、自我保健中应采用非药物疗法和药物疗法相结合，以非药物疗法为主。如在急性传染病、慢性病的发病期或感染性疾病等，应以药物疗法为主；而老年人的一些慢性病应以非药物疗法如生活调理、营养、运动、物理、心理治疗等为主，效果不明显时再采用药物疗法进行治疗。

三、体弱多病的老年人，在自我保健时常需采用上述的综合性保健措施，但要分清主次，合理调配，起到协同作用，提高自我保健的效果。

四、使用药物自我保健法时应慎重。应根据自身的健康状况、个体的耐受性及肝肾功能情况合理使用，以非处方药为主。如需治疗用药，应根据医嘱用药，并注意掌握适应证、禁忌证、剂量、用法和疗程，以免产生不良反应。

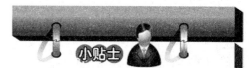

小贴士

为了面向公众普及"自我保健"、"负责任的自我药疗"的理念、知识和技能，教育公众正确认知、科学使用OTC（非处方药）药品，增进公众健康，经世界自我药疗产业协会（WSMI）倡议，中国非处方药物协会、中国医药卫生事业发展基金会、中国药学会和北京市健康促进工作委员会率先于2011年7月24日在中国发起设立"国际自我保健日"。7月24日寓意每周7天，每天24小时，人们时时刻刻都要关注自己和家人的健康。

3

经常头晕头痛，老年人想知道其发生的主要原因时，怎么办

有些人被头痛、头晕折磨得很痛苦，也有很多人不把头痛、头晕当回事，尤其是老年人，总想着歇歇就好了。其实头痛、头晕可能由多种疾病引起，应及早查明这些疾病，以免延误治疗。下面是会引发头痛、头晕的几种常见疾病：

脑动脉硬化导致脑供血不足后，就会造成头痛、头晕的症状。人如果脑供血不足，轻者自己没有感觉，做检查才能发现；严重的就会出现头痛、头晕；再严重下去，血管就会闭塞，这一部分脑组织无法供血，那就会造成严重后果，甚至引起脑细胞死亡。

高血压和低血压这两种病也能引发头痛、头晕。虽然高血压有时症状并不明显，但是对血管的损害却长期存在。值得提醒的是，有些人基础血压很低，正常高压一般在90mmHg，低压一般在60mmHg，这些人的高压一旦超过100mmHg，就会形成高血压。对于这类病人来说，知道自己的基础血压非常关键。

由高血脂引起。形象一点讲，高血脂患者的血管里流的不是血液，而是油脂。营养过剩或者因为代谢问题造成的血脂过高，油脂首先会堆积在血管里。长此以往，堆积的油脂会把血管腻住，血管里流动的血液和营养成分就会减少，进而引发头痛、头晕，有些人还会有困乏无力、整天打瞌睡、记忆力减退等症状。

颈椎病发病率也很高。有病人说，晚上睡觉的时候还好好的，结果一翻身就头晕，还有的病人是睡一觉早上起来会头晕，这些就有可能是颈椎病引起的。

失眠引起。长期失眠会导致脑供血不足，还会引发高血压。

另外，除了上面提到的几种疾病，能够引发头痛、头晕症状的疾病还包括以下几种：脑出血、耳石症、贫血、心律不齐、慢性心功能不全、短暂性脑缺血发作、轻度认知功能障碍、焦虑症、抑郁症、急性消化道出血、糖尿病、烟酒刺激等。

头痛、头晕的治疗和日常调理：一旦出现头痛头晕的症状，应及早到医院做检查，平时也应注意定期体检，包括血压、血糖、血脂、血常规、心电图等检查项目。另外，可根据个人情况和医生的判断做进一步的检查。

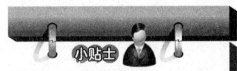

小贴士

头痛头晕的患者也要注意日常调理：一、慢性有氧运动，如快走、慢跑、散步等户外运动，每天30～40分钟，每周至少5天。二、戒烟限酒。三、健康合理的饮食。四、保持良好的心态和健康用脑。老年人平时要多看电视、报纸，做些家务，也可参加些文体活动，但是要谨记避免情绪激动和过度疲劳。

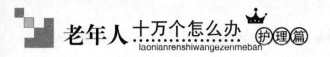

4

出现眼皮浮肿，老年人想知道什么原因时，怎么办

老年人有时会出现眼皮浮肿，第一反应是没有睡好，不会像发现腿脚浮肿等这些症状而引起很大的重视。如果出现眼皮浮肿，老年朋友一定要注意，这可能是某些重要病症的前兆。

突发的双侧眼皮浮肿，原因可能是没有睡好、睡前喝水过多或者是饮食中的盐分过高等，但是这种眼皮肿隔天就好，不会影响身体健康。如果是单侧肿，多半与局部疾病有关。假如是眼睛结膜炎、麦粒肿、眼部过敏等，会伴有疼痛，或者是发痒发红等症状。如果是持续性的浮肿就要引起重视了，需要去医院就诊。

像肾炎、肾功能不良和甲状腺功能减退等都是老年人眼皮肿的一个重要原因。甲状腺功能减退是常见的原因。经常会伴有怕冷、少汗、乏力、食欲不振、毛发稀少等症状。它属于内分泌疾病，所以要提高警惕。

老年人肾炎的发病率也相当高，肾炎和肾功能不良是老年人眼皮肿的一个重要原因。它会出现肾功能或者是尿液检查的异常。

有严重的心血管病症和心功能不全的老年人，如果平时有双侧眼皮浮肿、咽痒、胸闷、咳嗽等症状时，要及时去医院就诊，在医生确诊后及时用药。

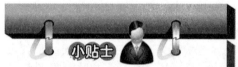

小贴士

肾脏疾病与心脏疾病引起的眼皮肿胀大不一样。肾脏性眼皮肿胀表现为早晨醒后眼皮肿胀明显，而心源性眼皮肿胀则在晚上最为明显。如果从早到晚眼皮肿胀无明显变化，而且面容呆滞无光，很可能是甲状腺功能低下的症状。

5

眼袋下垂手术后，老年人想知道如何进行护理时，怎么办

在进行了眼袋打消术后，合理的自我护理十分重要，因为它可减少术后并发症的产生，加速伤口的愈合。

一、术后未拆线前，洗脸时不要打湿伤口，要保持伤口的干净卫生，防止感染。

二、术后24小时内，可以用冰袋局部冷敷，预防伤口的继发性出血，减轻水肿。如果出血不止，应及时到医院复诊。

三、术后应在安静舒适、空气清新流通的环境里休养，避免头部过低而加重伤口肿胀。在饮食上应增加蛋白质的摄取量，同时应该多吃水果和新鲜蔬菜，加快伤口的愈合。

四、手术当日，伤口会有些疼痛，但随着时间的推移会逐渐减轻。不要急于服用止痛片，因为阿司匹林类药物会加重伤口出血。

五、术后5～7天拆线。拆线一天后可局部热敷，促使水肿尽快消退。

总的来说，眼袋手术的风险并不大，但要达到尽善尽美并非易事。当决定选择通过手术打消眼袋时，必须十分郑重，应尽量选择身体处于最佳状态时进行。

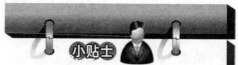

小贴士

眯眼运动，可帮助消除有损于美容的下眼睑下垂现象。首先将嘴张开，口呈英文字母O形，口型越圆越好。之后，把双眼迅速眯起，犹如在黑暗中突然遇到一股强光，则眼睛所作出的对光反应，保持2～3秒钟，随后睁开，重复数次。做眯眼运动时，如有眼睑肌肉收缩与放松的感觉，这说明动作正确。开始锻炼时，每天约10次，之后，运动次数可逐渐增加，每天以100次为宜。如眯眼运动后，感到眼睑肌肉酸痛得厉害，应休息一天，再继续锻炼。

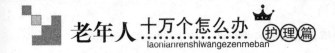
6

调整饮食可以护眼，老年人想知道哪些食物有改善视力作用时，怎么办

防治眼部疾病，需要从多个方面着手，饮食对改善视力也有一定的帮助。下列食物具有改善视力作用：

一、如果维生素A不足，将会出现干眼病，此病进一步发展则可成为角膜软化及角膜溃疡，还可出现角膜皱折和毕脱氏斑。维生素A最好的食物来源是各种动物肝脏、鱼肝油、鱼卵、禽蛋等，胡萝卜、菠菜、苋菜、苜蓿、红心甜薯、南瓜、青辣椒等蔬菜。

二、维生素C可减弱光线与氧气对眼睛晶状体的损害，从而延缓白内障的发生。含维生素C的食物有柿子椒、西红柿、柠檬、猕猴桃、山楂等新鲜蔬菜和水果。

三、钙与眼球构成有关。缺钙会造成巩膜的弹性降低，晶状体内压上升，致使眼球的前后径拉长而导致近视。含钙多的食物，主要有奶类及其制品、贝壳类（虾）、骨粉、豆类及豆制品、蛋黄和深绿色蔬菜等。

四、缺铬易发生近视。铬能激活胰岛素，使胰岛发挥最大生物效应，如人体铬含量不足，就会使胰岛素调节血糖功能发生障碍，血浆渗透压增高，致使眼球晶状体、房水的渗透压增高和屈光度增大，从而诱发近视。铬多存在于糙米、麦麸之中，动物的肝脏、葡萄汁、果仁含量也较为丰富。

五、锌缺乏可导致视力障碍。锌在体内主要分布在骨骼和血液中。眼角膜表皮、虹膜、视网膜及晶状体内亦含有锌，锌在眼内参与维生素A的代谢与运输，维持视网膜色素上皮的正常组织状态，维护正常视力功能。含锌较多的食物有牡蛎、肉类、肝类、花生、小麦、豆类、杂粮等。

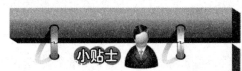
小贴士

眼睛是人类感官中最重要的器官，大脑中大约有80%的知识和记忆都是通过眼睛获取的。读书认字、看图赏画、看人物、欣赏美景等都要用到眼睛。眼睛能辨别不同的颜色、不同的光线，再将这些视觉、形象转变成神经信号，传送给大脑。视觉对人如此重要，建议每个人每隔一两年都应检查一次视力。

7

想进行保护视力的锻炼，老年人不知道有哪些方法时，怎么办

下面介绍几个可以让眼睛得到锻炼的方法。

转眼法：首先全身放松，闭上双眼，头颈不动，独转眼球。先将眼睛凝视正下方，缓慢转至左方，再转至凝视正上方，至右方，最后回到凝视正下方，这样，先顺时针转10圈，然后再逆时针转10圈。次数不限。每次转动，眼球都应尽可能地达到极限。这种转眼法可以锻炼眼肌，改善营养，使眼灵活自如，炯炯有神。

眼呼吸凝神法：选空气清新处，或坐或立，全身放松。眼睛要平视前方，慢慢地将气吸足，眼睛不断睁大，稍停片刻后再将气徐徐呼出，眼睛也随之慢慢微闭，连续做9次。

熨眼法：早晨或者晚上睡觉时，可躺在床上，闭上双眼，然后快速相互摩擦双掌，使得手掌发热后再趁势用双手捂住双眼，双眼可以顺时针转动，直至热力散发拿开双手，如此3～5次，能促进眼部血液循环，增进新陈代谢。

洗眼法：先将脸盆消毒后，倒入温水调节好水温后，把脸放入水里，在水中睁开眼睛，使眼球上下左右各移动9次，然后再顺时针、逆时针旋转9次。刚开始，水进入眼里，眼睛难受无比，但随着眼球的转动，眼睛会慢慢觉得非常舒服。在做这一动作时，若感到呼吸困难，不妨从脸盆中抬起脸来，在外深呼吸一下。此法能洗去眼中的有害物质和灰尘，还对轻度白内障有效，并能改善散光、远视、近视的屈光不正程度。

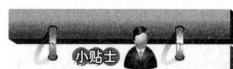

小贴士

最佳的护眼方法就是户外运动，如打球、跑步、体操等，假日就往郊外跑，青山、绿水、阳光、新鲜空气，更是眼睛的保护神。如果能够保持每天运动的好习惯，不仅可以舒缓精神，活化细胞，对眼睛而言，更是最理想的保养法。

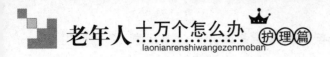

8

白内障是眼睛的大患，老年人想知道其预防的方法时，怎么办

对于老年人来说，白内障是他们眼睛的最大敌人。截至目前，手术治疗是治疗白内障的有效手段。疾病重在预防，通过积极有效的预防，可以让白内障远离我们，下面为老年人介绍一些预防发生白内障的方法：

一、加强眼部卫生，防止过度用眼以预防白内障。平时不用手揉眼，不用不洁手帕、毛巾擦眼、洗眼。用眼过度后应适当放松，久坐工作者应间隔1～2小时起身活动10～15分钟，举目远眺，或做眼保健操。要有充足的睡眠，及时消除疲劳。

二、注意精神和心理方面的调整。遇事切勿急躁生气，心胸应开阔，保持心情愉快。养成对养花、养鸟、养鱼等方面的兴趣来陶冶情操，多与年轻人聊天，分散对不愉快事情的注意力，激起旺盛的生活热情，能起到阻止和延缓白内障等老年疾病进

展的作用。

三、积极防治慢性病以预防白内障的发生。慢性病包括眼部的疾患及全身性疾病。尤其是糖尿病患者最容易并发白内障，要及时有效地控制血糖，防止病情进一步恶化。

四、通过饮食调理增加自身抵抗力。饮食宜含丰富的蛋白质、钙、微量元素，多食含维生素A、维生素B、维生素C、维生素D的食物。平时多食鱼类，能保持正常的视力，延缓病情的进展。

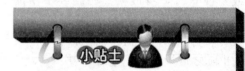

小贴士

白内障是我国视力残疾的最常见原因。目前我国每年新生白内障约40万人，从1988年开始，我国将白内障复明手术作为重点康复工程列入国家计划实施。

9

干眼症可以预防，老年人想知道如何进行有效防范时，怎么办

要有效地预防干眼病，最好的办法是养成多眨眼的习惯。干眼病是一种压力型病症，问题出在眼睛长时间盯着一个方向看。因此避免眼睛疲劳的最好方法是适当休息，切忌连续操作。

如果你是"眼镜族"，那么配一副合适的眼镜是很重要的。40岁以上的人，最好采用双焦点镜片，或者在打字时，配戴度数较低的眼镜。工作的姿势和距离也是很重要的，尽量保持在60厘米以上距离，调整一个最适当的姿势，使得视线能保持向下约30°，这样的一个角度可以使颈部肌肉放松，并且使眼球表面暴露于空气中的面积减到最低。

老年人更应该合理使用电脑，避免亮光直接照射到屏幕上，反射出明亮的影像造成眼部疲劳。一般人每分钟眨眼少于5次会使眼睛干燥。一个人在电脑前工作时眨眼次数只及平时的1/3，因而减少了眼内润滑剂和酶的分泌。应该多眨眼，每隔一小时至少让眼睛休息一次。

另外眼保健操也可以起到放松眼的调节，减少视疲劳的作用。眼保健操的本质是自我按摩，就是通过自我按摩眼部周围的穴位和皮肤肌肉，增加眼窝内血液循环，改善神经营养，能消除眼球内过度充血。由于循环畅通，眼内调节肌可以排除积聚的代谢产物，从而消除眼睛疲劳。

多吃富含维生素A的食物，如豆制品、鱼、牛奶、核桃、青菜、大白菜、空心菜、西红柿及新鲜水果等。维生素C可以有效地抑制细胞氧化。维生素E主要作用是降低胆固醇，清除身体内垃圾，预防白内障。核桃和花生中含有丰富的维生素E。维生素B_1可以营养神经，绿叶蔬菜里就含有大量的维生素B_1。每天可适当饮绿茶，因为茶叶中的脂多糖，可以改善机体造血功能，茶叶还有防辐射损害的功能。

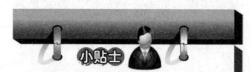

小贴士

调查表明，每天在电脑前工作3小时以上的人群中，有90%的人眼睛有问题，这种"电脑视力综合征"就是干眼病的一种表现。因此需要提醒老年人，当您全神专注于电脑屏幕时，您眨眼的次数会跟着减少，建议您多眨眼。

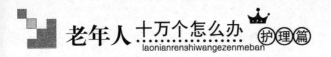

10

眼睛老化要戴老花镜，老年人想知道配戴眼镜的注意事项时，怎么办

老年人配戴老花镜要经过仔细验光检查后，根据验光处方度数决定购买成品镜或定配。千万不能随意购买，同时要注意以下事项：

配戴老花镜感到头晕不适，字体明显放大，除因初戴不习惯外，大多数是因为度数过高或有散光未矫正引起的。这种情况需要重新验光试镜，按新的度数购买成品老花镜或定配花镜后方能配戴。

配老花镜者，验光后应首先将远用度数确定，根据年龄、职业计算出花镜度数，试镜后再配花镜。一部分老年人，度数、镜架都没问题，但是看近物一段时间后，会出现明显的头胀、头痛等不适症状，其原因可能是双眼辐辏功能不好造成的。需要加强眼辐辏功能锻炼。

配戴老花镜，只能用于视近（看书、写字等）而不能视远（看电视、走路），如戴老花镜看远，走路肯定会出现视物不清、放大、头晕等不适症状。

现阶段出售的成品花镜，都是严格按照国家标准加工的。并有合格证和适用瞳距范围，在购买时可根据自己的瞳孔距离选择老花镜。

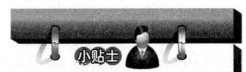

小贴士

眼睛与肝的关系非常密切，按摩肝的原位穴太冲，对眼睛是非常有好处的。在脚的大拇指和二拇指之间往后，用另一只脚的外踝部顺着大拇指和二拇指之间往后滑，会有一个很敏感的地方就是太冲，然后可以左右或前后按摩，利用每天看电视时可以多按摩。

11

发生视力急剧减退，老年人想知道病因和护理措施时，怎么办

人的眼睛随着年龄而变化，一般来说，40岁以上的人，因为眼球晶状体的变化，看书或者看近距离物体的时候，需要戴老花镜。年纪大也可能导致眼疾，严重者还可能失明。在这些眼疾中，主要是白内障、青光眼以及糖尿病引起的视网膜病，其中白内障是世界上引起失明最常见的原因。

白内障患者的眼球晶状体产生朦胧的斑点，造成视觉模糊，60岁以上的人，可能在几个月到几年的时间里形成这种斑点，医生通过手术可以摘除白内障。

患青光眼也是影响老年人视力的又一原因，青光眼又称"绿内障"，是因患者眼睛通常起清洗作用的液体流通不畅，致使眼内压力增加而损坏脆弱的视神经所致。如果不加以纠正，将会导致失明。因为它没有早期症状，最早的迹象就是边缘视觉发生变化。对此，人们往往不注意，这也说明定期找眼科医生做视力检查多么重要。有关专家建议，一般人到了60岁以上，应每两年做一次视力检查。青光眼的治疗是通过降低眼内压来减缓损坏视神经，从而保护视力。最常用的治疗是减眼压药水。一般说来，青光眼患者得终生滴用眼药水。其他的治疗方法有激光手术减眼压，可以

暂时消除每日滴眼药水的麻烦。如果药物和激光手术治疗不能达到减低眼内压的目的，那么还有其他的手术方式。

很多老年人都患有糖尿病，但他们并不知道，这增加了他们视力减退的危险。糖尿病会使眼内细小的血管改变，造成血管内的液体渗透到外面，或者引起血管变形。这种视网膜病是导致视力减退，甚至失明的一个主要因素，只有积极治疗原发病才是解决之道。

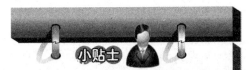

小贴士

叶黄素和玉米黄质为类胡萝卜素的一种，具有很强的抗氧化剂作用。它可以吸收进入眼球内的有害光线，并凭借其强大的抗氧化性能，预防眼睛的老化，延缓视力减退，达到最佳的晶状体保护效果；它能够将晶状体细胞所受的紫外线辐射损伤降低50%～60%，其抗氧化效果是维生素E的两倍。叶黄素和玉米黄质常见于深绿色蔬菜之中，包括菠菜、青椒、绿色花椰菜、芥蓝、羽衣甘蓝等都含有丰富的叶黄素和玉米黄质，能帮助吸收紫外线，保护眼睛免于阳光紫外线的损害，从而预防白内障。

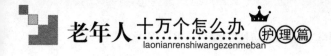
12

听力减退真恼人，老年人想防止或减缓老年性耳聋时，怎么办

要防止或减缓老年性耳聋，应注意做到以下几点：

一、避免噪声刺激。开山放炮声、鞭炮声、雷鸣等巨大的声浪冲击可将鼓膜震坏，导致双耳失聪。遇到上述情况时可戴上护耳塞，以对付强声的刺激。

二、谨防耳道损伤。老年人喜欢用耳勺、火柴棍等挖耳朵，容易碰伤耳道引起感染、发炎，甚至弄坏鼓膜。科学的方法是耳道奇痒难忍时，用棉签蘸少许酒精或甘油，轻拭耳道。也可内服维生素E、维生素C和鱼肝油，缓解内耳发痒。此外，平时还应防止耳内进水。

三、慎用耳毒药物。不可滥用有耳毒性的抗生素及化学制剂。适当应用复合维生素B及抗过敏药物，有可能预防听力受损。

四、坚决戒除烟瘾。与不吸烟者相比，每天吸烟10支以上者，老年性耳聋有增加的趋势。老年性耳聋人群中65%有规律性吸烟史。

五、注意调节情志。老年人如经常处于急躁、恼怒的状态中，会导致体内自主神经失去正常的调节功能，使内耳器官发生缺血、水肿和听觉神经营养障碍，这样就可能出现听力锐减或造成耳聋。老年人应尽量使自己保持轻松愉快的良好心境。

六、注重固护肾气。中医认为，肾开窍于耳，听力的衰退与肾虚有密切的关系。老年人肾气渐衰，要在医生的指导下，适当服用一些补肾的药物，如六味地黄丸、金匮肾气丸、龟龄丸等。对已有明显耳聋症状者，可服耳聋左慈丸。常食核桃粥、芝麻粥、花生粥、猪肾粥等，对保护听力亦有裨益。

七、减少高脂饮食。老年人不能摄入过量的高脂肪类食物，如动物内脏、肥肉、奶油、鱼子等。

八、增加户外活动。老年人应有足够的户外活动，经常接受阳光的照射，同时食用富含铁质、钙质、维生素的食物，如瘦肉、豆类、木耳、虾皮、蘑菇、各种绿叶蔬菜和水果。

九、按摩护耳防聋。按摩耳垂前后的翳风穴（在耳垂与耳后高骨之间的凹陷中）和听会穴（在耳屏前下方，下颌关节突后缘之凹陷处），可以增加内耳的血液循环，有保护听力的作用。宜每日早晚各按摩一次，每次5~10分钟，长期坚持下去即可见效。

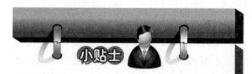

小贴士

防治老年动脉硬化和贫血症，是预防老年性耳聋的有效措施之一。积极治疗这些老年人常见的原发病，对防治老年性耳聋大有裨益。

13

助听器是听力减退者的朋友，老年人想知道佩戴它的注意事项时，怎么办

要达到理想程度，助听器应该成为身体的一部分，就好像眼镜一样。但这个过程是逐步实现，而且需要付出一些努力。以下一些方法可以帮助老年人尽快适应佩戴助听器。

如果是初次佩戴助听器，请不要每天使用助听器的时间过长。在最初的数天里，佩戴助听器的时间应该为每天1～3个小时，当感到精神紧张或疲倦时，应把助听器取下，休息数小时。在使用助听器的初期，应该逐日延长佩戴助听器的时间，让自己能够慢慢适应周围环境的声音。

不要将音量调得太高，在很多情况下，这样不但不会提高对言语的理解能力，反而会导致声音失真。如果你能与距离2～3米内的人进行一般交谈，便足够了。一旦你佩戴助听器的经验增多了，便可以自如地控制音量。

练习集中精神去聆听。这对初次戴助听器的老年人是很重要的。把你想要聆听的声音跟从助听器传来的声音区分开，这虽然有些难学，但还是可以学会的。很有可能，你会辨认不出自己的声音，这是完全正常的情形。因此，在这段训练期间，每天自己练习朗读数次，是一个很好的方法。

学习在公共场所或电视节目、电话下的聆听。跟听觉良好的人一样，凭借集中精神聆听可以抑制干扰的噪音。如果你听力受损了很长的时间，你将会暂时丧失这种能力。另外，通过助听器，你将听到各种各样你已经遗忘了的声音或噪音。学会在这两种声音之中愉快地生活，并训练自己忽略那些令人恼怒的噪音，迎接令人愉快的声音，你便大功告成。只要你坚持不懈地练习，你就会得到收获。

当你佩戴助听器再次听到声音时，开始你可能会觉得疲劳，只因你还没有习惯这样去聆听。如果你觉得疲倦或精神紧张，不妨休息一会，每天有一点进步就行。

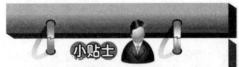

小贴士

无论你使用的是耳内式助听器还是耳背式助听器，成功使用助听器的一个重要因素在于佩戴在耳中的定制耳模能否使你觉得舒适。倘若觉得不舒适，而且在短时间内仍不消除的话，老年人应该请教助听器验配师，他会为你作出修改，不适应时不要忍耐和勉强。

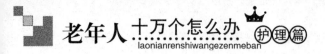

14

口腔保健应重视，老年人想多了解一些口腔保健的常识时，怎么办

刷好牙是搞好口腔卫生的关键。也许有人会认为自己刷了几十年的牙，还不会刷牙？殊不知，到了老年期，刷牙的方法也要仔细研究。

首先要选择好牙刷。应选用刷头不太大、刷毛不太硬的保健牙刷。刷头过大、刷毛太硬，容易误伤牙龈和牙体。一把牙刷不要用得太久，特别是鬃毛牙刷，用1～2个月为宜。一旦刷毛弯曲、倾斜，就应更新。

对于牙膏，最好选用含氟牙膏，既能预防龋牙和牙周病，又可促进牙龈健康。如果牙龈有炎症，可以选用含洗必泰的牙膏，因为洗必泰有较强的杀菌作用。老年人刷牙时不要用力过猛，要顺着牙缝方向慢慢刷，且刷牙的时间要长一点，可起到按摩牙龈的作用，促进血液循环。

老年人牙齿稀松，牙缝变宽，进食后牙缝容易嵌塞食物残渣，有时仅靠刷牙难以解决问题，此时使用牙签或牙线很必要。牙签最好选用扁平材质的，使用时用力要适当，不要过猛过急，避免损伤牙龈。用牙线洁齿可用光洁柔软的尼龙线或丝线，绕在两中指上，用拇指压入牙缝，反复摩擦，清洁牙齿的邻面。

叩齿也是进行自我保健的有效方法。每天早起或睡前，或者闲坐闭目养神时，双唇紧闭，上下齿相互碰击，用力适中、均匀，开始时每回叩36次，以后逐渐增多。长期坚持叩齿，对牙齿的健康大有好处。老年人除了易患牙周病和龋齿外，牙齿因长期磨耗而致边缘粗糙、尖锐，容易咬伤舌缘或口颊黏膜，经常摩擦还可引起白斑或溃疡。对于长期不愈的发生在舌腹、口底和磨牙后区的溃疡，要尽快去医院检查，以防止恶变。

老年人难免缺失牙齿，甚至全口缺失，为了恢复正常的口腔咀嚼和语言功能，应镶牙修复。一定要找经过正规训练的医生设计、制作假牙，并经过一定时间的试戴和调整，才能真正起到康复和有利于健康的目的。每次饭后应洗刷假牙，晚上睡前最好取下泡在清水里，让口腔组织得到休息，并使假牙不变形。

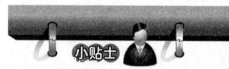

小贴士

一口假牙做得再好，戴一两年也会出现一些不舒适或不合适的情况，有时甚至引起口腔组织红肿、疼痛或溃疡等情况，需要经常找医生检查与修改，使假牙始终保持良好的功能。

15

叩齿可以养生保健，老年人想多了解一些叩齿方法时，怎么办

叩齿是中老年人最简便易行的养生健身方法。叩齿时，嘴、舌充分活动，血液循环加快，这对延缓面部皮肤衰老大有裨益。

叩齿的具体做法是：晨起先叩臼（后）齿36下，次叩门（前）齿36下，再错牙叩犬齿各36下，最后用舌舔齿周3～5圈。早、中、晚各叩齿一次，多做更佳。早晨叩齿最重要，因为经过一夜休息，牙齿会有些松动，此时叩齿，既巩固牙龈和牙周组织，又兴奋了牙神经、血管和牙髓细胞，对牙齿健康大有好处。在此，向老年朋友介绍三种关于叩齿养生保健的方法：

一、摩腰叩齿法。摩腰叩齿养生的具体方法是：精神放松，口唇轻闭，两手掌搓热放在后腰部，上下摩动，同时上下牙齿有规律地做叩击运动。手应在最大范围内摩动，摩一次叩动一次牙齿。最好每天进行2～3次的叩齿，每次叩齿36次，叩齿时要稍用力使其发声，这样可以使牙齿坚固、防止脱落，促进气血运行畅通，达到固齿强肾、防病健身的目的。

二、排便固齿法。具体做法是：在排解大小便时嘴应闭上，上下牙齿咬紧。排解小便时应咬住前边的牙齿；而排解大便时则应咬住后边的牙齿。因为在排便过程中，用力时容易使牙槽以及牙齿向外移动，久之即可导致牙齿松动。若能坚持在排便过程中咬住牙齿，就可防止牙齿的外移。日常生活中经常注意这一点，就可保持牙齿的坚固，并可以防止牙齿的骨质疏松。

三、擦足心叩齿法。具体做法是：在早晨起床后或临睡觉前，坐于床上，将两足心相对，足跟相接。两手搓热左右交叉，右手在上左手在下，即左手掌放在右足心上，右手掌放在左足心上，向前下方来回搓摩两足心，同时叩动牙齿。叩、搓36次后，再换为左手在上右手在下，同样叩、搓36次。搓摩足心与叩齿上下对应，既有局部作用又有远端相应，起到协同治疗的效果。

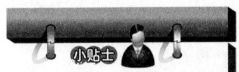

小贴士

在叩齿过程中，口腔唾液增多，我国传统医学认为唾液能滋养五脏六腑，现代医学研究证明，唾液中有许多与生命活动有关的物质，因此，叩齿时产生的唾液不能吐掉，要慢慢咽下。

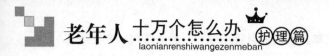
16

戴假牙要细心护理，老年人想知道有什么注意事项时，怎么办

戴假牙的7项注意：

一、初戴时常有异物感，感觉不舒服，出现咀嚼不便、恶心、呕吐等情况，发音受到影响，因此需要耐心戴用一两周后才能习惯。如果出现黏膜压痛现象，可以先把假牙取下浸泡到冷水中，复诊前数小时再戴上，这样可以让医生能准确找到疼痛点，以方便修改。

二、对摘戴假牙，应耐心练习。最好不要用力过猛，摘假牙的时候最好多拉取基托，而不是推卡环；戴假牙的时候注意不要用牙咬就位，否则容易使卡环或者假牙折断。

三、初戴假牙时，最好不吃比较硬的食物，应该先吃软食物，逐步适应。但是即使以后也不要吃太硬的食物，以免弄坏假牙。

四、养成保持假牙清洁的习惯。一般在饭后或者睡前取下假牙刷洗干净，以免食物杂质沉积到上面，固定假牙同样需要注意刷牙。

五、活动假牙和满口假牙晚上最好不戴，并取下浸到冷水里，切忌放在沸水和酒精、消毒液中。

六、如果已经较长时间不戴假牙，口腔组织会发生改变，假牙已经不能再戴，患者也不要自己进行修改。

七、配戴假牙后每半年或者一年应该到医院进行复诊。假牙如果出现折裂或折断，也需要及时到医院进行修补。而即便假牙没有出现问题，也应该五年左右到医院换一次假牙。

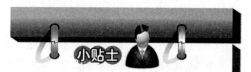

小贴士

做好假牙清洁是假牙佩戴者保持口腔健康和减少其他全身疾病风险的重要环节。假牙清洁不及时，可导致食物残渣滞留，造成龋病、牙周病、口臭、口腔溃疡等，进而影响全身健康。普通牙膏中含有的研磨成分，长期使用会在假牙表面形成刮痕，增加细菌和菌斑的蓄积，增加感染风险。

专家提醒，假牙使用者应保持良好的卫生习惯，每天及时清洁假牙，有条件者可用专业的假牙清洁用品，以减少患上口腔疾病和其他疾病的风险。

17

患有口干症，老年人想了解自我调治的方法时，怎么办

口干症在临床上并不少见，尤其是老年人发病率更高。由于唾液分泌减少，患者感到口腔干燥，有异物感、烧灼感，在咀嚼食物，特别是较干燥的食物时，不能形成食团而影响吞咽。唾液分泌量少，对牙齿和口腔黏膜的冲刷作用也小，使口腔自洁作用变差。因而，口干症患者的患龋率较高。多数口干症患者的味觉也受到影响，不能有效地刺激食欲，而且会影响整个消化系统的功能。约有30%～50%的中老年人患有不同程度的口干燥症。

日常生活中可以自我进行调节：多饮水。饮水的方法宜采取多次饮用为佳，每次应需少量。同时每日常漱口数次，可选用中药麦冬30克，桔梗20克，甘草6克，开水浸泡后当茶饮或漱口。

在平时应多吃新鲜蔬菜与水果。因为新鲜蔬菜及水果不仅含有大量维生素和水分，还含有丰富的粗纤维，需经充分咀嚼方能下咽，而咀嚼的过程中可以有效刺激唾液腺分泌。此外，可经常吃含酸味水果更为适宜，如山楂、杏、猕猴桃、草莓等。

每日饮食里，干和稀要结合食用，并且尽量多喝一些汤，同时注意不宜过咸。

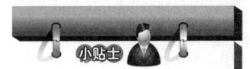

小贴士

患有拔牙禁忌证的老人须向医生说明情况，很多老人的遗留牙条件不好，有些需要进行拔除，而要在拔牙3个月后才能进行牙齿修复。但并不是所有的老人都可以直接进行拔牙，像患有心脏病、高血压、严重糖尿病、出血性疾病的老人就需要慎重，因为这些疾病被称作拔牙禁忌证，在拔牙的时候如果不注意，会出现比较严重的后果。

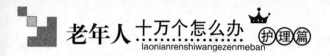
18

经常流鼻血，老年人想知道预防和止血的方法时，怎么办

容易流鼻血的老年人应该在日常生活中注意以下几点：一是少吃辛辣食物，多吃含有维生素C、维生素E类的食品，如绿色蔬菜、西红柿、苹果、芒果、桃子，以及豆类、蛋类、乳制品等，以巩固血管壁，增强血管的弹性，防止破裂出血的情况发生。二是少做擤鼻涕、挖鼻孔等动作，避免因损伤鼻黏膜血管而出血。可以进行一些鼻部按摩，比如，每天用手轻轻地按摩鼻部和脸部的皮肤1～2次，促进局部的血液循环与营养的供应，尤其是在冬天。

教您几招简单止血的办法：

一、用止血剂或鼻腔喷液将棉花蘸湿，塞入鼻孔可帮助止血。

二、左（右）鼻孔流血，举起右（左）手臂，数分钟后即可止血。

三、将流血一侧的鼻翼推向鼻梁，并保持5～10分钟，使其中的血液凝固，即可止血。如两侧均出血，则捏住两侧鼻翼。鼻血止住后，鼻孔中多有凝血块，不要急于将它弄出，尽量避免用力打喷嚏和用力揉，防止再出血。

四、左（右）鼻孔流血时，请一人用中指钩住患者的右（左）手中指根并用力弯曲，一般几十秒钟即可止血；或用布条扎住患者中指根，左（右）鼻孔流血扎右（左）手中指，鼻血止住后，解开布条。

五、坐在椅子上，将双脚浸泡在热水中，可止鼻血。

六、冰敷可促使血管收缩，减少流血。或者用凉水拍打脑门。

记住血液凝结后，将造成血块结痂，此时最好不要挖鼻孔，以免剥落结痂，造成鼻血复发。如经常流鼻血，需去医院诊治。

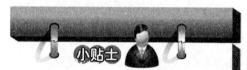

小贴士

为什么在冬天流鼻血特别严重？因为在寒冷的天气下，人们喜欢吃一些热腾腾的食物，在进食时，阵阵的热气会令鼻腔内的血液加速运行，若鼻黏膜天生较薄或因曾经受伤，则容易流鼻血。此外，在寒冷干燥的环境下，需要更多血液流经鼻腔，以提高温度和湿度，鼻黏膜的毛细血管因而容易充血，导致流鼻血。

19 脱发让人苦恼，老年人想知道其防治方法时，怎么办

脱发在中老年人中有较高的发病率，这是因为随着社会的发展和生活、工作和学习节奏的加快，中老年人往往承受着更大的心理压力。同时中老年时期也是皮脂腺分泌的旺盛时期，发生脂溢性脱发和男性型脱发的概率较高。脱发的中老年患者，在日常生活中应当做到以下几点：

一、要保持精神舒畅，心情愉快，主动适应快节奏的生活环境，正确对待生活、工作和学习的压力。对所患的脱发病情不要耿耿于怀，要树立治愈疾病的信心。

二、要合理膳食，不要过多食用动物性食物，做到荤素搭配，合理营养。

三、控制洗头次数，一般一周一次即可，夏秋季节最多一周两次。同时要选择洗涤效果好而刺激性小的洗发剂，不要使用劣质产品。

四、对头部皮肤病要积极治疗。

对于头部所患的脱发症状，要及时到皮肤科就诊，请皮肤科医生给予正确诊断，对症治疗。

五、要有耐心，毛发生长是一个缓慢的过程，千万不要着急，一般需要3～6个月或更长的时间才能治好。因此患者一定要配合医生的治疗，持之以恒，才能达到满意的疗效。

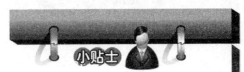

小贴士

头发除了使人增加美感之外，主要是保护头部。夏天可防烈日，冬天可御寒冷。细软蓬松的头发具有弹性，可以抵挡较轻的碰撞，还可以帮助头部汗液的蒸发。一般人的头发约有10万根左右。在所有毛发中，头发的长度最长，尤其是女子留长发者，有的可长到90～100厘米，甚至150厘米。

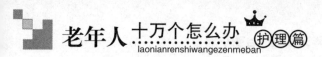

20

按摩有助鼻腔通畅，老年人想了解鼻炎的按摩保健方法时，怎么办

慢性鼻炎不仅鼻塞、闻不到气味，而且会因为呼吸不畅而引起头痛、头昏等，让人精神萎靡不振。患者可以进行一些按摩，通过按摩的手段来达到刺激经络、腧穴，来改善鼻部血液循环，使鼻腔通畅。

一、揉捏鼻部。用手指在鼻部两侧自上而下反复揉捏鼻部5分钟，然后轻轻点按迎香（鼻唇沟中，平鼻翼外缘中点处）和上迎香（鼻唇沟上端尽头）各1分钟。

二、推按经穴。依序拇指交替推印堂（两眉中间）50次，用手的大鱼际从前额分别推抹到两侧太阳穴（外眼角与眉梢连线中点）处1分钟，按揉手太阴肺经的中府（胸前正中线旁开6寸，平第一肋间隙）、尺泽（肘横纹上，肱二头肌腱桡侧）、合谷（在一、二掌骨间，平第二掌骨中点处）各1分钟，最后按揉风池（颈后侧胸锁乳突肌和斜方肌相交处凹陷中）1分钟。

三、提拿肩颈。用手掌抓捏颈后正中的督脉经穴，以及背部后正中线两侧的经穴，自上而下，反复4~6次。再从颈部向两侧肩部做提拿动作。重占提揉肩井穴（两手交叉搭肩，中指尖下处），做3分钟，按揉肺俞穴（第3胸椎棘突下旁开1.5寸）1分钟。

四、揉擦背部。用手掌在上背来回摩擦按揉，感觉到皮肤透热时为度。

以上按摩手法每天做1次，10次为一疗程。

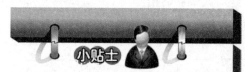

小贴士

慢性鼻炎是指鼻腔和黏膜下层的慢性炎症。长期呼吸不洁净的空气是引起慢性鼻炎的重要原因，而患感冒及贫血、糖尿病、风湿病、便秘等疾病，也会因为鼻腔血管长期瘀血扩张而造成慢性鼻炎。

21

慢性咽炎治疗起来麻烦，老年人不知如何预防时，怎么办

咽炎治起来麻烦，不治的话又影响工作和情绪，此时，预防就极为关键。预防咽炎应做到7条：

一、戒烟酒。烟酒既可刺激咽喉又可使机体功能受损，应坚决戒除。少食煎炒和有刺激性的食物。

二、保持居室内空气湿润清洁，室内不吸烟，不把有刺激气味的物品放在室内。冬季用暖气取暖时应注意室内不要太干燥，可使用加湿器，或者在睡前把湿毛巾放在暖气上，以保持空气湿润。

三、避免用嗓过度或大声喊叫，注意休息，减少操劳，适当锻炼身体。有全身性疾病者应积极治疗。若鼻咽部、口腔有疾病存在，更要及时治疗。

四、时常饮用清凉润喉饮料和进食水果，如甘蔗、梨、荸荠、石榴等，每天早晨用盐水漱口，还可生吃萝卜或用萝卜做菜吃。

五、金银花、野菊花、生干草、玄参、麦门冬、胖大海等，用保温杯开水冲泡代茶饮，每日不定时饮用。

青果经常含在口中，慢嚼慢咽其汁；梨连皮切片，加青果3枚煎服，对咽炎有一定的疗效。

六、适量参加体育活动，增强体质与抗病能力，不可单纯依靠药物。

七、注意口腔卫生，坚持早晚及饭后刷牙，还需纠正张口呼吸的不良习惯。注意在寒冷或风沙的天气出门时戴好口罩，防止冷空气对咽部的刺激，避免空气中的粉尘对口腔污染。

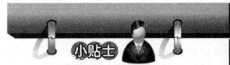

小贴士

特别提醒慢性咽炎的老年患者，慢性咽炎多数并非细菌感染，因此千万不要自己乱吃抗生素。滥用抗生素可能导致咽喉部正常菌群失调，引起双重感染。另外，每一种抗生素都有全身副作用，会对人体造成危害。症状较轻的咽炎主要靠去除生活中的不良因素，可针对症状适当用些口服润喉片，症状严重的要及时到医院就诊。

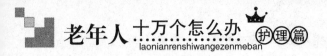

22

脑中风严重损害健康，老年人想要预防中风时，怎么办

预防脑中风的重要性已经引起国内外医学界的重视，医学专家们正从各个方面探索脑中风的预防措施。

及时治疗可能引起脑中风的疾病，如动脉硬化、糖尿病、冠心病、高血脂病、高黏滞血症、肥胖病、颈椎病等。高血压是发生脑中风最危险的因素，也是预防脑中风的中心环节，应有效地控制血压，坚持服药，并长期观察血压变化情况，以便及时处理。控制并减少短暂性脑血管缺血发作也是预防中风关键的一个环节。一旦小中风发作，须立即抓紧予以系统治疗，就有可能避免发生完全性中风。

重视脑中风的先兆征象，如出现头晕、头痛、肢体麻木、昏沉嗜睡、性格反常时，就应采取治疗措施。

消除脑中风的诱发因素，如情绪波动、过度疲劳、用力过猛等。

饮食要以低盐、低脂肪、低胆固醇为宜，应忌烟、少酒。适当多食豆制品、蔬菜和水果，因为其中含有大量维生素C。据研究，血液中维生素C浓度的高低与脑中风密切相关，浓度越高，脑中风的发病危险就越低。蔬菜、水果中富含膳食纤维，它可以起到抑制总胆固醇浓度升高的作用，有防止动脉硬化、预防心血管疾病及脑中风的功效。新鲜的蔬菜和水果中富含钾、镁、叶酸等营养物质。钾元素对血管有保护作用，还能起到降低血压的作用。镁元素也具有降低胆固醇、扩张血管等预防脑血管病的功效。而叶酸能将中风病人体内的高半胱氨酸转化为蛋氨酸，降低血液中半胱氨酸的浓度，从而减少患冠心病和脑中风的危险。

在生活上，要注意保持精神愉快，情绪稳定。做到生活规律，劳逸结合，保持大便通畅，避免因用力排便而使血压急剧升高，引发脑血管病。平时坚持体育锻炼和体力活动，也能促进胆固醇分解，从而降低血脂，降低血小板的凝集性。

脑中风患者应当注意保暖，预防感冒；起床、低头系鞋带等日常生活动作要缓慢；洗澡时间不宜太长；注意治疗原发病，防止再发脑血管病等。

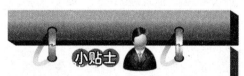

小贴士

夏季老年人应防"热中风"。夏季人身体缺水会使血液黏稠，对患有高血压、高脂血症或心脑血管病的老年人来说，这会使输向大脑的血液受阻，增加中风的发生概率。对于有过脑中风史的人来说，一旦出现头昏、头痛、半身麻木、频频打哈欠等症状，应及时到医院就诊。

23

脑中风要提防再发，老年人不知道如何预防脑中风复发时，怎么办

临床观察发现，即使是短暂性的脑缺血发作，一般在2～3年内，约有半数人再次发作。再次发作的症状一次比一次重，间隔时间一次比一次短；轻微脑中风后再发，也会留下严重的后遗症；第三次发作的病死率在50%以上。预防脑中风再发应从以下4个方面入手：

一、定期复查。由于引起脑中风的多种疾病的防治原则不同，所以有过脑中风发作后，要及时去医院，究竟是缺血型还是出血型、混合型脑中风，然后在医生指导下制订预防方案。若出现短时间"一过性"的偏瘫或一侧肢体瘫痪、"一过性黑蒙"（即突感眼前一片漆黑，看不清任何物体）、"一过性视觉障碍"（突然感到看东西模糊不清或眼前景物有缺失、不完整）、哈欠连续不断等脑中风预兆时，应立即去医院诊治。

二、积极治疗原发病。高血压、脑血栓、脑栓塞、脑溢血都是导致脑中风的原发疾病。对于上述疾病，还要继续坚持治疗。例如高血压病要服降压药，保持血压稳定，不可降压过急、过低，因为血压过低或波动过大，也会诱发脑中风；脑血栓、脑栓塞病人要坚持服用扩张血管药物；脑溢血患者则要继续服用必要的止血药物。

三、饮食方面不宜过分油腻，不可过饱。晚餐宜少，吃易消化的食物并配些汤或粥，少饮酒或不饮酒，浓茶和咖啡也最好避免，严格戒烟。晨起或夜晚睡前饮杯白开水或淡盐水，可以冲洗胃肠，稀释血液，降低血液黏稠度，促进血液循环，预防血栓的形成。

四、有规律的生活起居相当重要。早晨醒来不急于起床，可先在床上仰卧，活动一下四肢和头颈部。中午小睡，即使睡不着，也要闭目养神或静坐。晚上按时就寝，上床前用温热水洗脚并按摩足心涌泉穴。若病情允许，也可酌情适当锻炼，选择散步、体操、打太极拳等，不宜参加剧烈活动。有习惯便秘者，应多吃新鲜蔬菜、水果等富含纤维素的食物，必要时用些缓泻药。此外，排便宜用坐姿，忌急躁、憋气用力，以免诱发脑溢血。

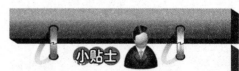

小贴士

我国急性脑血管疾病的发病率、死亡率明显高于冠心病，其中脑出血发生比例较高；而西方国家则相反，冠心病的发病率高。究其原因，除种族、遗传、环境等因素外，饮食结构和营养因素的不同，是很重要的原因。因此，纠正营养失调和进行饮食营养治疗是防治急性脑血管疾病的重要途径之一。

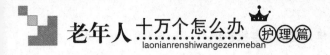

24

心律失常对身体危害非常大，老年人不知如何预防时，怎么办

要完全预防心律失常的发生有时非常困难，但可以采取适当措施，减少发生率。

一是预防诱因。常见诱因包括：吸烟、酗酒、过劳、紧张、激动、暴饮暴食、消化不良、感冒发热、摄入盐过多、低血钾、低血镁等。

二是稳定情绪。精神因素中尤其是紧张情绪易诱发心律失常，所以患者心态要平和。避免过喜、过悲、过怒，不计较小事，遇事自己能宽慰自己，不看紧张刺激的电视节目、球赛等。

三是自我监测，合理用药。有些心律失常常有先兆症状，若能及时发现及时采取措施，可减少甚至避免再发心律失常。心房纤颤的患者往往有先兆征象或称前驱症状，如心悸感，摸脉有"缺脉"增多。此时及早休息并口服安定片可防患于未然。患者必须按医生要求服药，并注意观察用药后的反应。有些抗心律失常药有时能导致心律失常，所以应尽量少用药，做到合理配伍。

四是定期查体，生活规律。定期复查心电图、电解质、肝功能、甲状腺功能等，因为抗心律失常药可影响电解质及脏器功能。患者用药后应定期复诊及观察用药效果并调整用药剂量，养成按时作息的习惯，保证睡眠，失眠可诱发心律失常。

另外，运动要适量，量力而行，不勉强运动或运动过量。洗澡水不要太热，洗澡时间不宜过长。养成按时排便的习惯，保持大便通畅。饮食要定时定量。不饮浓茶、不吸烟。避免着凉，预防感冒。

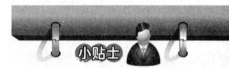

小贴士

突发心动过速时，千万不要过分紧张，因为紧张情绪往往会使症状加重。不妨试用以下几种方法来缓解症状：

刺激咽喉法：用手指或压舌板刺激咽喉部，引起恶心、呕吐，可起到终止发作的作用。

压迫眼球法：闭眼向下看，用手指在眼眶下压迫眼球上部，先压右眼。同时搭脉搏数心率，一旦心动过速停止，立即停止压迫，切勿用力过大。

潜水反射法：可强烈兴奋迷走神经，对小婴儿更有效。方法是用5℃左右的冰水浸湿毛巾或冰水袋敷整个面部，每次10～15秒，一次无效时可每隔3～5分钟再试一次。

25

冠心病危及生命，老年人想知道如何预防冠心病时，怎么办

冠心病是一种最常见的心脏病，是指因冠状动脉狭窄、供血不足而引起的心肌机能障碍和器质性病变，故又称缺血性心脏病。症状表现胸腔中央发生一种压榨性的疼痛，并可迁延至颈、手臂、后背及胃部。发作的其他可能症状有眩晕、气促、出汗、寒战、恶心及昏厥，严重患者有可能因心肌梗死而致死亡。

冠心病的病因和发病机理，目前尚未完全阐明，但通过广泛的研究，发现了一些危险因素，所以对冠心病的预防首先是对危险因素的干预。公认的冠心病危险因素包括：男性，有患冠心病的家族史、吸烟、高血压、高密度脂蛋白胆固醇、糖尿病，有明确的脑血管或周围血管阻塞的既往史，重度肥胖。除性别与家族史外，其他危险因素都可以治疗或预防。

合理调整饮食。一般认为，限制饮食中的胆固醇和饱和脂肪酸，增加不饱和脂肪酸，同时补充维生素C、维生素B、维生素E等，限制食盐和碳水化合物的摄入，可预防动脉粥样硬化。

加强体力活动。流行病学调查表明，从事一定的体力劳动和坚持体育锻炼的人，比长期坐位工作和缺乏体力活动的人的冠心病发病率低些，同时体育锻炼对控制危险因素（降低血脂、降低

高血压、减轻体重），改善冠心病患者的血液循环也有良好的作用。

控制吸烟。值得注意的是血压升高、高胆固醇血症和吸烟被认为是冠心病最主要的三个危险因素。吸烟在冠心病的发病中起着一定的作用。戒烟后心肌梗死的发病率和冠心病的死亡率显著减少，而且戒烟时间越长效果越大。这足以说明吸烟的危险性和戒烟的重要性。

治疗相关疾病。早期发现和积极治疗高血脂、高血压、糖尿病等与冠心病有关的疾病，尽可能消除和控制这些危险因素，对防止冠心病是十分重要的。

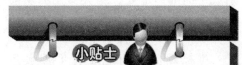

小贴士

不要在饱餐或饥饿的情况下洗澡。水温最好与体温相当，水温太高可使皮肤血管明显扩张，大量血液流向体表，可造成心脑缺血。洗澡时间不宜过长，洗澡间一般闷热且不通风，在这样的环境中，人的代谢水平较高，极易缺氧、疲劳，老年冠心病病人更是如此。冠心病较严重者应在他人帮助下洗澡。要注意气候变化，在严寒或强冷空气的影响下，冠状动脉可发生痉挛并继发血栓而引起急性心肌梗死。

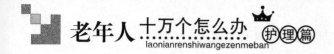

26

穴位按摩有一定的降压作用，老年人想掌握按摩的方法时，怎么办

按揉太阳穴：用左、右手食指螺纹面，分别放在眉梢与外眼角中间向后约1寸的太阳穴，从轻到重、顺时针、逆时针方向按揉1分钟。功效：疏风清脑、明目止痛。

摩揉百会穴：用左（右）手的掌心放在头顶正中百会穴上，从轻到重、顺时针、逆时针方向摩揉1分钟。功效：醒脑、安神、除烦。

牵拉耳垂：用左、右手的拇食指，分别牵拉两耳垂10～15次，或以耳垂发热为度，注意牵拉力量适中，动作不要过快。功效：醒脑明目、通窍提神。

梳理头部：双手呈"爪"状，分别放于面部眉部处，指尖微用力从前额向头后部做梳头动作10～15遍。功效：平肝明目、宁神止痛。

推擦颈部：用左（右）手大鱼际，从上至下推擦颈部两侧，交替进行，每侧推擦10～15次。功效：宁神清脑、平肝息风。

按揉风池穴：双手做抱头状，拇指螺纹面分别放在头后颈部两侧凹陷处的风池穴上，做按揉动作1分钟，力量从轻到重、从重到轻。功效：疏风清脑、通络止痛。

点揉膻中穴：用右手拇指螺纹面，放在胸前正中两乳头连线中点的膻中穴上，做顺时针、逆时针点揉1分钟。功效：宽胸理气、清热除烦。

按揉内关穴：用左（右）手的拇指指尖，放在右（左）手腕横纹近心端3横指的内关穴上，从轻到重、从重到轻、缓慢地按揉0.5～1分钟，双手交替进行。功效：舒心解郁、理气除烦。

按压曲池穴：用左（右）手拇指螺纹面，放在右（左）上肢肘关节横纹外端的曲池穴上，从轻到重按压0.5～1分钟，以感到微微酸胀为度，两手交替进行。功效：平肝息风、舒筋通络。

摩擦涌泉穴：用左（右）手的掌根分别来回摩擦右（左）脚心（涌泉穴）0.5～1分钟，摩擦频率可稍快，使足心有发热感。功效：醒脑安神、引血下行。

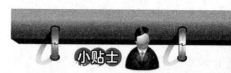
小贴士

高血压病一经确诊，即应按医嘱坚持服用降压药，决不可服服停停。时服时停不但不能控制血压，还会诱发脑出血等并发症。因此，老年高血压病人，应在医生指导下，坚持做到"终生服药"。

27

糖尿病是一种终身性的疾病，老年人不知如何预防时，怎么办

糖尿病的预防应构筑三道"防线"，在医学上称之为三级预防。如果"防线"布设、构筑得及时、合理和牢固，大部分糖尿病是有可能预防或控制的。

一级预防：树立正确的饮食观并采取合理的生活方式，可以最大限度地降低糖尿病的发生率。糖尿病是一种非传染性疾病，其发生虽有一定的遗传因素，但起关键作用的还是后天的生活和环境因素。现已知道，热量过度摄入、肥胖、缺少运动是发病的重要因素。低糖、低盐、低脂、高纤维、高维生素，是预防糖尿病的最佳饮食搭配。

对体重进行定期监测，将体重长期维持在正常水平至关重要。体重增加时，应及时限制饮食，增加运动量，使其尽早回落至正常。要使运动成为生命的一个重要组成部分、终生的习惯。运动不但可消耗多余的热量和维持肌肉量，而且能提高充实感和愉快感。要戒烟和少饮酒，并杜绝一切不良生活习惯。如果双亲中患有糖尿病而本人又肥胖多食、血糖偏高、缺乏运动的高危人群，尤其要注意预防。

二级预防：定期检测血糖，以尽早发现无症状性糖尿病。应该将血糖测定列为常规的体检项目，即使是健康者，仍要定期测定。凡有糖尿病的蛛丝马迹，如皮肤感觉异常、性功能减退、视力不佳、多尿、白内障等，更要及时去测定血糖，以尽早诊断，争取早期治疗的宝贵时间。要综合调动饮食、运动、药物等手段，将血糖长期平稳地控制在正常或接近正常的水平。还要定期测定血脂、血压、心电图，这些都是血糖控制的间接指标。

三级预防：目的是预防或延缓糖尿病慢性并发症的发生和发展，减少伤残和死亡率。糖尿病人很容易并发其他慢性病，且易因并发症而危及生命。因此，要对糖尿病慢性并发症加强监测，做到早期发现。早期诊断和早期治疗糖尿病，常可预防并发症的发生，使病人能长期过接近正常人的生活。

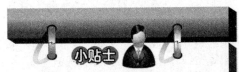

小贴士

运动和饮食控制、药物治疗同样重要。适量的体育锻炼可以降低体重，提高胰岛素敏感性（即单位量的胰岛素可以降低更多的血糖）。心脑系统疾病患者或严重微血管病变者，要根据情况安排运动。因此糖尿病人锻炼是不可缺少的方法。早晨大声唱歌吐纳也是很好的手段。

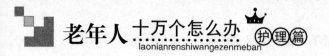

28

想预防老年痴呆，老年人不知道有哪些按摩的方法时，怎么办

　　调查显示，60岁以上的老年人痴呆患病率为3.96％，尤其是在我国北方。经过对痴呆既往病史的研究，发现血管性痴呆占多数。在预防方面，除了要有良好的生活方式外，下面为老年朋友介绍几组易学易掌握并可促进脑血循环的穴位按摩，可以预防老年痴呆。

　　一、按摩双侧风池穴，翳风穴。风池穴在项部，枕骨之下，微低头，耳后高骨后一横指凹陷处。翳风穴在耳垂后凹陷处，此组穴可改善基底动脉供血情况。

　　二、按摩四白穴。四白穴在下眼眶中点，直下约0.5厘米凹陷处，此穴多气多血，刺激该穴对颅内供血作用最好。

　　三、按摩印堂穴。印堂穴位于两眉头连线中点，该穴有改善脑血循环，活化脑细胞，增强记忆力的作用。

　　四、刺激委中穴。委中穴位于腘窝横纹中点，属足太阳膀胱经，其经脉循行可以从头顶入里联络于脑，刺激此部位，可直达脑府，使头脑清利，浑身舒爽。

　　五、干洗脸面各穴。将两手平放于脸上，五指并拢来回轻揉36次。

　　以上诸穴，早晚各按一次，一次20分钟，可交替使用，每次任取一组，长期坚持，能有效预防老年痴呆，到耄耋之年，仍能耳聪目明，思维清晰，反应敏捷，大家不妨一试。

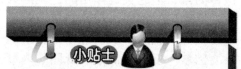
小贴士

　　许多人都知道，运动可降低中风概率。事实上，运动还可促进神经生长素的产生，预防大脑退化。实践证明，适当的体育锻炼有益于健康，如坚持散步、打太极拳、做保健操或练气功等，有利于大脑抑制功能的解除，提高中枢神经系统的活动水平。但要循序渐进，量力而行，持之以恒，方可达到理想效果。除整体性全身活动外，尽量多活动手指。

29

除了穴位按摩，老年人想在日常生活中预防老年痴呆时，怎么办

老年痴呆重在预防。专家们指出，老年性痴呆治疗和预防的关键是防止脑细胞损伤，保持信号传导的通畅，以及提高对这些损伤的抵抗力。

研究显示，勤学习、善用脑可以预防老年痴呆。因为，读书受教育能增加大脑神经细胞间的信号传导，增加神经突触的数量。即使患有脑病变，受教育程度高的患者大脑认知功能仍保留的比受教育程度低的患者好得多。所以，老年人要想方设法保持思维活跃、善于联想；要多参加一些脑力劳动，如看书、学习、下棋、绘画、跳舞、演奏乐器，玩纸牌和填字游戏，上老年大学等。这些，都对预防老年性痴呆有一定的帮助，能显著降低老年人患老年性痴呆的风险。

在这里再给老年人提一些建议，可有助于对老年痴呆的预防。首先是积极参加有益的社会活动，保持良好的人际交往。其次，保持平常心态，乐观的情绪，做到豁达开朗，不计较琐碎小事。保持规律生活，经常参加体育锻炼，但要运动适度，避免过于疲劳。

在饮食上，要重视营养，合理膳食，粗细搭配，经常吃些谷类、豆类、蔬菜、水果、鱼类、瘦肉等；要节制饮食，不可过饱。禁烟酒，控制肥胖，努力预防或控制高血压、糖尿病，减少盐、糖的摄入。防止脑外伤及煤气中毒。定期到专科医院查体，早发现，早治疗。

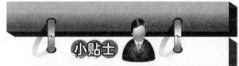

小贴士

所谓的老年痴呆症，又称阿尔茨海默病，是发生在老年期及老年前期的一种原发性退行性脑病，指的是一种持续性高级神经功能活动障碍，即在没有意识障碍的状态下，记忆、思维、分析判断、视空间辨认、情绪等方面的障碍。目前尚无特效治疗或逆转疾病进展的治疗药物。

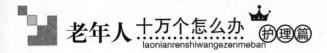
30

颈椎病的致病因素复杂，老年人想从外因方面进行预防时，怎么办

颈椎病的致病因素是复杂的，但总的可分为内因（体内因素）和外因（急慢性外伤），两者可以互为因果。这里讲讲外因方面的预防。

一、严防急性头、颈、肩外伤。头颈部跌扑伤、碰击伤，均易发生颈椎及其周围软组织损伤，直接或间接引起颈椎病，故应积极预防，一旦发生应及时检查和彻底治疗。有些外伤是不易引起人们注意的，例如坐车打瞌睡，遇到急刹车，头部突然后仰等。

二、纠正生活中的不良姿势，防止慢性损伤。生活中的不良姿势是形成慢性劳损的主要原因之一。

三、睡姿良好对脊柱的保健十分重要。人体躯干部、双肩及骨盆部横径较大，侧卧时，脊柱因床垫的影响而弯曲，如果长期偏重于某一侧卧位，脊柱会逐渐侧弯，轻者醒后腰背僵硬不适，需要起床活动方可恢复正常，重者可发展成脊柱病。睡眠应以仰卧为主，侧卧为辅，要左右交替，侧卧时左右膝关节微屈对置。俯卧、半俯卧、半仰卧或上、下段身体扭转而睡，都属不良睡姿，应及时纠正。头应放于枕头中央，以防落枕。脊柱病患者应以木板床为宜，弹簧床对脊柱生理平衡无益。枕头的高度也是非常重要的，不宜过高，亦不宜过低。

四、预防慢性劳损。由于工作需要，有些工种需要特殊姿势或在强迫体位中工作较长时间，如果不予重视，容易发生慢性劳损，并逐渐发展成脊柱病。预防慢性劳损，除工间或业余时间做平衡运动外，还可根据不同的年龄和体质条件，选择一定的运动项目，进行增强肌力和增强体质的锻炼。

此外，天气寒冷时要注意颈腰部保暖，减少缩颈、耸肩、弯腰等不良姿势，冬季应注意防止颈肩受寒，尤其睡眠时颈肩部要保暖，以避免因冷刺激而发生落枕，诱发颈椎病和肩周炎。

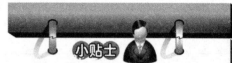

小贴士

颈椎病又称颈椎综合征，是颈椎骨关节炎、增生性颈椎炎、颈神经根综合征、颈椎间盘脱出症的总称，是一种以退行性病理改变为基础的疾患。主要由于颈椎长期劳损、骨质增生，或椎间盘脱出、韧带增厚，致使颈椎脊髓、神经根或椎动脉受压，出现一系列功能障碍的临床综合征。表现为颈椎间盘退变本身及其继发性的一系列病理改变，如椎节失稳、松动，髓核突出或脱出，骨刺形成，韧带肥厚和继发的椎管狭窄等，刺激或压迫邻近的神经根、脊髓、椎动脉及颈部交感神经等组织，并引起各种症状和体征的综合征。

31

肩周炎可预防和治疗，老年人想了解其自我防治措施时，怎么办

首先，加强体育锻炼是预防和治疗肩周炎的有效方法，但贵在坚持。如果不坚持锻炼，不坚持做康复治疗，则肩关节的功能难以恢复正常。值得注意的是，受凉常是肩周炎的诱发因素，为了预防肩周炎，中老年人应重视保暖防寒，勿使肩部受凉。一旦着凉也要及时治疗，切忌拖延。对已发生肩周炎的患者，除积极治疗患侧外，还应对健侧进行预防。有研究表明，有40%的肩周炎患者患病5～7年后，对侧也会发生肩周炎；约12%的患者，会发生双侧肩周炎。

其次，纠正不良姿势，如经常伏案、双肩经常处于外展工作的人，应注意调整姿势，避免长期的不良姿势造成慢性劳损和积累性损伤。此外加强功能锻炼对肩周炎的恢复和治疗是有积极意义的。给大家介绍几个锻炼方法：

爬墙锻炼。面对墙壁，用双手或患手沿墙壁徐缓地向上爬动，使上肢尽量高举，然后缓慢向下回到原处，反复进行。

体后拉手。双手向后反背，用健康手拉住患肢腕部，渐渐向上拉动抬起，反复进行。

外旋锻炼。背靠墙而立，双手握拳屈肘，做上臂外旋动作，尽量使脊背靠近墙壁，反复进行。

摇膀子。弓箭步，一手叉腰，另一手握空拳靠近腰部，做前后环转摇动，幅度由小到大，动作由慢到快。

自我按摩也是个非常好的保健措施。中医认为，人的经络有12条，其中6条通过肩膀，3条通过手背面，3条通过手掌面，因而疏通经络可以治疗肩周炎。治疗时，可用食指、中指、无名指和小指在手背面上，从手指朝肩膀方向按摩，然后在手掌面上从肩膀朝手指方向按摩，也可用毛巾做按摩工具，一般按摩3～5次，把皮肤擦红即可。

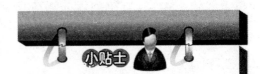

小贴士

肩周炎祖国医学称之为"漏肩风"、"冻结肩"、"五十肩"等，是以肩关节疼痛为主，先呈阵发性酸痛，继之发生运动障碍的一种常见病、多发病。患有肩周炎的患者，自觉有冷气进入肩部，也有患者感觉有凉气从肩关节内部向外冒出，故又称"漏肩风"。其病变特点是疼痛广泛、功能受限广泛、压痛广泛。

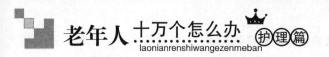

32

骨质增生难治疗，老年人想知道预防骨质增生的方法时，怎么办

目前骨质增生没有有效的治愈方法，只能是多补充钙质。预防要注意以下几个方面：

一、避免长期剧烈运动。长期、过度、剧烈的运动或活动是诱发骨质增生的基本原因之一。尤其对于持重关节（如膝关节、髋关节），过度的运动使关节面受力加大，磨损加剧。长期剧烈运动还可使骨骼及周围软组织过度地受力及牵拉，造成局部软组织的损伤和骨骼上受力不均，从而导致骨质增生。

二、适当进行体育锻炼。避免长期剧烈的运动，并不是不活动，恰恰相反，适当的体育锻炼是预防骨质增生的好方法之一。因为关节软骨的营养来自于关节液，而关节液只有靠"挤压"才能够进入软骨，促使软骨的新陈代谢。

适当的运动，特别是关节的运动，可增加关节腔内的压力，有利于关节液向软骨的渗透，减轻关节软骨的退行性改变，从而减轻或预防骨质增生，尤其是关节软骨的增生和退行性改变。因此骨质增生康复的方法在于运动，意义在于消除或减轻增生部位的疼痛以及由此而造成的功能障碍，最大限度地恢复生活和劳动能力，改善和提高患者的生活质量。

三、及时治疗关节的损伤。关节损伤包括软组织损伤和骨损伤。关节的骨质增生经常与关节内骨折有直接关系。由于骨折复位不完全，造成关节软骨面不平整，从而产生创伤性关节炎。对于关节内骨折的患者，如果能够及时治疗，做到解剖复位，完全可以避免创伤性关节炎和关节骨质增生的发生。

四、减轻体重。体重过重是诱发脊柱和关节骨质增生的重要原因之一。过重的体重会加速关节软骨的磨损，使关节软骨面上的压力不均匀，造成骨质增生。因此对于体重超标的人，适当减轻体重可以预防脊柱和关节的骨质增生。

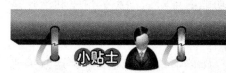

小贴士

人的一生有1/3的时间是在床上度过的，因此选择一张良好的床是非常重要的。建议睡硬、半硬床，不主张选择软钢丝床，人体仰卧时软床可使腰椎的生理曲度发生改变，侧卧时脊柱侧弯，从而增加腰椎骨质增生症的患病概率。

33

肺结核是一种传染病，老年人发现身边有肺结核病人时，怎么办

肺结核病是一种传染病，但并不表示所有结核病人都具有传染性。现代研究证明，在结核病人中，只有显微镜检查发现痰液中有结核菌的肺结核病人才有传染性。这类病人，医学上称为排菌病人，他们才是结核病真正的传染源。

呼吸道传播是结核菌传染的主要途径。当肺结核病人咳嗽、打喷嚏、大声说话时，把大量含有结核菌的微小痰沫排放至空气中，健康人吸入含有结核菌的痰沫，即会受到传染。结核病传染的程度，主要受结核病人排菌量、咳嗽症状轻重以及接触程度等因素的影响。

因此，身边有肺结核病人时，首先要了解是否是排菌病人、是否已进行经抗结核化疗。如果是痰菌检查阴性病人或是已经化疗的痰菌阳性病人，传染性极小，身边的人就不必担心被传染。如果是未经治疗的排菌病人，应尽快到结核病防治机构进行规范的治疗，尽快消除传染性。

老年人一旦确诊为肺结核阳性，隔离是非常重要的，而结核病人隔离最好方法是去肺结核专科医院住院隔离。结核病的传染在没有被发现明显症状时传染性最大；在发现和诊断后，经及时治疗，结核病传染性能很快减弱和消失。

化疗后数天内，患者痰中结核菌急剧减少，即使痰中仍有少数结核菌存在，其活力也明显减弱，并且病人咳嗽症状也逐渐减少或消失。因此，与这些结核病人进行一般接触是不会受到传染的。减少对家中人员及其他人被传染的机会，有益于家庭，也有益于社会。随着医学水平的提高，肺结核已不再是绝症了。

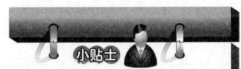

小贴士

结核病的主要症状有咳嗽、咳痰、咯血、胸痛、疲乏、食欲减退、低烧、盗汗等症状。所以，在家庭或同事中发现结核病人后，与其接触密切的人一旦有上述症状持续3周以上未愈者，应及时到结核病防治专业机构进行检查，以便尽快确诊，尽早治疗。

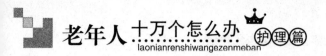

34

哮喘容易复发，老年人想知道预防其复发的途径时，怎么办

哮喘是老年人的常见病。哮喘的形成和发作与呼吸道反复感染有关。哮喘患者中，可存在有细菌、病毒、支原体等的特异性免疫球蛋白，如果吸入相应的抗原，则可诱发哮喘。病毒感染后可直接损害呼吸道上皮，致使呼吸道反应性增高。因此在日常生活中应注意保持室内空气新鲜、流通，在易感期内尽量避免出入公共场合，增强自身抵抗力，及时添加衣物，在寒冷季节戴口罩。

不管是生活还是工作中应该避免接触各种变应原、职业致敏物和其他非特异性刺激因素。引起过敏最常见的食物是鱼类、虾蟹、蛋类、牛奶等。职业致敏物如甲苯二异氰酸醋、邻苯二甲酸锌、乙二胺、青霉素、蛋白酶、淀粉酶、蚕丝、动物皮屑或排泄物等。非特异性的刺激因素尚有甲醛、甲酸等。另外，一些特异性和非特异性吸入物也可诱发哮喘。前者如尘蛹、花粉、真菌、动物毛屑等，非特异性吸入物如硫酸、二氧化硫、氯、氨等。当气温、湿度、气压或空气中离子等改变时可诱发哮喘，故在寒冷季节或秋冬季节改变时较多发病。

有些药物可引起哮喘发作，如老年人为治疗心脑血管病需服用阿司匹林，为避免哮喘发作应权衡利弊，选择性用药。

老年哮喘患者中有吸烟史者占60%左右，多数患者在多年吸烟的基础上才形成哮喘。正是由于常年吸烟导致了气道高反应性，老年人应避免吸烟，尽早戒烟。

老年人进行心理治疗，应加强自我管理、自我放松、自我调整。情绪激动、紧张不安、怨怼等，都会促使哮喘发作，一般认为它是通过大脑皮质和迷走神经反射所致。

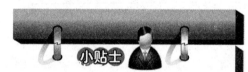

小贴士

一到夏天很多家庭都开启空调，不料却因空调未清洗，夹杂着粉尘与细菌的空调风诱发了哮喘、过敏性鼻炎等呼吸系统疾病。有过敏体质的家庭，使用空调时要特别注意定期清洗，每隔一段时间要对空调过滤网进行清洗。

35

慢性支气管炎容易复发，老年人想了解预防复发的注意事项时，怎么办

支气管炎常发于冬春季节，咳嗽痰多，反复发作、迁延难愈。由于病程长，多数患者身体虚弱呈肺气虚体质，尤以老年慢性支气管炎症状最为典型，是一种消耗性疾病，通过饮食调理，适当补充营养，则具有较好的辅助治疗作用。

此病的饮食原则应适时补充必要的蛋白质，如鸡蛋、鸡肉、瘦肉、牛奶、动物肝脏、鱼类、豆制品等。寒冷季节应补充一些含热量高的肉类暖性食品以增强御寒能力，适量进食羊肉、狗肉、牛奶、动物肝脏、鱼类、豆制品等。除荤食外，应经常进食新鲜蔬菜瓜果，以确保对维生素C的摄入。含维生素A的食物亦是不可少的，有保护呼吸道黏膜的作用。预防支气管炎复发有五条注意事项：

第一，戒烟。因为慢性支气管炎患者不但要戒烟，而且还要避免被动吸烟，因为烟中的化学物质如焦油、尼古丁、氰氢酸等，可作用于植物神经，引起支气管的痉挛，从而增加呼吸道阻力；另外，还可损伤支气管黏膜上皮细胞及其纤毛，使支气管黏膜分泌物增多，降低肺的净化功能，易引起病原菌在肺及支气管内的繁殖，致慢性支气管炎的发生。

第二，注意保暖。在气候变冷的季节，患者要注意保暖，避免受凉。寒冷一方面可降低支气管的防御功能；另一方面，可反射地引起支气管平滑肌收缩、黏膜血液循环障碍和分泌物排出受阻，可发生继发性感染。

第三，加强锻炼。慢性支气管炎患者在缓解期要做适当的体育锻炼，以提高机体的免疫能力和心、肺的贮备能力。

第四，预防感冒非常重要。注意个人保护，预防感冒发生，有条件者可做耐寒锻炼以预防感冒。

第五，环境因素。做好环境保护：避免烟雾、粉尘和刺激性气体对呼吸道的影响，以免诱发慢性支气管炎。

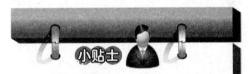

小贴士

吸烟是引起慢性支气管炎的重要原因，烟雾对周围人群也会带来危害，应大力宣传吸烟的危害性，要教育青少年杜绝吸烟。同时，针对慢性支气管炎的发病因素，加强个人卫生，包括体育、呼吸和耐寒锻炼，以增强体质，预防感冒。改善环境卫生，处理"三废"，消除大气污染，以降低发病率。

36

养胃要从饮食入手，老年人想了解一些关于养胃的常识时，怎么办

养胃得从饮食入手，总原则有4点：规律饮食、定时定量、温度适宜、细嚼慢咽。

饮食上，尽可能地少吃油炸食物。因为这类食物不易消化，还会加重消化道负担；少吃生冷食物、刺激性食物，避免引起腹泻或消化道炎症。

胃部受凉后会使胃的功能受损，故要注意胃部保暖不受寒。不吸烟，因为吸烟使胃部血管收缩，影响胃壁细胞的血液供应，使胃黏膜抵抗力降低而诱发胃病。维生素C能有效保护胃部和增强胃的抗病能力。因此，要多吃富含维生素C的蔬菜和水果。

溃疡病饮食原则：首先是少量多餐，每日5~6餐为宜，注意定时定量，避免过饥过饱。选用易消化、营养价值高的食物。宜用蒸、熬、煮、氽、烩等烹调方法，忌食煎炸、粗纤维多、硬而不消化的食物。避免用过甜、过酸、过冷、过热及辛辣食物。

浅表性胃炎饮食原则：少量多餐，每日5~6餐。可吃些无糖牛奶、苏打饼干、多碱馒头等。宜用蒸、熬、煮、氽、烩等烹调方法。忌用煎、炸、烹、溜、烧、生拌的食物。优质的奶油、黄油可抑制胃酸分泌，对此症有好处。请减少粗纤维多的蔬菜的摄入。

萎缩性胃炎饮食原则：少量多餐。选择易消化的食物，可适量增加醋调味以帮助消化，多进食含优质蛋白质及铁丰富的食物和新鲜蔬菜。进食肉汁及浓肉汤有助于胃液分泌。此症需限制含碱多的面条、馒头、奶油、黄油等能中和胃酸分泌的食物。

胃切除术后饮食原则：选用排空较慢的黏稠性、易消化食物。少量多餐。根据吸收情况逐渐增加饮食中的质和量。宜供给高蛋白、高脂肪、高热能、低碳水化合物、少渣、易消化食物。注意补充各种维生素及铁、钾、钠、氯等。

胃病、十二指肠溃疡等症的发生与发展，与人的情绪、心态密切相关。因此，日常要保持精神愉快和情绪稳定，避免紧张、焦虑、恼怒等不良情绪的刺激。同时，注意劳逸结合，防止过度疲劳而殃及胃病的康复。

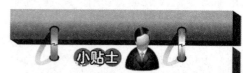

小贴士

最佳的饮水时间，是晨起空腹时及每次进餐前1小时，餐后立即饮水会稀释胃液，用汤泡饭也会影响食物的消化。

37

突然消瘦引人担心，老年人想知道是什么原因引起时，怎么办

消瘦的原因，一般是食物摄入不足。如进食或吞咽困难引起的消瘦，常见于口腔溃疡、下颌关节炎、骨髓炎及食管肿瘤等。如厌食或食欲减退引起的消瘦，常见于神经性厌食、慢性胃炎、肾上腺皮质功能减退、急慢性感染、尿毒症及恶性肿瘤等；出现食物消化、吸收、利用障碍而引起的消瘦，常见于胃及十二指肠溃疡、慢性胃炎、胃肠道肿瘤、慢性结肠炎、慢性肠炎、肠结核及克隆病等；慢性肝、胆、胰病而引起的消瘦，如慢性肝炎、肝硬化、肝癌、慢性胆道感染、慢性胰腺炎、胆囊和胰腺肿瘤等；内分泌与代谢性疾病而引起的消瘦，常见于糖尿病等；久服泻剂或对胃肠有刺激的药物，也可以引起突然消瘦。上述情况应及时就医。

也有很大一部分的消瘦者是饮食及生活习惯不科学导致的。饮食摄入不足，饮食搭配不合理，进餐不规律、焦虑、精神紧张、过度疲劳、睡眠不佳等都会导致消瘦。这就需要自行的调整，并进行心理的疏导。

消瘦者首先应该调理脾胃功能。在调理期间，避免摄取有损脾胃功能的酸冷食物，包括山楂、柠檬、橘子、醋、生菜、泡菜等，难消化的高纤维蔬菜如韭菜、芹菜等。高油脂食物都不宜多吃，如巧克力、油炸食物等。多吃补脾健胃的食物，如莲子、山药、扁豆、紫米、红枣、猪肚、薏仁米等。应该避免摄取燥热、辛辣等容易助火散气的食物，比如葱、蒜、辣椒、虾、蟹等食物。

三餐应定时，让肠胃养成正常运作习惯。餐前一个小时避免零食，以免影响食欲，影响正餐的摄取量。就算是增胖，也应以三餐的营养及热量为主要摄取来源才对。若是为了加强增胖的效果，可以酌情在三餐的间隙多加两餐，至于加餐的食物内容，则以油脂量少、蛋白质与淀粉含量高的食物为佳，如口味清淡的核果类与天然谷物。

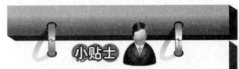

小贴士

矿物质锌，可以促进荷尔蒙分泌、促进人体发育、增强性器官功能，而且它能刺激我们的味觉器官，让吃饭更有味道。锌广泛存在于奶类、瘦肉、牡蛎、蛤蜊、香菇、南瓜子、豆类、核桃等食物之中。其中，牡蛎除了锌之外，还有荷尔蒙促进物质，瘦弱者可以多多食用。

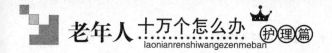
38

胃下垂是常见病，老年人想要做到"未病先防"时，怎么办

胃下垂的预防在于"未病先防"，如果已经确诊为胃下垂者，饮食和生活习惯上更应该有所注意。

饮食上不要暴饮暴食，应该细嚼慢咽。咀嚼是利用咀嚼肌和牙齿的力量将食物捣磨碎细，这种力量比胃的摩擦力强大得多，一个人的咬力可以达到200~300千克，而胃蠕动的力量只不过几十克的推动力。细嚼慢咽，将食物磨碎的同时，还能在口腔中让食物和唾液中的消化酶充分拌匀，增加消化过程。这样做对减轻胃负担、预防胃下垂显然十分重要。不宜一次性大量喝汤水以及吃体积大、难消化的食物。过多的汤水、难消化或体积大的食物能使胃内容物体积和重量增加，使胃承受压迫而加重下垂的程度。

蹲式也许可以帮助患者治愈此症。蹲着可以使胃下方的脏器对胃起垫托作用，减缓胃内负荷，并使食物的大部分缓慢进入十二指肠。这样，可以使胃在负荷较大的状态下得到休息。吃完后仍要继续蹲15分钟左右，蹲后起立时，要慢慢站起，防止体位突然变化而发生晕厥。

患者也可按摩预防。一、用手掌揉按腹肌30次，然后双手置放腹肌30分钟。二、揉按脾俞穴（第11胸椎棘突下凹陷中旁开两横指）、胃俞穴（第12胸椎棘突下凹陷中旁开两横指）、中脘穴（腹正中线脐上4寸处）、天枢穴（脐中旁开2寸处）、足三里穴（外膝眼下3寸）各1分钟。三、仰卧，左手压在右手上，右手掌置放在腹部胃底部，四指用力，反复上托胃底30次。

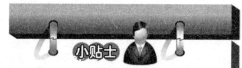

小贴士

仰卧起坐，能够使腹肌和韧带的力量增强，是疗效肯定的防治胃下垂的方法。具体做法是：仰卧在床上，两臂伸平，双下肢不动，靠腹肌的收缩力量坐起，然后躺下，重复进行。每天练习3次，每次10分钟左右。这种方法，开始时由于腹肌收缩力差，可能坐不起来，或者只能起坐几次，并且第二天有腹部酸痛的感觉，只要坚持下去，酸痛就消失了，起坐次数也就会渐渐增多。饭后30分钟内不宜做仰卧起坐。

39

痔疮带来痛苦，老年人想知道预防的措施时，怎么办

常说"十人九痔"，老年人痔疮发病率很高。下列措施可以帮助预防痔疮的发生。

一、加强锻炼。老年人经常参加体育活动，能够增强机体的抗病能力，有益于血液循环，可以调和人体气血，促进胃肠蠕动，改善盆腔充血，防止大便秘结，从而预防痔疮的发生。

二、合理饮食。日常饮食中可多选用蔬菜、水果、豆类等含纤维素和维生素较多的食物，做到不暴饮暴食、不忽饱忽饥，尽量不要喝酒，特别是白酒和烈性酒，少吃或不吃辛辣刺激食物，使肠胃功能保持良好。同时饮食不要过分精细，要吃五谷杂粮，平时荤素搭配，以素食为主。

三、养成良好的排便习惯和掌握正确的排便方法。早上起床和早餐进食后会引起体位反射和胃、结肠反射，将粪便快速推入直肠，产生便意。养成每日早晨定时排便是最合乎人的生理性，对预防痔疮的发生，有着极其重要的作用。老年人晨起喝一杯凉开水或一杯牛奶有利于大便的排出。

四、保持精神愉快和注意劳逸结合。因为精神因素可直接影响脏腑、神经系统功能的失调。同时应注意劳逸结合，避免负重和过度劳累而引起痔疮发生。

五、大便后肛门保护。大便后先做3～5次肛门收缩，可增强括约肌

功能，消除其疲劳。便后需用柔软的便纸，同时在柔纸上按顺时针或逆时针按摩10～20次。然后温开水坐浴10分钟，这样不仅可以洗尽肛门皮肤皱折内的污物，而且能促进局部血液循环，对保持肛门清洁、防止感染及增强生理功能均有重要作用。

六、积极治疗引起腹内压增高的慢性疾病。如支气管炎引起的长期慢性咳嗽、前列腺肥大、腹腔盆腔内肿瘤等均会引起腹内压增高，积极治疗上述疾病可以使腹内压降低，从而避免痔疮的发生。

七、保证充足的高质量睡眠。如果长久失眠，必然会导致体力衰弱，津液枯燥，引起口干或大便秘结。所以说不良的睡眠也会导致痔疮的发生。平时应养成早起早睡的好习惯，睡眠时要排除一切杂念。

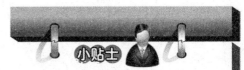

小贴士

诱发痔疮的原因很多，临床表明，最为突出的就是每次排便时间较长。超过3分钟的蹲厕时间，就能导致痔疮的形成，轻重也由时间长短决定。所以，蹲厕时间较长的人，大部分是大便干燥者，应尽早调节饮食或进行药物治疗，养成按时排便的习惯。

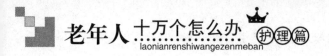
40

经常发生便秘，老年人想通过饮食进行自我护理时，怎么办

便秘是老年人常见病症之一。老年性便秘的原因很多，如营养不良、全身衰弱、胃肠功能紊乱及遗传因素等，且尚有些原因不甚明了。

治疗便秘首先是寻找病因。对一般性的便秘可用自我疗法，注意养成定时排便的习惯，每晨起床后或早餐后坚持准时如厕排便，即使没有便意也要到厕所内蹲坑或坐桶十几分钟，久而久之，建立一种条件反射后，定时如厕，可能会解决一些便秘的问题。

饮食自我疗法也非常适合老年便秘者。多吃含有纤维素的食物，它主要存在于蔬菜及谷类食品中，水果中的果胶也是一种与纤维素相仿的物质。蔬菜如蒜苗、笋干、玉兰片、绿豆芽儿、韭菜、芹菜、黄豆芽儿，主食如玉米等，它们所含纤维素较高。

以下介绍几种简便易行的便秘食疗方法：

一、每日早晨空腹吃香蕉1～2根，可治痔疮出血、大便秘结；若用香蕉2根，加冰糖煮食，每日1～2次，可治便秘、咳嗽。

二、每日早晨空腹吃1～2个苹果，能改善大便燥结症状。

三、蜂蜜50克，水冲服，早晚各一次，治老年性便秘。

四、用甘薯500克，洗净削去外皮，切成块儿，加适量水煮熟，用食盐或白糖调味，临睡前当点心吃，可利于习惯性便秘的治疗。

五、韭菜叶或根捣汁一小杯，用温开水稍加点酒冲服，可治慢性便秘。

六、鲜菠菜煮汤淡食，能治小便不畅、肠胃积热、胸膈满闷和便秘。

七、用黑芝麻30克、核桃肉60克，共捣烂，每天早晨服一匙，开水冲服，可治大便干燥。

除以上自我疗法之外，老年人还要注意经常参加适量的体育锻炼活动。这是保本之策。体质增强了，机体各方面的功能也会保持正常，当然包括肠胃系统的健康，加上饮食上注意多吃新鲜蔬果，老年性便秘当会治愈。

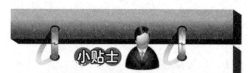

小贴士

便秘常可导致肛结直肠并发症。长期的便秘可使肠道细菌发酵而产生的致癌物质刺激肠黏膜上皮细胞，导致异形增生，易诱发癌变。

脱肛后苦不堪言，老年人想知道预防或术后的康复时，怎么办

脱肛或称直肠脱垂，指肛管直肠外翻而脱垂于肛门外。脱肛的现象在老年人中很常见，令人苦不堪言。患者除了积极配合治疗以外，可采取下面几种肛门功能锻炼的方法：

一、提肛门运动：静坐，放松，将臀部及大腿用力夹紧，合上双眼，配合吸气时，向上收提肛门，提肛门后稍闭一下气，然后配合呼气时，全身放松。每次练90下。一日3次，便后和睡前进行一次。

二、仰卧屈膝运动：仰卧屈膝，抬头，右手伸到左膝，然后松弛复原；再屈膝抬头，左手伸到右膝，松弛复原。每次运动30次。

三、快速收缩运动：可快速收缩肛门，每分钟进行30次，一日可做2～3次。

四、指扩运动：右手食指涂适量润滑剂，先在肛门口按揉1分钟，然后缓缓伸入肛门达2个指节，向前后左右4个方向扩3分钟，均匀用力，切忌使用不适当的暴力，可在便后及睡前各进行一次。适用于肛门术后病人以及有肛管环形狭窄和晚期肛裂病人。

直肠脱垂术后的保健方法有三：

一、直肠脱垂术后，老人应避免长时间蹲坐及用力，如果腹压增加对愈合不利。

二、直肠脱垂术后，应给予老人低纤维饮食，因为摄入过量粗纤维食物容易损伤肠壁。此外，术后老人尤应避免食用辣椒、酒等强刺激性食物，以避免充血水肿影响愈合。

三、术后恢复的1～2周内，老人应减少活动，静躺休息，对术后彻底康复极为有利。如果术后老人经常活动或做其他运动，可使腹压增加，使治疗面分离且并发出血等。

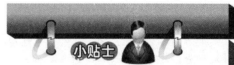

小贴士

老年人容易脱肛，主要由于老年人全身器官组织衰退，肌肉松弛，骨盆底肌肉张力减退。如长期便秘，排便反复猛烈用力，可造成或加重脱肛。脱肛初期，因用力排便而发生从肛门脱出"肿物"，但便后"肿物"可自行缩回。此后，逐渐加重，除排便用力时引起脱肛外，在咳嗽、走路等稍用腹压的情况下，都可能引起脱肛，往往不能自行缩回，必须用手将脱出的肿物托入肛门。如脱出的肿物不能缩回，容易发生炎症、肿胀，出现疼痛，又进一步加重便秘。因此，便秘是引起和加重脱肛的重要因素。

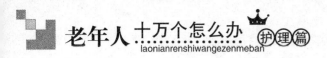
42

外阴瘙痒令人不爽，老年女性想了解护理的方法时，怎么办

外阴瘙痒多位于阴蒂、小阴唇，也可波及大阴唇、会阴甚至肛周等皮损区，长期搔抓可出现抓痕、血痂或继发毛囊炎。老年人出现这种症状应该消除引起瘙痒的局部或全身性因素，如滴虫，霉菌感染或糖尿病等。保持外阴清洁干燥，切忌搔抓。不要用热水洗烫，忌用肥皂。有感染时可用高锰酸钾溶液坐浴。衣着特别是内裤要宽松透气。忌酒及辛辣或过敏性食物。

如果瘙痒症状严重，且伴有白带异常、腹痛等其他症状，就很有可能是炎症感染，需及时去医院妇科进行相关检查，针对性治疗。

有些人误以为外阴是污浊之地，每晚都用肥皂、热水、盐水、清洁液或消毒水烫洗，她们还说烫洗之后很舒服。其实，外阴并不比口鼻更脏，过分的清洁、消毒、图舒服，反而会使外阴的菌群失调、局部发炎，使瘙痒更重，甚至引起肛周炎、膀胱炎、逆行性肾盂肾炎等。

平日大小便或性生活之后，只用冷水冲洗外阴即可，但勿将水冲入肛门或阴道内，以免影响机体组织的自洁作用。

老年外阴瘙痒，也可能是由于老年性阴道炎引起。老年由于卵巢功能衰竭，雌激素水平降低，阴道黏膜弹性组织减少，阴道黏膜萎缩变薄，抵抗力弱，杀灭病原菌的能力降低，加之血供不足，当受刺激或被损伤时，毛细血管容易破坏，细菌侵入而引起外阴瘙痒。另外，不注意外阴清洁卫生，性生活频繁，营养不良，维生素B缺乏等，也易引起。

注意加强营养，增强体质，及时到正规医院妇科进行相关检查，查明原因后，在医生的指导下，选择规范系统的治疗方案，才能达到较理想的治疗效果。

小贴士

要想治愈顽固的外阴瘙痒，首先要停止各种烫洗措施，其次要停用一切含"松"的激素药物。停药之初可能更痒，这时可用叠厚的冷毛巾湿敷外阴，每3分钟清洗毛巾一次，不使其变热。持续冷敷，直到不痒，再痒再敷。

43

霉菌性阴道炎容易乘虚发作，老年女性想进行预防时，怎么办

老年人抵抗力下降，以及有复合维生素B缺乏或长期使用免疫抑制剂时，霉菌性阴道炎就容易乘虚而入。要预防这个疾病主要是养成良好的卫生习惯，勤换洗内裤并放于通风处晾干，盆具、毛巾自己专用，内裤与袜子不同盆清洗。

平时做好阴道保健很重要，但不可过度清洗阴道。在正常的情况下，阴道会自己保持酸碱值的平衡，尽量不要以清洁剂或是消毒药水清洁阴道，甚至过度刷洗，这样不仅可能破坏阴道环境的平衡，也有可能造成阴道伤害，所以平时只要以温水冲洗即可。穿棉质通气的裤子。平时尽量穿棉质通风的内外裤，保持干爽，平时如果分泌物不多，尽量不要用卫生护垫，如果使用就一定要勤更换，以免孳生细菌。

切勿滥用抗生素。使用抗生素一定要经过医生的同意与处方，抗生素虽然可以杀死细菌，却会助长霉菌的滋生。

性生活正常单纯。许多阴道疾病的感染途径都是从性行为所传递的，如果性伴侣过多，就较难掌控是否感染的情况，只要性生活单纯，感染特定的阴道疾病概率就会大大减少。

饮食上少吃刺激性食物。正常情况之下，我们的天然免疫系统会自动去应付入侵的菌种，所以我们平时就要有健康均衡的饮食，少吃刺激性的食物，让免疫系统正常运转。

保持心情愉快也是一种增进免疫力的好方法，日常的生活作息也要正常，这样才能让免疫系统正常运作。

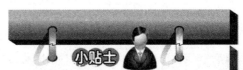

小贴士

据相关资料指出，超过75%的女性一生中至少患过一次霉菌性阴道炎。这是由于女性特殊的生理结构所导致的。女性的阴道是一个偏酸性的环境，而且阴道内部温暖潮湿，这些造就了一个适合霉菌生长的环境。霉菌性阴道炎具有一定的传染性。

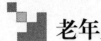
44

滴虫性阴道炎容易传染，老年人要预防滴虫性阴道炎时，怎么办

滴虫性阴道炎是从外界感染而得的。一种传染病之所以能传播，必须具备传染源、传播途径和易感者三个条件。对于滴虫，任何人都有可能被感染，而那些阴道酸碱度有改变或免疫力低下的人群更易于感染。感染滴虫后患者能自愈者极少，即使治愈，还可能下次再感染。滴虫病的传染源就是那些带虫者或被污染的物体。

至于传播途径，有直接传播即性生活传播和间接传播两种。在国外，阴道滴虫病主要是通过性生活传播，因此将它归属于性传播疾病。在我国传播方式有所不同。由于我国人口多，公共卫生设施较发达国家相对落后，因此，公共场所的传播也成为重要的传播途径。例如，公共浴池的座椅或公共厕所的坐便器被带虫者的分泌物污染，后来者如果直接坐在座椅或坐便器上就有可能被传染。公共浴池的盆汤，夏天里密度很大又消毒不严的游泳池，借穿他人内裤，租用泳衣等，都可能造成滴虫的传播。另外，家属间互用洗浴盆、医源性交叉感染，也是导致滴虫间接传播的原因。

日常防治措施：一、减少去公共场所洗澡或游泳。浴池或游泳池可能会有一些不洁细菌，这会使你感染此病或加重症状，而且已患此症者也不要去公共场所洗澡或游泳。二、注意卫生。每日清洗外阴，勤换内裤。内裤、毛巾用后煮沸消毒，浴盆可用1%乳酸擦洗。最好每天用0.5%醋酸或1%乳酸冲洗阴道一次，然后放入药栓。三、切勿抓痒。有外阴瘙痒等症状时，可用中药外阴洗剂坐浴，切勿抓痒，以免外阴皮肤黏膜破损，继发感染。四、停止性生活。治疗期间应停止性生活，且丈夫应去男性科检查，如尿液中发现滴虫，应同时进行治疗。五、饮食上忌辛辣食物。如辣椒、胡椒、咖喱等辛辣食物和羊肉、狗肉、桂圆等热性食物要少吃。这些食物会助火生炎，加重症状。六、忌吃海产品。虾、蟹、贝等海产品会加重瘙痒。勿吃甜、腻食物，这些食物会增加白带分泌，从而加重瘙痒。

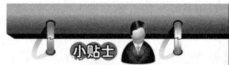

小贴士

如果滴虫性阴道炎不及时治疗，有可能并发滴虫性尿道炎、膀胱炎、肾盂肾炎等其他炎症。滴虫感染对孕产妇可能有不利影响。这是因为感染了滴虫性阴道炎后，女性阴道内的环境改变，形成不利于精子生存活动的环境，同时由于滴虫能吞噬精子，可引起不孕症，这是滴虫性阴道炎最严重的危害。

45

打呼噜的危害不可小视，老年人想防止打鼾时，怎么办

打呼噜在医学上称为"睡眠呼吸暂停综合征"。这个问题以男性最为严重，男与女的比例是6：1。男性打呼噜开始得比较早，大约在20岁以后就有可能发生，女性较男性为迟，多数发生在40岁以后。西医认为打呼噜可能是由于中枢性方面的疾病、阻塞性方面的疾病、混合性方面的疾病引起，一般而言，成年人以混合性症状所引起的最多。

正常人在睡眠时呼吸均匀，氧气摄入量满足身体各部位的需要。呼吸暂停的人则有300～400秒处于无氧吸入状态，血氧浓度低于正常值8%～10%，这样夜复一夜，年复一年，支离破碎的睡眠，使氧气摄入明显减少，身体各重要部位缺血缺氧，诱发各种严重疾病。如果脑细胞组织持续缺氧10分钟就会引起脑细胞的不可逆性死亡。53%的患者脑血管意外发生在夜间睡眠时，近来研究表明打呼噜与呼吸暂停是脑血管病一个独立的发病诱因，所以说打呼噜对人体的危害性极大。

其实，打呼噜患者主要是由于受烟、酒、肥胖、内分泌、炎症、激素环境改变的刺激，导致鼻、咽喉部肌肉松弛、增大，挤压咽喉部气流通道，在呼吸气流的作用下形成打鼾。

如果咽部结构将气道完全阻塞，气流无法进入肺部，就会出现呼吸暂停。因此消除打鼾的诱因才是解决之道。

介绍几个防止打鼾的小方法：一、睡眠时尽量保持侧卧姿势，避免仰面躺睡，这样能起到减轻咽喉部阻塞，防止舌根后坠，有利于呼吸顺畅。二、睡前尽量不要饮酒，不服安眠药、镇静剂、抗组织胺等药物，它们会使睡眠程度变浅，睡眠速度变慢。三、戒烟，因为烟气会刺激鼻腔内部组织，使其肿胀，致使气道变窄，甚至堵塞。四、发现鼻炎、鼻息肉等症时，应及早治愈。五、加强体育锻炼，减轻体重，防止颈脖变粗，增大肺活量，激活肺部功能。

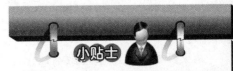

小贴士

1994年4月在北京召开的国际鼾症研讨会上，各国专家、学者把打呼噜确定为"睡眠呼吸暂停综合征"，是病症，是症候群，与27种疾病有关。如何界定呢？每停顿10秒以上为一次呼吸暂停。睡眠1小时，有5次以上大于10秒的停顿，或睡眠7小时中，大于10秒的停顿在30次左右，即为睡眠呼吸暂停综合征。

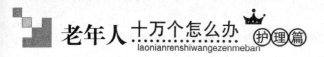
46

失眠困扰人，老年人想知道预防失眠的有效方法时，怎么办

首先寻找失眠原因。如果睡前饮茶、环境干扰，要有针对性地摆脱这些干扰源。若是思虑过度、情绪波动造成，就应找到好的自我调节方法，如果自己无法解决，可找亲人、知己、心理医生及时排解心中苦闷。良好的疏泄和劝导可使人产生豁然开朗的轻松感，夜间便可安睡。

睡前情绪要稳定，把注意力从白天那些紧张的事情上转移开，避免带情绪化的争论，不宜剧烈活动，不看令人激动的书刊、电视节目。严重的失眠会形成恶性循环。可适当服用安眠药，一旦睡眠有好转，停止服用，以防造成对药物的依赖。重新摸索自己的睡眠规律。人老后，每个人的睡眠规律不尽相同，有的人喜欢早睡早起，有的喜欢晚睡晚起，不要强求和别人一样。

每天睡觉之前应坚持做好以下几件事，也许对您的睡眠都很有帮助。

一、开窗通气保持寝室内空气新鲜，风大或天冷时，可开一会儿，睡前再关好，有助于睡得香甜。注意睡时不要用被蒙头。将刷牙洗脸擦身的时间提前，重视刷牙这些小细节对睡眠的影响。热水擦擦身，特别是腋下、会阴部、肛门周围等处，以保持皮肤清洁，也可以使睡眠舒适、轻松。

二、早晚用双手指梳到头皮发红、发热。通过梳理，可起到按摩、刺激作用，能平肝、熄风、开窍守神、止痛明目，可疏通头部血流，提高大脑思维和记忆能力，促进发根营养，保护头发，减少脱发，消除大脑疲劳，早入梦乡。

三、睡前一小时喝杯加蜜的牛奶，可助眠。蜂蜜有助于整夜保持血糖平衡，从而避免早醒，尤其对经常失眠的老年人更佳。平复心情躺下后不看书报，不考虑问题，使大脑的活动减少，较快地进入睡眠。

四、"睡前洗脚，胜服补药。"脚上的60多个穴位与五脏六腑有着十分密切的联系。养成每天睡觉前用温水（40～50℃）洗脚、按摩脚心和脚趾，可起到促进气血运行、舒筋活络、阴阳恢复平衡状态的作用。对老年人来说，更具有祛病健身的功效。

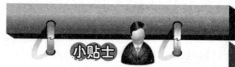

小贴士

古人对洗脚的作用早有肯定：春天洗脚，升阳固脱；夏天洗脚，暑湿可祛；秋天洗脚，肺润肠濡；冬天洗脚，丹田温灼。因此，睡前洗脚对老年人健康大有裨益。

47

老年斑既不美观又易病变，老年人想知道预防措施时，怎么办

老年斑的形成及多寡，受多方面因素的影响。有的与先天遗传因素有关，有的与某种营养因素缺乏有关，还有的与某些物理因素有关，如紫外线照射等都能促使老年斑出现。

老年斑的预防措施：

一、调整饮食结构，减少食物中脂肪的摄入量，少吃辛辣食物及刺激性食物。猕猴桃、西红柿、柠檬、胡萝卜、南瓜、银耳、山楂、豆类、乳制品等食物有助于消除或减轻老年斑。

二、尽量避免日光照射、减少紫外线照射。打伞戴帽、用防晒霜防晒，减少对脸部皮肤的刺激，这是最理想的预防措施。

三、了解肌肤属性，根据肌肤性质（敏感性肌肤、干性肌肤、油性肌肤、中性肌肤）选择化妆品；保持肌肤清洁干净，注意劣质化妆品中的重金属成分对皮肤的刺激性，防止加重色斑。

四、戒掉烟、酒、熬夜等不良习惯，并对肌肤适当地进行护理。

五、激素类软膏、避孕药、镇静类药物都有可能产生色素斑或使色素斑加重，应该谨慎使用。

六、适当的面部按摩，或咀嚼口香糖，或进餐时细嚼慢咽，以加强面部肌肉运动。这有利于改善面部血液循环和皮肤代谢，推迟老年斑的到来。

七、适当服用抗衰老、预防衰老的产品。

八、短期内出现老年斑迅速增多、增大、色素加深、瘙痒、疼痛、粗糙变硬、表面溃烂、出血等现象，一定要引起高度重视，这是老年斑癌变的征兆。

小贴士

每日3次拍打手背，拍打到发红发热，再摩擦100次，可以改善局部皮肤的血液循环，对于预防和推迟老年斑的形成很有好处。

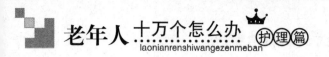

48

白天嗜睡与疾病有关，老年人想了解预防和治疗途径时，怎么办

嗜睡与疾病有密切的关系。首先应该考虑是否有脑部病变。脑部的炎症、脑瘤、脑萎缩、脑动脉硬化症和脑血管疾病等，都会出现嗜睡状态。若怀疑是脑部疾病引起的嗜睡时，应及时到医院做详细检查，以便及早诊断。老年人体力衰弱，一些全身疾病，如甲状腺功能低下或肺部感染等，早期症状往往是精神萎靡和嗜睡。家人应注意老年人患内科疾病的情况，应及时找内科医生做检查，谨防延误治疗。

在服用的药物中也可能存在导致嗜睡的因素。这里主要指安眠药的副作用，因为有的安眠药作用时间比较长，老年人有慢性肾功能衰竭或低白蛋白血症，也容易出现安眠药的副作用。老年人发现嗜眠与服用的药物有关，就应该停用、改用或减量使用。

一旦出现嗜睡现象，就不易消除。大多数情况下，可以通过治疗或有规律的小睡和良好的睡眠习惯，成功地控制解决这些嗜睡状况。

此外，还可以进行一些刺激疗法。

触觉刺激，困倦思睡时，用具有芳香气味的牙膏刷牙漱口，并用冷水洗脸，提高机体神经系统的兴奋度。视觉刺激，最好走到室外。如果长期在室内，可在室内添置一些色彩艳丽并富有生机的饰物以及花草。味觉刺激，吃点苦酸麻辣的食品。嗅觉刺激，困倦时可闻闻风油精、清凉油、花露水以及点燃的卫生香味道，以驱除困意，振作精神。听觉刺激，听些曲调优美明快、有激励振奋人心作用的音乐或歌曲，以愉悦身心，或者欣赏一些相声、小品、笑话及喜剧影视，在获得欢笑中，兴奋神经，驱除倦意。

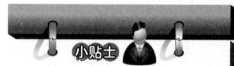

小贴士

现代医学研究认为，嗜睡与人体蛋白质缺少、机体处于偏酸环境和维生素摄入不足有关。因此，在饮食中应注意增加蛋白质的摄入，每天还应多吃些新鲜蔬菜和水果，增加维生素的摄入。

49

消化能力减退，老年病人想加强消化道的保健时，怎么办

老年人消化能力减退，消化道的抗病能力也会下降，因此，老年人应更加注意保护好消化道。

一、注意饮食卫生。平时一定要讲究饮食卫生，不吃不干净的食物，不喝不干净的水。饭前、便后要洗手，进餐时最好餐具单用或用公筷。

二、要细嚼慢咽。老年人多牙齿不好，咀嚼能力差，加之胃肠消化能力减退，更应细嚼慢咽，以减轻胃肠负担。

三、少吃油炸、煎炒的食品。由于这类食物难以消化，吃多了自然会加重胃肠道的负担，甚至会出现消化不良。

四、少吃生冷和刺激性强的食品。生冷和刺激性强的食物，对消化道黏膜具有较强的刺激作用，容易引起腹泻或消化道炎症，或使原有的消化道疾病加重，应尽量少吃。

五、少吃熏烤、腌制食品。这些食品中含有较多的盐类以及某些可能致癌的物质，所以不宜多吃或常吃。

六、少饮酒、要戒烟。烟、酒会损害消化道黏膜，并使消化能力减退。

七、常吃蔬菜和粗粮。经常吃一些富含有纤维的蔬菜和粗粮，可以增加胃肠蠕动，防止便秘，有利于维护胃肠的健康、减少肠癌的发生。

八、少吃高脂肪、高蛋白食物。如果进食脂肪、蛋白质过多，容易出现消化不良。

九、进餐要有规律、宜定时定量。每餐定时定量，可形成条件反射，有助于消化腺的分泌，有利于对食物的消化吸收。

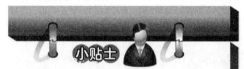

小贴士

老年人多有牙齿松动、脱落，会使食物在口腔里咀嚼不完全。整修好牙齿，从容咀嚼，缓慢吞咽，加强了食物的机械性加工，既可以减轻胃肠道的负担，又可以避免粗糙、坚硬的食物对消化道黏膜的不良刺激。

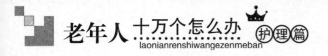
50

大热天里需预防中暑，老年人想了解预防中暑的方法时，怎么办

预防中暑始终是大热天里需时时注意的一个问题，主要有4点：

一、防范室内中暑。热天尤其是湿热天，人体不能正常排汗，老年人必须防范室内中暑。每日早晚开窗通风，中午气温高时可关窗开空调，但室内房门不要关，这有助于空气流通。很多老人轻度中暑没有自觉症状，极易造成严重中暑。因此，高温闷热的天气要避免劳累，在室内也要穿透气性好的衣服。

二、少量多次饮水。最好喝淡茶水或淡盐水（1升水放入盐1／2茶匙），每15分钟喝半杯，一天喝3～4次。一旦有多汗、口渴、无力、头晕等中暑的症状，千万不要马上狂饮，这是因为大量饮水会引起反射性排汗亢进，严重时可导致热痉挛。应少量、多次饮水，每次以不超过300毫升为宜。

三、保证睡眠时间。身体疲劳也会成为中暑的一大诱因。夏季昼长夜短，气温高，消耗大，容易感到疲劳。充足的睡眠可使大脑和身体各系统都得到放松，也是预防中暑的措施。夜间睡眠不足可增加午睡，每天中午午睡30分钟~1小时。睡眠时注意不要躺在空调的出风口和电风扇下，以免患上空调病和热伤风。

四、外出时要降温。外出时，用冰袋冷敷降温。可购买医用冰袋或者自制冰袋（用一些湿布把冰块包裹起来，再用一个干净塑料袋套上扎紧袋口），平时放入冰箱，出门时用毛巾裹好放入包中，感到闷热时拿它擦擦脸和胳膊，会达到暂时降温的目的。如果身边有自来水管可用凉水冲洗手腕，每隔几个小时把手腕放在自来水龙头下冲洗几秒钟，可以降低体表温度。

中暑因为常见，很多人对它并不重视。其实不然，中暑要早发现、早诊断、早治疗，治疗及时短期即可恢复。就医太晚，也会有生命危险。中暑后服用祛暑药，如一天后症状未得到改善，一定要尽快去医院就诊。

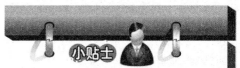

小贴士

气温高，一旦环境不通风，人体大量出汗，再加上天气炎热，食欲不好，饭吃得少，体内盐分大量流失、电解质失衡，蒸发散热反而减少，随着体内积存的热量增加，人的体温调节功能发生紊乱，一旦出现持续多天的高温天气，高危人群就会发生中暑。

51

秋冬时节手脚容易干裂，老年人想知道其防治的方法时，怎么办

秋冬时节，许多老年人手足皮肤干燥、皲裂，十分难受。很多人曾尝试用过多种方法治疗，效果均不理想，以下几种方法供老年人参考：

洗面奶洗脚法：每天早晨穿袜子前，用洗面奶少许擦双足并用手轻轻揉搓，待稍干后穿上鞋袜；每天坚持晚上睡觉前用温水洗脚。

土豆疗法：把一个土豆煮熟后，剥皮捣烂，加少许凡士林调匀，放入瓶内。手足皲裂后，可取少量涂抹裂处，每日1~3次，数日见效。

蜂蜜疗法：冬季手足皲裂时，先用热水浸洗患处，然后涂上蜂蜜，每天两次，连用几天便可痊愈。

伤湿止痛膏疗法：晚上睡觉前用热茶水泡洗皲裂手脚20分钟，待裂口皮肤变软后把水擦干，贴上伤湿止痛膏，2~3天即可痊愈。

塑料袋疗法：将用过的8厘米大小的干净塑料袋，对角剪开，取带底部的一半（呈三角形的一个兜儿）。晚上洗完脚或第二天早晨，将塑料兜儿套在脚后跟处，穿上袜子，一天下来，脚后跟湿润润的，一点儿干裂都没有，每隔2~3天（视干裂程度）套一天即可，效果极佳。

香蕉疗法：用香蕉皮擦皲裂处，每日数遍，数日后皲裂就会消失。每隔3天用香蕉皮擦一次，还可防止皮肤皲裂。也可将香蕉放炉旁焙热，然后用热水洗手，待裂口处皮肤变软后，用香蕉泥擦患处，并进行摩擦，一般连用数次可愈。

凡士林疗法：先用热水泡脚10分钟，然后拿酒精消毒过的刀片，将硬皮和干皮一层层削掉，露出软皮部分（若无硬皮则不必削去），将凡士林油纱布裹在患处，再用绷带固定好。3天换一次油纱布，一周后即可治愈。

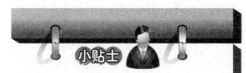

小贴士

生活中要注意洗手足时避免用太多碱性过强的肥皂、碱水及其他洗涤剂。冬季常用温水浸泡手足，浴后擦干，除用护肤品保持皮肤湿润，还要注意保暖。在穿袜子前，先涂抹一些润肤品，效果也不错。

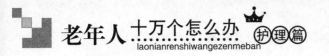
52

年纪大容易骨折，老年人想知道预防的具体方法时，怎么办

任何增加或强化骨质和减少跌倒的方法对降低老年骨折的发生都是有意义的。这些预防的方法包括：

一、骨质疏松症的预防和治疗：用食物及药物来预防或治疗骨质疏松症是对每个老人医疗照顾的大课题。近几年来，由于对骨质疏松产生的原因有了进一步的了解和许多新药的开发，对于骨质疏松症的预防或治疗有较一致的看法和规范。大体而言，方法包括适度的运动，摄取足够的钙质，药物的治疗（使用维生素D、福善美、钙尔奇、盖三淳等）。

二、鼓励多活动，勤晒太阳：适度的运动一方面可以强化骨骼强度，一方面也可以保持肌力和良好的平衡感，减少跌倒发生的机会。适度地参与一些社交活动，也可以减少被社会隔离的感觉，增强自己的自信，从而降低其对药物的需求，这对减少老年人骨折的发生也是有益处的。

三、居家安全：75%的人跌倒发生在自己的家中，尤其是浴室、厨房等地方。因此，提供一个安全的居家环境对降低老年人骨折的发生是非常重要的。

四、外在保护器：最新报告显示，外戴的髋部保护器可以有效地降低老年人因跌倒造成髋部骨折。

小贴士

据统计学研究，77%的肱骨近端骨折发生在女性，而肱骨近端骨折的发生率在50岁后以倍数增加，显示此骨折与骨质疏松有密切的关系。

53

脚最容易患"脚气"，老年人想知道其防治的方法时，怎么办

一般来说，大部分老年人都认为足癣是小毛病，只要到药店买点药擦擦就行了。实际上，这种观点是错误的。足癣虽然不会危及生命，但是在症状严重时可以出现继发细菌感染，甚至引发下肢丹毒，到时就不得不住院治疗了。另外，足癣还具有传染性，能够自身传播，比如传染到手引起手癣，传染到指甲引起灰指甲，或者传染给家人，一家人都患有足癣的情况也并不少见。脚气用药关键的是应分类型进行连贯正规的治疗，切忌乱用药。

预防脚气的发生，应该穿通风、透气的棉质袜子，每天更换清洗。避免穿胶鞋或不透气的球鞋，最好要有两双鞋换穿，凉鞋是最好的选择。不与他人共穿鞋、拖鞋及袜子。脚底、趾间痒尽量不要用手抓，防传染于手指。不要在澡堂、游泳池旁的污水中行走。防鞋柜传染脚气。因为散落在鞋柜里的皮屑，也带有很多真菌。本来很干净的鞋子，如果放在这样的鞋柜里，就可能沾染上带菌的皮屑和被邻近的"脏鞋"所污染，感染真菌，如果穿了这样的鞋子，就可能患上脚气或灰指（趾）甲。

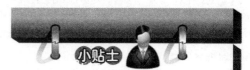

小贴士

自家鞋柜也要经常通风、晾晒；如果鞋柜不能移动，应定期用消毒液擦洗或是放入干燥剂，祛除潮气。清洁鞋柜的同时，别忘用干抹布把鞋子擦拭干净，并在鞋内塞入一些用香料、茶叶、竹炭做成的除臭包，以消除病菌、异味。

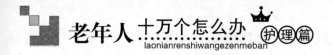

54

如何吃肉有讲究，老年人喜欢吃肉又怕对身体不利时，怎么办

老人吃肉，是一个很现实而敏感的话题，实际上不少老人是喜欢吃肉的，但又怕吃出病来。那么，老年人到底该怎样吃肉呢？

一、可以吃但有讲究：肉类营养丰富，含有多种人体必不可少的物质，也是解"馋"的首选食物。但老人进食过多脂肪显然有损健康。所以，吃猪、牛、羊肉，就不如吃鹅、鸭、鸡肉。故有人提出："吃畜肉不如吃禽肉，吃禽肉不如吃鱼肉。"这话是很有道理的。

二、吃瘦肉安全吗？有的人会说，不吃肥肉吃"瘦肉"总可以吧。其实，以猪瘦肉为例，其中就有一些肉眼看不见的隐性脂肪，约占20%。这对于患有高脂血症、心脑血管病、动脉硬化及脂肪肝等病的老人，多吃也是不宜的。

三、肉与豆类搭配：这是因为豆制品中含有大量卵磷脂，可以乳化血浆，使胆固醇与脂肪颗粒变小，悬浮于血浆中，不向血管壁沉积，能防止动脉硬化斑块的形成。

四、鱼肉的优势：鱼肉是肉食中最好的一种，其肉质细嫩，比畜肉、禽肉更易消化吸收。鱼肉中脂肪含量低，对防治心脑血管疾病更为妥当，常吃鱼还有健脑作用。建议老年人多吃鱼。

五、炖骨头汤喝最理想：喝汤比吃肉好，原因是肉汤不仅鲜香味美，其蛋白质、钙、镁、磷含量更高。常炖骨头汤喝，脂肪可减少30%～50%，胆固醇下降，不饱和脂肪酸增多，是老人理想的营养品。

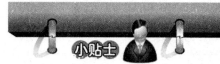

小贴士

猪、牛、羊三种里脊肉营养成分和组成各有特点。猪肉脂肪含量较高，维生素B_1含量也丰富；牛肉脂肪含量较低，但饱和脂肪酸含量较高；羊肉虽然胆固醇、硒、钙等含量较多，但其他营养素却不如猪肉和牛肉多。因此老年人无须刻意选择一种肉食用，而宜掌握肉食多样的原则。

55

减肥要注意节食，老年人想知道如何注意膳食的质和量时，怎么办

老年人过于肥胖，易发生高血脂，心、脑血管疾病，糖尿病等，应在保障全面营养和热能供给，不引起身体不适的前提下，使体重达到健康标准。具体做法应注意以下几个方面：

老年人的膳食中应保证蛋白质的供给，每日膳食中应多选用牛奶、鸡蛋、豆制品、海产品（如海带、小虾皮、鱼、虾、蚌、蛤类）。这些食物含有丰富的蛋白质，并有降低血脂的作用。

食物要做到多样化，粗细粮搭配，荤素搭配，不能单调。因为食物的消化吸收都有一种互补作用，食物的多样化有利于身体对营养的吸收和利用。多选用具有降脂减肥作用的食物，如黄瓜、冬瓜、白萝卜、红薯、海带、黑木耳、绿豆芽、韭菜、香菇、山楂、玉米、燕麦等。

老年人大多数患有大便秘结，日常饮食中应多选用富含膳食纤维的食物，以保持大便通畅，起到清扫体内毒素、降脂减肥、减少疾病的作用。

老年人应有适量的体力活动，运动对身体各器官都有利，并有助于减轻体重，如做些家务、散步、适量的体育活动等。但应避免剧烈运动，以免发生意外。

爱美之心人皆有之，对于老年人也不例外。但老年人减肥要特别慎重，老年人的身体已趋向衰老阶段，各器官的新陈代谢功能趋向缓慢状态，细胞分裂已经降低，消化功能也低于年轻人。因此，在节食减肥中，应注意膳食的质和量，否则对健康不利。

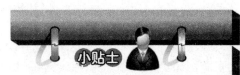

小贴士

老年人应当保持乐观情绪和积极的生活态度，把减肥建立在健康的基础上，只要从各方面加以努力，就可达到健康减肥的目的。

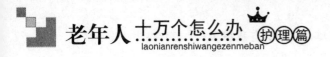
56

减肥的误区多，老年人担心自己走进减肥的误区时，怎么办

误区之一：只要多运动，便可达到减肥目的。运动虽能消耗人体内的热量，但仅靠运动减肥效果并不明显，研究表明，即使每天打数小时网球，但只要多喝一两听易拉罐饮料或吃几块西饼，辛辛苦苦的减肥成果便会化为乌有。因此，要想获得持久的减肥效果，除了从事运动外，还应从饮食上进行合理调控。

误区之二：空腹运动有损健康。人们总担心空腹运动会因体内贮存的糖原大量消耗而发生低血糖反应，如头晕、乏力、心慌等，对健康不利。其实不然，饭前1~2小时即空腹，进行适度运动，有助于减肥。这是由于此时体内无新的脂肪酸进入脂肪细胞，较易消耗多余的特别是产能的褐色脂肪，减肥效果优于饭后运动。当然，运动量要适宜。

误区之三：每次坚持30分钟慢跑即可减肥。慢跑虽可达到有氧锻炼之目的，但减肥成效却甚微。实践证明，只有运动持续时间超过大约40分钟，人体内的脂肪才能被动员起来与糖原一起供能。可见，短于大约40分钟的运动无论强度大小，脂肪消耗均不明显。

误区之四：运动减肥有全面或局部的选择。局部运动是否能减少局部脂肪呢？不能。第一，局部运动总消耗能量少，易疲劳，且不能持久；第二，脂肪供能是由神经和内分泌调节控制，但这种调节是全身性的，并非练哪个部位就可以减哪个部位的多余脂肪。而是哪里供血条件好，有利于脂肪消耗，哪里就能减肥。

误区之五：运动强度越大，运动越剧烈，减肥效果越佳。其实，只有持久的小强度有氧运动才能使人消耗多余的脂肪。这是由于小强度运动时，肌肉主要利用氧化脂肪酸获取能量，使脂肪消耗得快。运动强度增大，脂肪消耗的比例反而相应减少。轻松平缓、长时间的低强度运动或心率维持在100~124次/分钟的长时间运动最有利于减肥。

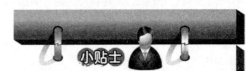

小贴士

肥胖症的主要表现为：不同程度的脂肪堆积，脂肪分布以颈及躯干或臀部为主，显著肥胖者常伴热、多汗、行动不灵活、易感疲劳；因横膈抬高常觉呼吸急促，不能耐受较重的体力活动；严重肥胖时可有血压增高、左心室肥大，最后导致心力衰竭；有些患者可伴有糖尿病或高脂血症，易发生动脉粥样硬化及缺血性心脏或胆石症。

57

跑步运动有利于健康，老年人想知道运动中应注意的问题时，怎么办

什么是标准的跑步姿势呢？下面让我们简单了解一下：跑步时，头部与躯干保持正直，身体保持放松，抬头，眼睛正视前方，手臂自然下垂，手指轻握微向身体中线。脚跨步向前踩地时刚好是在身体重心的正下方。切忌步伐过大，也就是当脚跨步向前踩时，脚着地瞬间的位置是在身体重心的前方。

不论体型如何，每个人都有适宜的步幅长度。其方法是靠经常的练习与尝试修正。如脚踩地时，脚尖向内或向外；身体弹跃的动作过分明显；手臂摆振太大或成左右方向摆动，这都是不正确的。跑步的动作，应该是力求顺畅自然，并且将所有过分强调的动作减至最低限度。

老年人在跑步的过程中一定要控制运动强度。首先是了解跑步的心跳反应，再予以调整跑步的速度。反复尝试，就不难找出适当的速度了。其公式为：（220－年龄－休息时每分钟心跳）×75％＋休息时每分钟心跳。例：年龄60岁，休息时每分钟心跳为80次 则（220－60－80）×75％＋80＝

80×75％＋80＝140。此属正常速度。

需要注意的是，常见的跑步运动伤害有：胫骨骨膜发炎、膝痛、肌肉拉伤甚或断裂、肌腱发炎或骨折等。发生的最大原因在于运动过度——太多、太急。因此，一定要循序渐进，逐步增强运动功能。开始时的肌肉酸痛属于正常现象，原因是肌肉受到新的刺激及乳酸积累的缘故，只需跑步方法正确，酸痛现象会逐渐消除。跑步前后的暖身运动和伸展运动不可省略，它除了可预防伤害的发生外，也可降低运动后的疲劳感及酸痛。

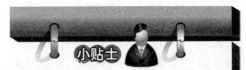

小贴士

有的人在剧烈运动后觉得吃些甜食或糖水很舒服，就以为运动后多吃甜食有好处。其实运动后过多吃甜食会使体内的维生素B_1大量被消耗，人就会感到倦怠、食欲不振等，影响体力的恢复。因此，剧烈运动后最好多吃一些含维生素B_1的食品如蔬菜、肝、蛋等，如你运动后爱吃甜食，则更应多吃蔬菜等食品。

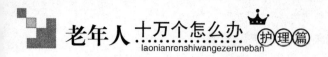
58

药酒有防病治病之效，老年人想知道服用药酒的注意事项时，怎么办

酒本身就是药，也可以治病，与药同用，药借酒势，酒助药力，其效果明显，而且使适用范围不断扩大。因为药酒既有防病治病之效，又有养生保健、延年益寿之功，因而深受民众欢迎。有节制地饮酒和注意饮用酒和药酒的各种禁忌则尤为重要。

首先，饮用不宜过多，要少饮。凡服用药酒或饮用酒，要根据人的耐受力，要合理、适宜，不可多饮滥服，以免引起头晕、呕吐、心悸等不良反应。尤其是年老体弱者，因新陈代谢功能相对缓慢，饮用药酒也应减量，不宜多饮。

其次，即使是补性药酒也不宜多服，如多服了含人参的补酒，可造成胸腹胀、不思饮食；多服了含鹿茸的补酒则可引起发热、烦躁甚至鼻出血等症状。要根据病情选用药酒，不能乱饮。每一种药酒，都有适应范围，不能见药酒就饮。如遇有感冒、发热、呕吐、腹泻等病症的人，要选用适应药酒，不宜饮用滋补类药酒。对于慢性肾炎、慢性肾功能不全、慢性结肠炎和肝炎、肝硬化、消化系统溃疡、浸润性或空洞型肺结核、癫痫、心脏功能不全、高血压等患者来说，禁饮酒，即使药酒也不适宜饮用。对酒过敏的人或某些皮肤病患者也要禁用或慎用药酒。

最后，大多数药酒应该在饭前温服，每次控制在10～30克。饮酒期间避免进食生冷、油腻、不易消化以及有刺激性的食物。

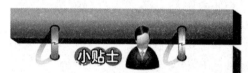

小贴士

如遇到感冒、发热等疾病，饮用药酒要咨询医生。疗效不同的药酒不宜同时或者交叉服用，以免降低疗效或引起不良反应。凡规定外用的药酒，则严禁内服。

59

草药当茶饮，老年人想知道饮用中有什么注意事项时，怎么办

草药当茶饮已成为一种时尚，如枸杞茶、决明子茶、西洋参茶、绞股蓝茶等颇受人们欢迎。但是药茶毕竟是一种中药剂型，在使用过程中应注意以下禁忌：

应根据不同病情，对不同方药作具体分析。如解表药茶，冲泡后温热即可服下。不宜久服，病除则停服。补益药茶宜在饭前服，使之充分吸收。驱虫药茶及其他治疗胃肠道疾病的药茶宜饭前服，以利充分发挥药效。对胃肠有刺激性的，应在饭后服，以减轻对胃肠的刺激。泻下药茶，如番泻叶茶，最好是空腹服，使之充分吸收。安神药茶，如柏子仁茶应在临睡前服。

不是所有的疾病都适宜使用茶疗法。茶疗法对于一些轻症、慢性病的治疗确有疗效，亦可用于重症的辅助治疗和一些常见病的预防。但对于一些危急重症者，若单靠茶疗法来治疗，不仅起不到很好的治疗效果，而且往往会延误病情。对于急症病人，采用茶疗法进行辅助治疗，可达到增强疗效的作用。

服药茶应忌食生冷、辛辣、油腻、腥膻、有刺激的食物。此外，根据病情不同服用不同的药茶，饮食禁忌也有区别。如服解表药茶宜禁生冷、酸食；服调理脾胃药，宜禁生冷、油腻、腥臭、陈腐不洁、不易消化的食品；服理气消胀药茶宜禁豆类、白薯等；服止咳平喘药茶，宜禁食鱼虾之类食品等。使用茶疗方时，亦应遵循中医药理论中根据药物性能、疾病性质提出的一些临床用药原则，即病情禁忌。如阳虚的病人禁用寒凉药，阴血不足的病人禁用辛热药等。

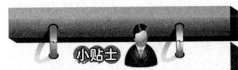

小贴士

饮药茶最大的禁忌就是用药茶送服西药，这是因为药茶中的茶叶含有咖啡因、茶碱、鞣酸、可可碱等酸碱性物质，它可与某些西药成分发生化学反应，破坏药性功能的发挥，影响药物疗效。

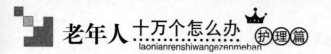
60

"落枕"是个小毛病，老年人想自己动手进行治疗时，怎么办

落枕由于睡觉姿势不正确，或睡觉时颈部感受风邪所致。不要紧张，这是一个小毛病，自己动手就能治疗。方法如下：

一、点穴：用拇指点按列缺、风池、肩井、合谷穴，每穴半分钟。

二、松筋：首先在颈部两侧寻找压痛点，在压痛点上用拇指按揉约1分钟，再用手捏拿颈部和肩部肌肉，约2分钟。

三、活动颈部：用手指按住患侧的肌肉，头部先做左右转动，再做抬头低头运动，最后再做颈部环转运动。当转到某个角度出现疼痛时，手指立即按揉局部，头部继续转动。

四、抱颈：双手手指交叉，掌根抱住颈部，双掌根相对用力，捏挤颈部，并向上提起，反复10次，再用手掌在患部使用掌擦法操作20次。

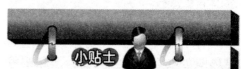

小贴士

中医学认为，颈椎病系因颈项长期劳累，气血失和，加上外感风寒、阻滞经络所致，推拿治疗可以调和气血，祛风散寒，疏筋通络，从而达到解痉止痛的作用。推拿适用于除了严重颈脊髓受压的脊髓型以外的所有各型颈椎病。

61

晕车晕船状况可缓解，老年人想知道通过哪些措施能做到时，怎么办

很多人都有晕车、晕船的情况，遇到这种情况，可采取一些措施予以缓解：

一、心情放轻松。如果出现晕车、晕船等情况，首先自己不要紧张，心情尽可能放松，可以适当改变一下坐的位置，如果坐在靠窗的位置，可以把窗户打开，呼吸一下新鲜空气，调节心情。

二、服药。服用防晕药物，主要为镇静止吐药，如乘晕宁、安定等，用来抑制中枢兴奋，缓解消化道痉挛。用温开水送服1~2粒，小儿酌减。

三、涂风油精。将风油精搽于太阳穴或风池穴。亦可滴两滴于肚脐眼处，并用伤湿止痛膏敷盖。

四、巧用橘皮。新鲜橘皮表面朝外，向内对折，然后对准两鼻孔用手指挤压，皮中便会喷射出带芳香味的油雾，乘车途中也可照此法随时吸闻。

五、按穴位。当发生晕车时，可以用拇指掐一下内关穴（内关穴在腕关节掌侧，腕横纹上约两横指和两筋之间），掐3～5分钟，适当加压，直到有一种酸痛的感觉。

六、闭目。尽量不要看窗外快速移动的景物，最好闭目养神，若有睡魔侵袭，那就恭喜您了，睡觉是最简单也是最省钱的一种抗晕良方。

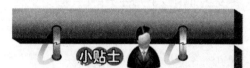

小贴士

晕车、晕船最重要的原因是人的平衡力差以及跟内耳前庭器有关，而一些带旋转、翻腾项目的运动能提高这两项能力。比如旋梯训练和滚轮训练，但强度较大，身体素质好，有器械条件的可以尝试；对体力一般者，"单腿闭眼站立"比较适合他们：双手叉腰，闭上双眼，单腿着地；如果是儿童，可以让其扶住大人的腿或扶着树转圈，每天锻炼一次，每次15分钟左右，逐步增加转动次数。坚持锻炼一段时间，晕车者的平衡能力以及内耳前庭器的适应能力会大大增强，如果原地转动30~50圈之后，没有任何不适的感觉，就已摆脱了车船眩晕，可以快快乐乐地享受旅行。

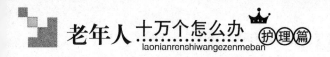
62

体温反映身体状况，老年人要通过测量体温了解病情时，怎么办

根据体温升高的程度，可将发热分为低热（37.3℃～38℃）、中等热（38℃～39℃）、高热（39℃～40℃）及过高热（41℃以上）。将不同时间测得的体温用蓝线连成体温线后，可将发热分为以下几种类型：

稽留热：高热达39℃以上，持续数日或数周，一日内温差不超过1℃，常见于伤寒、大叶性肺炎等。

弛张热：体温高低不一，波动幅度大，日差在1℃以上。常见于化脓性疾病、败血病、严重结核病等。

间歇热：体温骤然升高达39℃以上，经数小时或更长时间，很快降至正常，再经一间歇时间后又突然升高，如此反复发作。常见于疟疾、急性肾盂肾炎等。

不规则热：为常见的一种热型，体温在一日中变化不规则，持续时间不定。常见于风温热、流感等。

体温低到常温以下叫作低温。体温低于35℃以下，常见于休克、大出血、全身衰竭及急性传染病临死前，表示病情严重。此时应注意保温，加强护理，严密观察病情变化，及时与医生取得联系。

当测得体温与病人的脉搏不相称或与其他检查不一致，而又难以用病情来解释时，应详细检查其原因。下述情况可使得体温较实际为低：一、体温表的水银端未紧贴皮肤或黏膜；二、测口温时，病人未闭口或刚进完凉的饮食；三、测腋温时，腋下有汗；四、测肛温时，直肠有积便。

测得体温较实际为高的因素：一、测温前未将体温表的水银柱甩到35℃以下；二、读体温度数前，体温表的水银端接触了热源或预热的手掌等。疑有上述因素影响时，病人家属应自始至终守候在病人身旁，助其将体温测准，必要时可测肛温作对照。

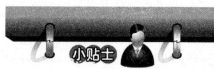

小贴士

正常人的体温是恒定的，一般为36℃～37℃。正常体温在个体之间、昼夜之间、体内体表各部分之间，都存在着一定的差别，其变动范围应不超过1℃。清晨2～6时最低，午后17～18时最高。女性比男性略高，老年人则较成人略低。

63

热敷有治病作用，老年人想知道它的具体使用方法时，怎么办

热敷法有干热及湿热两种：一般干热是热水袋敷法，湿热则是湿布敷法。此外，还有一种热饮法，比如喝一杯热糖开水，可增加人体热量。干热的穿透力不如湿热。应用干热的目的主要是为了使病人温暖舒适，其次是为了解除表浅组织紧张或痉挛时所产生的疼痛，并可使身体表面充血。湿热则可作用到深层组织，能使痉挛的肌肉放松，且能加强血液循环，促进吸收或化脓，以解除充血引起的疼痛。

下面简要介绍两种热敷疗法：

热水坐浴：坐浴是一种特殊的淋浴，其主要目的是精洗创面以及促进会阴部的血液循环，加速创面愈合。经常用于直肠肛门会阴部手术之后，减轻盆腔器官充血，消除疼痛。坐浴盆可放在椅子上，马桶上或床上。坐浴的溶液，常用1%盐水、清水或1：5000的高锰酸钾溶液2000～3000毫升，温度为40℃左右，坐浴时间约10～20分钟。病人坐于盆中水内，嘱其作轻度排便动作，并用手将药液搅动，使对肛门部充分冲洗和浸泡，也可由病人自己用纱布擦洗局部。坐浴毕，用纱布将局部擦干，伤口需换药者应换药。

红外线灯：红外线的主要表现是热效应。红外线辐射人体，能直接刺激毛细血管扩张，加快血液循环，促使组织的代谢和使局部温度升高，达到治疗某些疾病的效果。在医疗上常利用红外线的热效应促进人体跌打损伤的恢复，消除关节、肌肉、肌腱的炎症，祛除风寒，对风湿性关节炎、静脉炎、肩周炎、慢性腰肌劳损及打针后引起的疼痛和硬结等，都能起到一定的治疗作用。使用红外线灯时，要注意预防灼伤，在照射5分钟后要检查皮肤，确定没有灼伤后再继续使用。使用红外线灯不宜放在被单下烘烤，以免引起火灾。

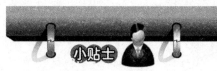

小贴士

热敷虽然可以消肿止痛，但并不是每一种肿痛都能用热敷来解决问题的。例如，运动创伤初起的关节肿胀，则应以冷敷为主，以促进止血，不使破裂的血管渗出增加而导致肿胀加剧。又如，阑尾炎病人感到腹部疼痛，若用热敷，则能加速化脓过程，可能引起阑尾穿孔而致急性腹膜炎。

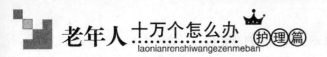

64

冷敷有退热作用，老年人想知道它的具体使用方法时，怎么办

冷敷方法有冰袋冷敷法、冷水擦浴法、冷敷法、酒精擦浴法、冷水灌肠法等。在北方地区常用冰袋进行冷敷；在南方，则可用冷水放入冰箱内，制成冰块后，包裹使用。

冷敷法：是一种供给湿冷的方法。通常用于鼻部或头部等处，以达到退烧、消炎、止血的目的。因冷敷可使周围小动脉收缩，血液黏稠度增加，而且可使肌肉收缩及心跳减慢，故常用来止血。冷敷可减慢化脓的过程及组织液的吸收，并能减轻肿胀及减慢炎症过程，亦常用于消炎退肿。冷敷时常用纱布或其他易吸水的布类作为敷料，置于冰水或冷水中浸透，拧半干后即可使用，当不凉时即应更换。冷敷时间，一般每次为30分钟左右，或按医嘱延长和缩短时间。

冷水擦浴法：常用于高烧病人，以降低体温，促进皮肤与肾脏的排泄作用。先自颈部向下，沿上臂外侧揉擦到手背；然后将毛巾放在水盆中浸擦后，再用湿毛巾从胸侧向上经腋窝沿上臂内侧至手掌。而后，转到床对侧以同法擦拭另侧手臂及胸部。擦

背部时，使病人侧卧，先沿着背部中央，面后沿左右两侧，自上而下，用环状动作揉擦。最后用湿毛巾自胯部沿大腿外侧擦至脚背；浸搓毛巾后，再自腹股沟内侧揉擦至脚掌；再浸搓毛巾，自大腿根揉擦到足跟。而后，转到床对侧，以同法揉擦另一腿。擦完后，为病人穿衣、盖被。完成全部操作约需20～30分钟。

酒精擦浴法：其目的与操作步骤均同冷水擦浴法。需用一个脸盆，内盛30%酒精300毫升（96%酒精100毫升加200毫升清水）或更多一些（仍按1：2配制），其温度根据季节、气候与病情需要决定。

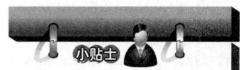

小贴士

局部冷敷有止血、止痛、消炎和制止局部炎症扩散的作用。在体表较大范围用冷敷后，先使皮肤毛细血管收缩，然后扩张，可起散热、降温作用。局部有明显血液循环不良征象时，应禁用冷敷。

65

电子血压计型号多，老年人不知道该如何选择时，怎么办

电子血压计在国外已经大量普及，而我国才开始应用不久。国产的电子血压计不多，多从国外进口。国外电子血压计随着电子技术的发展，更新换代很快，已经发展到第四代电子血压计。在选购时应该多了解一些相关的产品知识，以便进行比较选择。

我国计量法明文规定："用于医疗卫生的工作计量器具实行强制检定。"血压计被列为我国依法管理的计量器具。制造厂生产的血压计应在明显位置上设有标牌，其内容包括名称、型号、测量上限、制造厂名称和出厂日期，还应注明标准文号和型号批准文号，这些一定要看仔细。

购买时可比较不同型号产品的性能、价格，在已确定选购的型号后，也可以从几台同型号的产品中进行挑选。

交替法测量。这是一种简便判别电子血压计是否准确的方法。具体做法是这样的：第一次用水银柱血压计测量血压，休息3分钟后，用电子血压计测量第二次，然后再休息3分钟，最后再用水银柱血压计测量第三次。取第一次和第三次测量的平均值，与第二次用电子血压计测量值相比，其差值一般应小于5毫米汞柱。满足这个要求的电子血压计，就可以放心使用了。

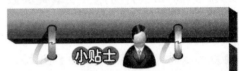

小贴士

严格来说，人每一时刻的血压都是不一样的，而且还会随着人的心理状态、时间、季节、气温的变化以及测量的部位、体位的不同而发生变化。因此，每天测量血压的时间应该固定。医生建议，最佳的测量血压时间应该是清晨起床后，这时人处于一种静息状态下，比较能真实地反映血压水平。

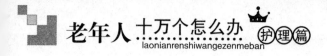
66

选购血糖仪要慎重，老年人不知道如何选择血糖仪时，怎么办

关于血糖仪的选购问题，确实需要慎重。目前市场上常见的血糖仪按照测糖技术可以分为电化学法测试和光反射技术测试两大类。前者是酶与葡萄糖反应产生的电子再运用电流记数设施，读取电子的数量，再转化成葡萄糖浓度读数。后者是通过酶与葡萄糖的反应产生的中间物（带颜色物质），运用检测器检测试纸反射面的反射光的强度，将这些反射光的强度，转化成葡萄糖浓度，准确度更高。

血糖仪的发展提高了血糖监测的频率，为临床诊治提供了便利。而且，血糖仪的设计也是越来越人性化，这使得血糖仪从以前冷冰冰的仪器，变成了糖尿病患者的必需品和亲密伙伴。现阶段的血糖仪不仅在外观上更小巧、更美观，在功能上也是不断改进。

个人使用的血糖仪，则要更注重患者的体验以及功能的完备，必须要快速、准确、采血微量，未来还要进一步向无创化发展。目前市场上的血糖仪采血量已经非常少，最少的是0.3微升，这基本上已经达到了极限，这方面的发展空间不会很大，但是还可以让针头扎得更浅些、疼痛刺激更小些。另外，还要继续完善配套功能，如记录低血糖、胰岛素使用情况、换算平均值等功能。

在选购时应掌握4个要素：

一、看准确度。应尽量与同时静脉抽血的测试值相近，不可相差太悬殊，否则就可能出现延误病情的悲剧。

二、看服务。应了解血糖仪的售后服务工作，试纸的供货情况是否到位，防止出现"有炊无米"的情况。

三、看机器运行情况。比如采血针使用是否便利，需血量的多少，机器读数的时间，显示屏的大小与清晰度，电池的更换方便与否、机器是否美观、大小如何等等。

四、看价格。在血糖仪选购中价格不是最重要的，关键是质量，但一般比较好的血糖仪都在千元上下，对很多家庭也是一笔额外负担，需要综合衡量。当然，最简单的方法就是去问问您信赖的医生了。

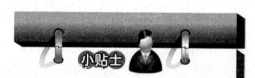

小贴士

作为一个糖尿病患者，监控血糖了解体内血糖变化，可以影响到整个治疗。误差在多少可以接受，往往成了关注焦点。世界卫生组织及美国食品药品监督管理局的多项数据表明，血糖仪的测试误差在20%以内，均不会影响到患者的治疗方案。

67

泡脚对身体有好处，老年人想进行中药泡脚时，怎么办

冬季时，很多老人都喜欢睡前泡泡脚。泡脚时间不能太长，最多半个钟头，否则双脚的局部血液循环长时间过快，会造成身体其他部位相对缺血，老人有可能因脑供血不足而昏厥。而且，饭后半小时内不宜泡脚，它会影响胃部血液的供给，长期下来会使老人营养不良。另外，泡脚后不能马上睡觉。趁着双脚发热的时候揉揉脚底，及时穿好袜子保暖，待全身热度缓缓降低后再入睡效果最好。老人泡脚最好用较深、底部面积较大的木质桶，而且要让水一直浸泡到小腿。水温在40℃左右比较适宜，要随时添加热水。

在热水泡脚沐足的同时，如果能在热水中加入中药，对某些老年慢性病患者来说，还能起到事半功倍的强身保健作用。

推荐几款配制方法简单的泡脚药方：气虚的老人可选用党参、黄芪、白术等补气药；高血压患者宜将菊花、枸杞子、桑叶枝、丹参等与冰片少许煎药泡脚；一些老人冬季需要活血补肾，可选择当归、赤芍、红花、川断等；有些老人到冬天皮肤干燥、容易皲裂，可选择桂枝、银花、红花等中药。

上述中药每样取用15～20克，用砂锅煎煮，然后将煎好的药液去渣倒进桶里，再加入热水，每天浸泡30分钟。注意中药泡脚一定不能用金属和塑料盆，否则药液有效成分会损失一部分。皮肤有破损、伤口时要暂停泡药。中药泡脚只能起辅助治疗的作用，千万不要把它当作治病的方法，以免耽误病情。特别是糖尿病病人，是否适合沐足泡脚，要严格遵守医生指导。

按摩脚盆要慎用。因为中医按摩主要是通过按摩刺激局部穴位，以达到治疗效果的，而按摩脚盆的水流力度不够，且刺激面较大，不易达到效果。

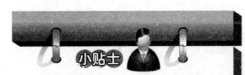

小贴士

从理疗学的观点看，热水洗脚是一种浸浴疗法。洗脚时，水温以40℃~50℃为宜，水量以淹没脚的踝部为好，双脚浸泡5~10分钟。同时，用手缓慢、连贯、轻松地按摩双脚，先脚背后脚心，直至发热为止。这样能使局部血管扩张，末梢神经兴奋，血液循环加快，新陈代谢增强。如能长期坚持，不仅有保健作用，还对神经衰弱引起的头晕、失眠、多梦等症状有较好的疗效。如在浴水中加入某些药物，还能防治感冒、脚疾、冻疮和关节痛等症。

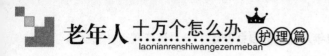

68

汗蒸要合理地使用，老年人想知道汗蒸的注意事项时，怎么办

老年人身体相对来说比较虚弱，如果出汗过多的话，会出现电解质紊乱，严重时可以危及生命，因此，老年人要根据自身情况慎重选择汗蒸。合理地使用汗蒸，一般不会有副作用，但要特别注意以下几点：

汗蒸前应保持身体清洁卫生，应在沐浴和卸妆后进入体验室；饭后、饮酒后不宜立即进行汗蒸；每次汗蒸30～60分钟最适宜，也可根据个人自身耐受力作适当调整；不宜在过饱和空腹时汗蒸；患有严重疾病或传染病者不宜汗蒸；有心脏搭桥、支架或严重心衰的患者，体内有钢板或钢钉的患者不宜汗蒸；高血压患者汗蒸时间不宜过长，每次以15～20分钟为宜，可重复2～3次；血压过高者慎用或避免使用；汗蒸时应适量饮水，汗蒸后2小时内不宜吃凉食和喝冷饮，12小时以内不宜洗澡，如果不能避免洗澡，水温不宜过低；汗蒸时间30～60分钟为宜，汗蒸后2小时内不宜吸烟。有出血倾向者，严重高血压、严重心脏病、结核病患者，急性疾病、高烧高热患者，恶性肿瘤患者，传染性皮肤病者，以及其他不能耐高温的人士，禁止汗蒸。

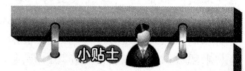

小贴士

没有什么保健方式是可以包治百病的，只有适合自己才是最好的。

69

可在家中进行氧疗，老年人不知道要注意什么时，怎么办

购买制氧机的病人应仔细阅读说明书后再使用。

在家中吸氧时，一定要合理选择吸氧时间。对严重慢性支气管炎、肺气肿，伴有明确肺功能异常、氧分压持续低于60mmHg的病人，每日应给予15小时以上的氧疗；对部分病人平时无或仅有轻度低氧血症，在活动、紧张或劳累时，短时间给氧可减轻"气短"的不适感。

注意控制氧气流量。一般为1～2升／分钟，且应调好流量再使用。因为高流量吸氧可加重慢阻肺病人的二氧化碳蓄积，引发肺性脑病。

用氧安全最重要，供氧装置应防震、防油、防火、防热。氧气瓶搬运时要避免倾倒撞击，防止爆炸；因氧气能助燃，故氧气瓶应放于阴凉处，并远离烟火和易燃品，至少距离火炉5米，距暖气1米。从压缩瓶内放出的氧气湿度大多低于4％，低流量给氧一般应用气泡式湿化瓶，湿化瓶内应加1／2的冷开水。氧气瓶内氧气不能用尽，一般需留1mPa，以防再充气时灰尘杂质进入瓶内引起爆炸。另外，对鼻导管、鼻塞、湿化瓶等应定期消毒。

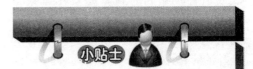

小贴士

现代人生活节奏加快，脑力和体力消耗增大，尤其是脑力劳动者，由于大脑长期处于高度紧张状态，极易造成大脑缺氧，出现头昏胸闷、疲惫嗜睡、反应迟钝、精力不集中等症状，严重时会影响正常的学习、工作和生活。有关专家认为，城市中至少有10％的人处于缺氧状态。这10％的人包括：一是生活于环境氧不足地方的人，二是消耗脑力太多的人，三是患缺氧性疾病的人。

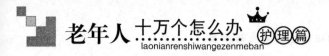

70

滴鼻液使用要得当，老年人要了解其正确用法时，怎么办

在患感冒或鼻炎时，会出现鼻塞、打喷嚏、流鼻涕等，而在秋冬季节，气候干燥，还有鼻子干燥、结痂、鼻出血、嗅觉不敏感，有时伴有头痛、发热、全身不适等现象。当出现以上症状时，通常会使用一些抗过敏或血管收缩剂的滴鼻液来收缩鼻腔黏膜以缓解堵塞等以上症状。如何正确使用滴鼻液，使药物达到病变部位发挥治疗作用呢？

第一，在用滴鼻液前，最好先将鼻腔内过多的分泌物清理一下，轻轻擤出，或用棉签蘸点水，洗净鼻腔，再滴药，药液就会与鼻腔黏膜充分接触，而提高药效。

第二，使用滴鼻液时，最佳的方法是采用身体平卧或取坐位、头要尽量后仰的方式，使鼻孔朝上，鼻腔低于口咽部。 将药液滴入两侧鼻腔，滴药时可将药液顺着鼻孔一侧慢慢流下，让鼻腔侧壁起缓冲作用，以免药液直接流入咽部而苦味难忍。滴药后轻按两侧鼻翼两三下，使药液布满鼻腔，保持原体位3～5分钟，让药液充分吸收。一般滴鼻液每次每侧滴2～3滴，每日滴3次。

第三，高血压及颈椎病患者不能采取以上的体位，应取头低侧向位。在选择这种体位时，如对左边鼻孔滴则头向左侧偏，如对右边鼻孔滴则头向右侧偏。使用这种方法，可以在一定程度上避免药液流进口腔里，同时，滴进鼻孔的药液也会得到充分吸收。使用这种方法滴鼻每滴一侧要保持原体位2～3分钟，或让身体半躺在沙发或床上，头微微垫高，再进行滴药，滴完药后在床上静卧3～5分钟，以利于药液在鼻腔内的充分吸收和浸润。

值得注意的是，鼻窦炎患者滴完药要保持原体位3～5分钟，药物到达副鼻窦开口，使窦口黏膜收缩，窦腔内的分泌物容易流出，这时把鼻腔中的分泌物擤干净，然后再滴一次药，药液可经窦口进入窦腔，起到消炎作用。

滴鼻液不能连续长期使用，否则会产生药物依赖性。一般情况下，连续滴用不要超过一周；每天使用时，一般每天滴上2～5次即可。滴鼻时滴管头不能触及鼻部，以免污染药液。

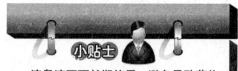

小贴士

滴鼻液不可长期使用，避免导致药物性鼻炎，如并发萎缩性鼻炎、鼻息肉、鼻窦炎、中耳炎等，因此应适可而止。

71

滴眼药水要谨慎，老年人想正确使用它时，怎么办

很多人在感到眼睛干涩不适时，会随手拿起使用剩下的药水点，这可是很危险的。因为，一方面不知道眼药水是否已经过了保存期限，有可能已经变质了；另一方面，若长期使用含有类固醇的眼药水，可能会造成白内障、眼压升高等不良反应。一定要在医生的指导下再使用。

用药前，应该先洗手，避免对眼部的交叉感染。滴眼药水时头部尽量向后仰或者平躺，将下眼皮轻轻拉起，或者用食指和拇指捏住下眼皮向外拉。将滴眼剂瓶对准眼睛，挤出一滴滴眼剂，然后轻闭眼睛数秒，转动眼球；或在点完药水后轻压眼内角，保持2~3分钟，可以防止眼药水经由鼻泪管流入咽喉，刺激肠胃道，甚至吸收进入全身循环而产生不良反应。

滴眼剂用量以每次1~2滴为宜，过量刺激会使眼睛流出眼泪，带出药液影响吸收。滴眼剂的瓶口应避免接触眼睛和睫毛，以免病菌进入滴眼剂中，更不要与他人共用一瓶滴眼剂。

在眼药水拆封时，最好能用笔标示拆封日期。一般来说，眼药水应该常温避光保存，原则上是建议超过一个月就不适合再使用，如果药水出现原本没有的沉淀或变色的时候，也不应该再使用，以保证安全。

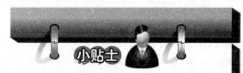

小贴士

准分子激光治疗近视眼手术前，必须进行严格的眼部检查下，选择好医院和医生之后，才可以放心地去做手术。近视手术并不是零风险的，一定要在术后警惕它的并发症。

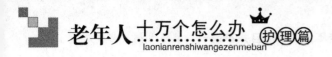
72

使用滴耳剂要小心，老年人不知道如何使用滴耳剂时，怎么办

当人们患了某种耳部疾病时，常需滴用抗菌滴耳剂进行消炎治疗。为了使滴耳剂发挥最佳疗效，在使用滴耳剂时应注意以下几点：

滴药前要先清洗耳道，清除耳道内的皮屑及分泌物等，以使药液能充分发挥。滴耳药时，可以选择躺卧，或者座位让头部微向一侧，患耳朝上，抓住耳垂轻轻拉向后上方使耳道变直，一般每次滴入3～5滴，每日3次，或参阅药品说明书。滴完药后，用手指压迫耳屏至耳道口，或者保持原有的耳部倾斜姿势2分钟，使药液完全进入耳道内，滴耳后可用少许药棉塞住耳道。滴入后稍事休息5分钟，更换另耳。

注意滴耳后是否有刺痛或烧灼感。连续用药3天，患耳仍然疼痛，应停止用药，并向医生或药剂师咨询。滴耳剂主要用于耳道感染或疾患，耳聋不宜应用，鼓膜穿孔者也不要使用滴耳剂。

滴耳剂应放在阴凉干净的地方或冰箱中保存。滴药前要查对药品质量及有效期。从冰箱刚取出来的滴耳剂应在室温下放一会儿再用，或用手捂热以接近体温。以免药液温度太低刺激鼓膜而引起恶心、呕吐和眩晕。

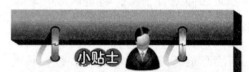

小贴士

目前治疗用滴耳剂品种较多，且新品种又不断上市，所以使用的滴耳剂必须针对病因，正确选用滴耳剂。

73

吸入型气雾剂起效快速，老年人想知道它的使用方法时，怎么办

气雾剂由于其起效快速、不良反应小、体积小巧，便于携带等优点，在临床上应用越来越多。但很多患者却对这个小小的喷雾罐不知所措，这里就简单介绍一下它的使用方法：

应该保持口腔内的通畅，没有异物，没有痰液，然后开始使用气雾剂。将气雾剂上下摇动数次，如果超过一周没有使用，应在空中试喷一次，喷射均匀后再使用，以免因喷出的计量不准，影响病情。深呼吸几次，将肺里的气体尽量吐出后，含住开口器，用口唇包住整个开口，用力深吸气，同时按下阀门，这时罐中的药物会被喷出，将药物深深吸入肺中直到吸不动为止。将气雾剂拿开，闭住嘴，屏气10秒钟后，缓缓将气体从鼻子呼出。

吸入结束后可以用清水漱口，用以清除空腔内残留的药物。如果使用的是激素类的喷雾剂，建议多漱几次口或去刷牙，因为此类药物会造成口腔黏膜和牙齿的损害。

存储上应该注意避光、避热、避冷冻、避免摔碰。气雾剂罐内有内压，遇高温和撞击会爆炸，所以用后不可将它燃烧或者刺穿。

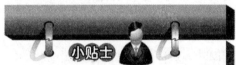

小贴士

气雾剂的装置特殊，不同厂家甚至同一厂家的不同批次的药物，规格都是不一样的，所以在使用前一定仔细阅读说明书。

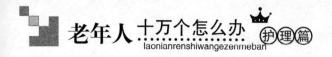

74

发生便血要高度注意，老年人想及时进行防治时，怎么办

大便突然出现鲜血，或覆盖于粪便表面，或与大便相混，也有自肛门滴血或只是手纸上带血。不管出现上述哪一种情况，都应引起老年人以及家属的高度注意。

便血常来自直肠、乙状结肠或结肠病变。病变常为痔疮、炎症或肿瘤等。便血颜色越鲜红，说明出血部位离肛门越近。应注意血在粪便的分布情况、量的多少、颜色及伴随症状。外痔便血可有肛门痛；内痔便血为滴血，无痛感；肛裂时，所排出的血液在粪便外，也伴有排便痛；肠癌引起的便血，常伴有明显消瘦和严重贫血。

一旦发生便血，应到大医院急诊科进行检查和治疗。在去医院前，应当按以下方法处理：一、如果是痔疮或肛裂引起的出血，便后用温盐水清洁肛门。确定是痔疮引起的便血，可在清洁肛门后塞入痔疮宁一枚。如为肛裂便血时，应涂擦九华膏。也可每晚用1∶5000的高锰酸钾溶液坐浴20分钟；二、排鲜血便量多时，病人应立即停止活动，并卧于床上。家属应观察患者血压、脉搏和面色情况。此时可给患者口服云南白药0.4克或其他止血药物。

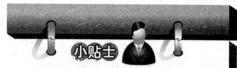

小贴士

多种肛门直肠疾病会出现便血，应根据发病年龄、便血的方式、多少、颜色及伴不伴有疼痛等症状综合分析加以判断。如果大便呈柏油状或呈黑色，出血部位多在于上消化道，也就是说，胃和十二指肠出血的可能性居多。如果血色紫红，混有黏液，并伴有恶臭，应考虑肠道肿瘤，特别是直肠癌的可能。

75

脑血栓与血液黏度增高有关，老年人想在饮食上加以注意时，怎么办

脑血栓是老年人的一种常见疾病。它的发生不仅同高血压、动脉硬化的进展有关，也与老年人的血液黏度增高密切相关。以下七条饮食方略可供参考：

一、限制脂肪摄入量。每日膳食中要减少总的脂肪量，增加不饱和脂肪酸，减少动物脂肪，以减少肝脏合成内源性胆固醇。烹调时不用动物油，植物油用量每人每日25克以内为宜。要限制胆固醇，每日每人应在300毫克以内，也就是说，每周可吃3个蛋黄。

二、控制总热量。如果膳食中控制了总脂肪的摄入，血脂是会下降的，肥胖或超重患者的体重也会下降，最好能够达到或维持理想体重，这样对全身各内脏的生理功能有益。

三、适量增加蛋白质。由于膳食中的脂肪量下降，就要适当增加蛋白质。可吃一些瘦肉和去皮禽类肉，多食鱼类，特别是海鱼；每日要吃一定量的豆制品，如豆腐、豆干，对降低血液胆固醇及血液黏滞有利。

四、限制精制糖和含糖类的甜食，包括点心、糖果和饮料的摄入。过多饮用含糖饮料后，体内的糖会转化成脂肪，并在体内蓄积，会增加体重、血糖、血脂及血液黏滞度。

五、脑血栓的病人有的合并高血压病，食盐的用量要小，要采用低盐饮食，每日食盐3克，可在烹调后再加入盐拌匀即可。

六、注意烹调方法。烹调时加少许盐。为了增加食欲，可以在炒菜时加一些醋、番茄酱、芝麻酱。食醋可以调味外，还可加速脂肪的溶解，促进消化和吸收；芝麻酱含钙量高，经常食用可补充钙，钙离子可增加血管内皮的致密性，对防止脑出血有一定好处。

七、脑血栓的病人要经常饮水，尤其在清晨和晚间，清晨饮水可冲淡胃肠道，睡眠前饮水的最大好处是可以稀释血液，防止血栓栓塞。

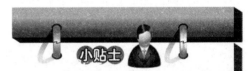

小贴士

一、叩齿预防脑血栓。把上下牙齿整口紧紧合拢，且用力一紧一松地咬牙切齿。咬紧时加倍用力，放松时也互不离开，每回做数十次紧紧松松地咬牙切齿。这样可以使头部、颈部的血管和肌肉、头皮及面部有序地处于一收一舒的动态之中，能加速脑血管血流循环，使已趋于硬化的脑血管逐渐恢复弹性。既能消除因血液障碍造成的眩晕，还有助防止脑中风发生。

二、冬季更需预防脑血栓病。冬天气温突降时，老年人的活动大多会有所减少，使体内血流速度迅速减慢。另外，老年人的抵抗力大多较一般人为弱，气温突变常易引起感冒、腹泻等病症，而使机体疲劳、心脏功能降低；全身血容量减少还会直接影响血流速度及血液黏稠度。

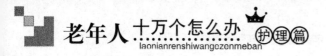
76

得了动脉硬化闭塞病，老年人想在饮食上加以调理时，怎么办

引起动脉硬化闭塞症的原因很多，"富足"的膳食，即高脂肪、高热卡、高糖和高盐饮食是主要发病因素。一般认为动脉硬化闭塞症的发生与饮食中所含的饱和脂肪酸（主要为动物脂肪和肉类）的多少有关。食物中（外源性）过多的饱和脂肪酸可使血中甘油三酯的含量增多，这都有助于动脉硬化的形成。对于动脉硬化闭塞症的高发人群，饮食上需要注意以下几点：宜吃低盐饮食，食盐中的钠，能增加血浆渗透压，促使血压升高，而高血压对动脉粥样硬化及冠心病均可带来不利的影响。宜多吃富含维生素C的食物，因维生素C可促使胆固醇羟基化，从而减少胆固醇在血液和组织中的蓄积。宜多吃高纤维素的食物，因食物纤维不易被人体胃肠道所消化，摄入高纤维食物后可改善大便习惯，增加排便量，使粪便中胆固醇及时排出，从而起到降低血清胆固醇含量的作用。宜多吃些水产海味食物，如海带、海蜇、淡菜、紫菜、羊栖菜、海藻之类。这些海产品都是优良蛋白质和不饱和脂肪酸，以及各种无机盐的良好来源，在人体内具有阻碍胆固醇在肠道内吸收的作用。中医认为这类食物具有软坚散结的功效，故经常食用，可以软化血管。宜多食用植物蛋白（如豆制品）及复合碳水化合物（如淀粉等），少吃单纯碳水化合物（如果糖、蔗糖、蜜糖及乳糖等）。宜常吃红辣椒、牛奶和鱼，尤其是高胆固醇者。科学家们发现，红辣椒中含有一种番椒素的物质，它能有效地降低人体内胆固醇。牛奶中含有一种乳清酸物质，能抑制肝脏合成胆固醇，降低血液中胆固醇含量，而且牛奶营养丰富。鱼内含有鱼肝油具有降低胆固醇的作用。但服用药物期间最好不要吃辣椒。宜吃植物油，如豆油、菜籽油、花生油、麻油等。

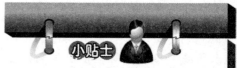

小贴士

预防血栓的食物有大蒜、洋葱、番茄、韭菜、芹菜、海带、紫菜、黑木耳、银耳、桃仁、山楂、香瓜、草莓、柠檬、葡萄、菠萝、鲑鱼、鲭鱼、沙丁鱼等，对降低血黏度、减少血液中不正常凝块都有较好的防治作用。

（77）

得了心肌梗死后，老年人不知道如何在家做康复运动时，怎么办

急性心肌梗死病人在家进行自我康复治疗，总的原则是做到"三要"、"三不要"。"三要"是：一是按时服药，定期复诊；二要保持大便通畅；三要坚持体育锻炼。"三不要"是：一不要情绪激动，二不要过度劳累，三不要抽烟饮酒和吃得过饱。

在上述原则中，坚持合理适当的体育锻炼是康复治疗的主要措施。因为心肌梗死后，两三个月至半年左右，心肌坏死早已愈合，疾病进入复原期，此时促进体力恢复，增加心肌侧支循环，改善心肌功能，减少复发及危险因素，是康复治疗的目的。因此要做到：

一、根据个人情况决定运动程度及运动量，掌握好运动量对于能否改善心脏功能并取得各种益处是一个关键问题。过小运动量，实际只起安慰作用，过大则可能有害。一般所指的合适的运动量，都有轻微的出汗，呼吸次数稍有增加，并有轻微劳累感但并无不舒适感觉便可。

二、掌握运动分期和时间，在运动之前应先做一些柔和的肢体活动或体操，以免骤然活动引起肌肉痉挛，甚至诱发心绞痛。锻炼完了也应慢跑或步行，避免骤停使心脏发生问题。运动的这些阶段分别称为准备期、运动期和缓解期。刚开始时，一次体育锻炼可以只有20～30分钟，以后，增至45～60分钟。其中准备期和缓解期各5～10分钟，运动期20～30分钟。如果体质较弱者，刚开始运动时，可把一次运动量分几次完成。

三、选择运动方式和方法最好采用步行、慢跑、打太极拳、练气功、骑自行车等项目。但也要根据病情轻重，体质强弱，年龄大小，兴趣爱好等条件，与医生共同商量，选择能够长期坚持的项目。

四、进行康复判断，如果康复顺利，可在心肌梗死后第8～9周，复查运动试验和动态心电图。如无心绞痛等症状或无进一步心肌缺血，即可恢复轻微的工作。

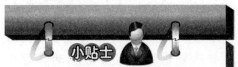

小贴士

戒烟者较继续吸烟者再梗死减少45%；在3年后，戒烟者较吸烟者心脏原因死亡及再梗死明显降低。被动吸烟与吸烟者有相同危险。吸烟可能诱发冠状动脉痉挛，血小板聚集，降低冠状动脉及侧支循环的储备能力。伴有高胆固醇血症者，吸烟程度与冠状动脉粥样硬化病变呈高度相关，吸烟可使冠状动脉病变加重。这些可能都是易诱发再梗死的原因。

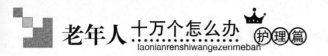

78

发生脑供血不足，老年人想知道有哪些保健措施时，怎么办

大脑是人体的重要器官，其所需的氧全部由血液供给，所以必须有足够的血液供应，大脑才能正常活动。脑组织只要缺血10余秒钟，就会引起大脑的功能发生变化。如果大脑某一部分血流在短时间内完全阻断，就会发生局部脑组织坏死，这就是脑梗死。如果大脑供血不足而不是完全阻断，而是慢慢减少，这就是慢性脑供血不足。

保健措施：一、及时治疗：主要是改善脑血液循环。可以在医生的指导下使用扩血管药物和银杏叶制剂等。二、早期预防：对脑供血不足的防治重点在脑血管方面，尤其是血脂和低密度脂蛋白增高要对症处理。三、合理饮食：平时多吃新鲜蔬菜（如洋葱、西红柿等）、水果、鱼、黑木耳、少量醋、干红葡萄酒等，可以起抗氧化作用，延缓脑动脉硬化的发生。四、适当的户外活动：如快走、慢跑、散步等，每次30～40分钟，每周至少5天，或者打打太极拳、垂钓、登山等。五、保持良好的心态和健康用脑：平时看看电视、报纸；做些手工劳作或家务事；参加一些文体活动，增强脑的思维活动；避免情绪激动和过度疲劳。

脑供血不足患者要养成良好的生活习惯。一、最好睡前喝一杯水。二、养成早睡早起的习惯。三、适当锻炼，如快走等。另外，还应该单独拿出来说的是，一定要吃早餐，饮食清淡，少吃糖、盐和动物脂肪，可适当多吃黑芝麻、蘑菇、黑米、海带、鱼等食物。饮食中还要多注意具有食疗的食物：多吃大蒜，可缓解脑供血不足症状；每天吃一次葛根粉羹或葛根粉粥；多吃富含叶酸的食物，如蔬菜、大豆。另外可多吃一些香蕉。

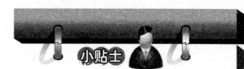

小贴士

在人类各种疾病死因的排序中，脑血管病一直位居前三位之内，目前在我国城市居民中已位居死因首位。脑血管病具有发病率高、致残率高、死亡率高和复发率高的特点，是老年人致死和致残的主要疾病。由于老年人口的不断增加和生活水平的提高，脑血管病的发病率仍在不断上升。统计资料表明：我国脑部疾病的发病率占人口的12.6%，其中脑血管疾病患者有3500万，每年新增260万。且随着年龄的增长愈加明显。

79

心脏搭桥手术后，老年人不知该如何进行康复护理时，怎么办

可以说心脏搭桥术是治疗冠心病的理想治疗方法，术后患者在进行康复时，有几点值得注意：

手术后可能出现记忆力暂时下降、注意力不集中的情况。但这种情况并不多见，通常在几星期内可以恢复正常。术后一般都有轻微的视力改变，但6个月后都能恢复至术前视力。伤口处可能会有轻微的发红、疼痛、肿胀，有时甚至会持续几个月，这是正常现象。若发现有感染迹象，应及时去医院检查。伤口处每日要用清水或抗菌皂冲洗，伤口要用无菌敷料覆盖。术后脚踝部发生肿胀时，可通过抬高患肢而解决。

术后4～6星期内避免牵拉胸部的动作，包括抱小孩、推移重物、开车等。但要进行一些适当的运动，如早晚各散步10分钟，数天后逐步提高速度，并延长距离。增加运动量过程中，若有轻微头痛、疲劳、出汗、全身酸痛等症状是正常现象。出门时要准备急救药，如在运动时发生心绞痛，应立即舌下含服硝酸甘油。若仍不缓解，或伴有气急、大汗、疼痛超过15分钟，应尽快到医院就诊。

手术后每天应保证摄入适量的水果和蔬菜，多吃蛋白质含量高的食物（如鱼类、蛋类等）和含不饱和脂肪酸的食物（如玉米油、橄榄油、葵花子油等），少吃饱和脂肪酸含量高的食物（如动物油、奶油等）。少量饮酒，戒烟。

每天要保证8～10小时睡眠。所有活动应该安排在充足睡眠之后，活动量以不感觉劳累为宜。

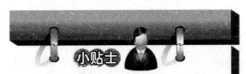

小贴士

手术不仅对身体创伤较大，而且对精神心理也有较大的负面影响，不少患者会出现情绪低落。如果出现睡眠障碍、乏力、嗜睡、冷漠等症状及绝望和自杀倾向，这些都是抑郁症的表现，应当及时到正规医院心理咨询科就诊。

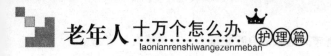

80

心脏病手术后，老年人想知道在家的注意事项时，怎么办

首先要尽快地恢复正常生活规律，保证充足的睡眠。自己打理自己的卫生和日常生活中面对的事情，减少对家人的依赖。

尽可能地多到室外走走，做些简单的运动，感到累的时候要及时休养，不可逞强，中午尽可能地多休息一会儿。

晚上休息时，如果感到伤口疼痛，可以服一些止痛的药物，当然这一切就是为了保证睡眠，睡眠对术后的恢复起着关键性的作用，不要熬夜贪晚。

在每天下午16时和晚上20时的时候测量体温，如果经常高于38℃时，必须告诉医生，这可能是术后发炎引起的，必须得到重视。除了监控体温，体重也需要定期的称量，下降得过快或增加得过快都不是好状况。此时也不能提重物，因为伤口和胸骨在没有完全愈合的情况下，是不能承受张力和牵拉的。

饮食上应该以清淡为主，远离油腻的食物。

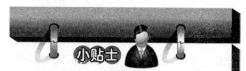

小贴士

中医认为心为神之舍，血之主，脉之宗，在五行属火，为阳中之阳，起着主宰人体生命活动的作用。手少阴心经与手太阳小肠经在小肠与心之间相互络属，故心与小肠相为表里。

81

得了"痛风"，老年人想知道在饮食上有哪些注意事项时，怎么办

所谓痛风，也就是高尿酸血症。日常饮食中减少含嘌呤量高的食物。减少干豆类、内脏、酵母和胚芽类的摄取。应避免油炸、油腻食物及空腹饮酒。痛风乃是代谢失调症的一种，以肥胖者居多，因此，减轻过多体重，维持平均标准体重，有助于症状的改善，但不可在短时间内快速减轻体重。

此外，饮用足量的水分会有助于尿酸的排泄。为方便控制饮食中嘌呤摄取量，将含嘌呤丰富的食物，加以归纳成两大类。即在饮食中以蛋类、牛奶或奶制品为蛋白质的来源。在非急性发病期，含中等量的食物可酌量摄取，但嘌呤高含量的食物，仍需加以避免。在急性发病期，无论含嘌呤中等量或高含量的食物，都尽可能避免。黄豆和黄豆加工品虽含中等量嘌呤，但对体内高尿酸的影响较肉类、鱼类来得小，除非是在急性发病期，否则仍可适量摄取，以作为饮食中蛋白质的来源。热量摄取不足且过低时，必须补充含糖液体，以避免身体脂肪组织快速分解，抑制尿酸排泄，致使血液中尿酸浓度增加，进而诱发痛风复发。

吃肉、鱼时应煮后去汤。因为50%的嘌呤均溶于水中。含嘌呤较高的食物有动物内脏、鸡、鸭、鸽、鱼等，其次为牛肉、猪肉、羊肉、兔、火腿、香肠、骨髓等。在食物中含嘌呤较少的有牛奶、鸡蛋、豆类、蘑菇、香菇、米、面、藕粉、核桃、花生、栗子、植物油、蔬菜瓜果、海藻类等。

饮食应以素为主，尽量少吃荤油。素油如芝麻油、花生油、玉米油、米糠油、小麦胚芽油、葵花子油、豆油、菜籽油等。荤、素油的比例以1：2为宜。

多饮水、多吃蔬菜瓜果等富含维生素、矿物质及纤维的食物。使每天的尿量保持在2000毫升以上，可以使体内生成的过剩尿酸淤积的盐类能随尿排出。

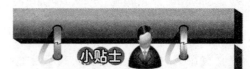

小贴士

人体内尿酸有两个来源，从富含核蛋白的食物中核苷酸分解而来的属外源性，从体内氨基酸、磷酸核糖及其他小分子化合物合成和核酸分解代谢而来的属内源性。对高尿酸血症的发生，内源性代谢紊乱较外源性因素更为重要。

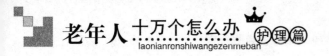
82

患有高血压症，老年人想知道有哪些食疗降压方法时，怎么办

食疗降压是治疗高血压的有效方法。下面介绍一组高血压食疗方法，对高血压初期尤其有效。

清早起来一杯温开水。这样可以使一夜失去的水分得以补充，可使血液至少6小时降低黏稠度，直接减轻心脏和血管的压力。还能使动脉粥样斑块液化。

限盐早餐或无盐早餐可以使血液黏度降低，并有利于肾小球滤过。大量排尿又可以使钠排出体外，达到降压的目的。高血压初期，医生给患者开出双氢克尿塞等利尿的药物，机理就是利尿排泄，减少血溶量达到降压目的，一定要按时服用。

清淡饮食。食物中少吃煎、炒、油炸食物，多吃蔬菜和利尿降脂的食物，如冬瓜、煮黄豆等；多吃植物油，少吃动物油。高血压患者常较肥胖，必须吃低热能食物，总热量宜控制在每天 8.36兆焦左右，每天主食150～250克，动物性蛋白和植物性蛋白各占50%。不伴有肾病或痛风病的高血压病人，可多吃大豆、花生、黑木耳或白木耳及水果。

控制总量，不管什么食物，你都得控制到半饱和八成饱的份儿上，并不靠零食补充。饮食安排应少量多餐，避免过饱。

下面这些食物有利于降血压，现提供参考。叶菜类：芹菜、茼蒿、苋菜、韭菜、黄花菜、荠菜、菠菜等；根茎类：茭白、芦笋、萝卜、胡萝卜、荸荠；瓜果类：西瓜、冬瓜、西红柿、山楂、柠檬、香蕉、水果、红枣、桑葚、茄子；坚果类：芝麻、豌豆、蚕豆、绿豆、玉米、荞麦、花生、西瓜子、核桃、向日葵子、莲子心；水产类：海带、紫菜、海蜇、海参、海藻、牡蛎、鲍鱼、虾皮、银鱼；动物类及其他：牛奶（脱脂）、猪胆、牛黄、蜂蜜、食醋、豆制品、黑木耳、白木耳、香菇。

小贴士

糖尿病人由于血糖增高，血黏稠度增加，血管壁受损，血管阻力增加，易引起高血压。由此可知，高血压和糖尿病都与高血脂有关，因此，防治高血压病与糖尿病都应该同时降血压、调节血脂。

83

心脏病人需运动，老年人想知道如何合理安排运动时，怎么办

心脏发病的重要原因之一是缺乏运动。运动对心脏有什么好处呢？首先，运动可以促使心脏的小血管扩大、延长、增多，改善心肌的供氧状况，改善血液中脂质代谢。运动还有助于改善心肌代谢，提高心肌的工作能力和心脏的代谢功能。老年人可选择的运动有：

散步：散步可以使心肌收缩力增强，外周血管扩张，具有增强心功能，降低血压，预防冠心病的效果。对于参加运动时会引起心绞痛的人来说，可以改善病情。每次散步可坚持20分钟至1小时，每日1~2次，或每日走800~2000米。身体状况允许者可适当提高步行速度。

慢跑：慢跑或原地跑步亦可改善心脏功能。至于慢跑的路程及原地跑步的时间，应根据每个人的具体情况而定，不必强求。

太极拳：对于高血压病、心脏病等都有较好的防治作用。一般而言，体力较好的患者可练老式太极拳，体力较差者可练简化式太极拳。不能打全套的，可以打半套，体弱和记忆力差的可以只练个别动作，分节练习，不必连贯进行。

如果在运动结束10分钟后，心跳次数每分钟仍在100次以上，应根据情况适当减少运动量。运动量应从小到大，时间从短到长，循序渐进。进餐与运动至少间隔1小时以上。运动最适宜的温度是4℃~30℃。运动时若出现头晕、头痛、心慌、恶心、呕吐等不适症状时，应立刻停止，必要时需就医。

不宜清晨锻炼。上午6~9时是冠心病和脑出血发作最危险的时刻，发病率要比上午11时之后高出3倍多。还有，人的动脉压在上午较高，增加了动脉粥样硬化斑块破裂的可能性，导致急性冠脉综合征的发作。所以，大家在进行体育锻炼时，要避开心血管事件"高峰期"，将时间安排在下午及傍晚进行。

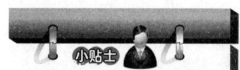

小贴士

剧烈运动后人体为保持体温的恒定，皮肤表面血管扩张，汗孔开大，排汗增多，以方便散热，此时如洗冷水浴，会因突然刺激，血管立即收缩，血液循环阻力加大，心肺负担加大，同时机体抵抗力降低，人就容易生病；而如洗热水澡则会继续增加皮肤内的血液流量，血液过多地流进肌肉和皮肤中，导致心脏和大脑供血不足，轻者头昏眼花，重者虚脱休克，还容易诱发其他慢性疾病。所以，剧烈运动后一定要休息一会儿再洗浴。

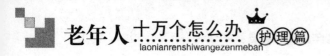
84

皮肤瘙痒影响生活质量，老年人患上皮肤瘙痒症时，怎么办

瘙痒症是老年人普遍存在的问题，它能严重影响老年人的生活质量，有30%～40%的老年人被瘙痒症所折磨。皮肤干燥性瘙痒是老年皮肤退变的一种表现，因皮脂腺、汗腺的退变萎缩、分泌减少，皮肤干燥，加之皱缩皮肤内分布的神经末梢感受器退变老化，向中枢发出异常的刺激信号，使出现瘙痒的感觉。特别是多从腺体分布稀少、距中枢较远的小腿开始，常被称为"下肢瘙痒症"，逐渐延伸，直至全身。可见皮肤干燥、鳞屑、瘙痕甚于血痂，瘙痒呈阵发性发作，尤其睡前瘙痒难忍，影响入睡。

在生活中具体防治办法是：冬季应减少沐浴，一般每周一次即可，要用中性肥皂不要用碱性肥皂。浴后或定时揉搓皮肤，改善皮肤血运营养，减缓退变。避免搔抓，尤其不能用"痒痒挠"过度搔痒，感受器受损后瘙痒会越发加重。可使用大量润肤剂，以凡士林的作用最好。绝不可用刺激性涂抹剂，包括酒精、漂白剂或氨制剂，那样反而引起接触性皮炎，加重瘙痒。

此外，接触性皮炎瘙痒也是老年瘙痒症的常见原因，多因涂搽解痒制、润肤剂、美容剂不当引起。质量低劣的肥皂和常接触去污剂也是常见原因，化纤内衣内裤也常引起瘙痒，故老年人在选择生活用品时应特别注意。药物性瘙痒也多见于老年人，因其用药广泛复杂，许多口服和可注射的药物（包括维生素、抗生素、利尿药和抗精神病药）都可引起一些敏感者出现瘙痒。所以，在瘙痒找不到原因时，不妨核查一下您所用的药品。办法是轮流停药或换药，找出致痒的根源。而有些疾病也能引起全身性皮肤瘙痒，如神经衰弱、胆道阻塞性疾病、内脏肿瘤、糖尿病等，应及时到医院检查，以免耽误治疗。

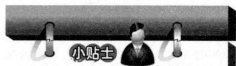

小贴士

皮肤瘙痒症的病因尚不明了，多认为与某些疾病有关，如糖尿病、肝病、肾病等；同时还与一些外界因素刺激有关，如寒冷、温热、化纤织物等。以下一些疾病往往也可引起皮肤瘙痒：如胆酸浓度过高、内分泌紊乱、中枢神经系统疾病。

85

消毒护理很重要，老年人想了解消毒护理办法时，怎么办

怎样进行空气清洁消毒？

一、要经常开窗通风，使空气流通，病菌排出室外。每次通风不应少于30分钟。

二、熏蒸法：房间每平方米用食醋5～10毫升，加水1～2倍或福尔马林40毫升加水60毫升，紧闭门窗加热蒸发完为止。

怎样进行物品清洁消毒？

一、用肥皂及去污粉刷洗，清水冲净。

二、日晒法：日光含有紫外线，照射3~6小时可达到消毒目的。

三、煮沸法：煮沸能使细菌的蛋白质很快凝固变性，经过15~20分钟，能杀死一般病菌，消毒的时间要在水沸后开始计算，物品要全部浸没在水中。有条件的可用家用高压锅消毒，从控制阀开始冒出蒸气时算起，消毒20分钟能杀灭所有的病原微生物，适用于不怕湿热、耐高温的物品。

四、浸泡法：将物品浸泡于2%来苏、70%酒精或1%新洁尔灭溶液中30分钟。

五、老人的呕吐物、排泄物可洒1倍的石灰搅拌，2小时后再倒入厕所；肺结核老人的痰，可吐在纸盒或包在纸内烧掉。

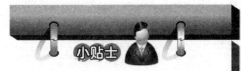

小贴士

空气湿度大，人体的蒸发作用弱，容易出汗，使人感到潮湿、气闷，心功能不全的老人会感到憋气。而空气过于干燥，人体会蒸发大量水分，引起皮肤干燥、口干、咽痛等不适。家庭室内最佳湿度应该是50%～60%。适宜的湿度，会使人感到清爽、舒适。近年来，空气加湿器进入家庭，这是一个好方法。土法增加湿度也行之有效，如地上洒水、暖气上放水槽或放湿毛巾等。

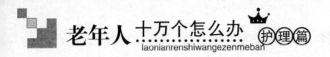

86

头晕可由多种原因引起，老年人经常出现头晕时，怎么办

伴有平衡觉障碍或空间觉定向障碍时，老年人感到外周环境或自身在旋转、移动或摇晃，称为头晕。头晕可由多种原因引起，最常见于高血压病、脑动脉硬化、颅脑外伤综合征、神经症等。此外，还见于贫血、心律失常、心力衰竭、低血压、药物中毒、尿毒症、哮喘等。抑郁症早期也常有头晕，头晕可单独出现，但常与头痛并发。

人蹲久了突然站起来头晕，是因为蹲着时下肢弯曲挤压血管，血液都被挤到内脏、大脑（刚蹲下的时候脸会发红）等地方。如果突然站起来，血液会顿时流向下肢，造成大脑的一时供血不足而造成头晕，过一会儿自身就会调节血液的流量，头就不会晕了。头晕也有病理性的，而且往往容易被忽视，因此，老年人如果经常出现头晕，应该尽早去医院做相关检查。

头晕的饮食疗法：鸡蛋红糖治头晕，豆油适量放锅内烧热，将两个鸡蛋、30克红糖（放一点水搅拌）倒入锅内煎熟，空腹服用，连服10天。为巩固疗效，也可多服几天。

预后护理：菊花功能降血压，明目解毒，治头晕、头痛、耳鸣目眩，能使小便清长。高血压的人可用菊花枕头，对妇女肝阳火盛引致头晕，晚间烦躁不能成眠者有帮助。制作菊花枕很简单，将野菊花加入油柑子叶、绿豆壳或通草丝，晒干待冷装入枕袋内再缝密即可。

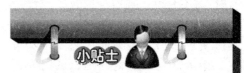

小贴士

一项最新研究显示，经常头晕的老年人，只需持续进行一些简单、轻松的运动，情况便可获得极大的改善。中医推拿按摩治疗头晕效果也非常明显，需要加强按摩部位有头部、耳朵等。

87

高血压患者需保健，老年人想知道有哪些护理方法时，怎么办

患有高血压的老年人，要适时进行家庭保健护理。下面介绍几个简单易行的办法。

一、头部按摩法。中医认为"头为诸阳之会"。人体十二经脉和奇经八脉都汇聚于头部，而且头部有几十个穴位。正确的按摩和日常的一些良好习惯对高血压患者可以起到意想不到的保健作用。梳头可促进头部血液循环，疏通经脉，流畅气血，调节大脑神经，刺激皮下腺体分泌，增加发根血流量，减缓头发的早衰，并有利于头皮屑和油腻的清除。梳头方法是每天早、中、晚各梳头一次，用力适中，头皮各部全部梳理一遍，每次2～3分钟。

二、推发。两手虎口相对分开放在耳上发际，食指在前，拇指在后，由耳上发际推向头顶，两手虎口在头顶上会合时把发上提，反复推发10次，操作时稍用力。两掌自前额像梳头样向脑部按摩，至后颈时两掌手指交叉以掌根挤压后颈，有降压的作用。

三、足部按摩法。足部与全身脏腑经络关系密切，承担身体全部重量，故有人称足是人类的"第二心脏"。中医认为，刺激足穴可以调整人体全身功能，治疗脏腑病变。中医

经络学指出，脚心是肾经涌泉穴的部位，手心是心包络经劳宫穴的部位，经常用手掌摩擦脚心，可健肾、理气、益智、交通心肾，使水火相济、心肾相交，能防治失眠、多梦等，对高血压病也有很好的疗效。

四、足浴疗法。如果经常用热水泡脚，能刺激足部穴位，促进血脉运行，调理脏腑，从而达到强身健体、祛除病邪、降压疗疾的目的。足浴时，水的温度一般保持在40℃左右，太高太低都不好；水量以能没过脚踝部为好，双脚放热水中浸泡5～10分钟，然后用手按摩脚心。

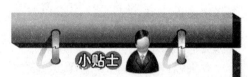

小贴士

从医学上来说，高血压分为原发性和继发性两大类。高血压是常见的心血管疾病，以体循环动脉血压持续性增高为主要表现的临床综合征。高血压病因不明，称之为原发性高血压，占总高血压患者的95%以上。继发性高血压是继发于肾、内分泌和神经系统疾病的高血压，多为暂时的，在原发的疾病治疗好了以后，高血压就会慢慢消失。

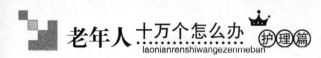

88

患了高血压睡眠不好，老年人想进行自我调节时，怎么办

对于高血压病人来说，合理休息是十分重要的。另外，心脑卒中等急症，经常发生于夜间。因此，高血压病人应起居有规律，合理休息，养成良好的睡眠习惯。要注意做到如下几点：一是寝室应环境幽静、光线柔和，这对一些睡眠本来就不佳的高血压病人尤其重要；二是睡前不喝浓茶，高血压患者更应远离咖啡。

晚餐应清淡、易消化、量宜少，对高血压病人更为重要。晚餐宜少才能减轻胃肠功能负担，有利于睡眠，有利于血压下降。

少量的红酒和脱脂牛奶可助眠：酒和牛奶有一定的助眠作用，但对高血压病人来说，为减少不利因素，红酒和脱脂牛奶较适宜。牛奶睡前半小时喝效果较好，150毫升为宜。红酒多由葡萄酿造而成，具有抗氧化功能，可以有效防止人体机能老化、白内障、免疫障碍、动脉粥状硬化、心血管和脑血管病变及癌症；特别是红酒中由葡萄皮和葡萄籽释出来的酚类物质，如丹宁、红色素、黄烷醇类物质是比维生素E还强的抗氧化剂，不光能减少糖尿病的发生，对高血压、脑中风、心肌梗死、癌症、关节炎等患者也有一定益处。适量饮用红酒，对健康有很大的助益。饮酒过量是绝对有害身体的，一般每日1~3杯（每杯容量为120毫升）伴随餐食饮用最佳。

没有酒量的人要根据实际情况量力而行，不要为了保健而盲目饮酒。

睡前娱乐活动要有节制，这是高血压病患者必须注意的一点。如下棋、打麻将、打扑克要限制时间，一般以1~2小时为宜。要学会控制情绪，坚持以娱乐健身为目的，不可计较输赢，不可过于认真或激动。否则会导致血压升高。

睡前烫脚也是非常好的习惯，按摩双足心，促进血液循环，有利于解除一天的疲乏。尽量少用或不用安眠药，力争自然入睡，不养成依赖催眠药的习惯。起床宜缓慢，早晨醒后不应立即下床，先仰卧片刻，活动一下头颈部和上肢，以适应起床时的体位变化。切忌屏气用力排便，否则有引发脑出血的危险。大便时蹲位易疲劳，坐便最适宜。

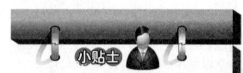

小贴士

过度的体力劳动和体育锻炼，紧张的工作和学习，特别是持续长时间的脑力劳动，均可使血压升高，导致病情加重。所以，应科学地安排生活，做到起居有时，适当活动，劳逸结合，防止因文娱活动、家务劳动、体育锻炼或外出旅游等过度疲劳而加重病情。每天应保证8~9小时的充足睡眠。

89

有了高脂血症，老年人不知道在饮食上该注意什么时，怎么办

血脂紊乱通常讲的是高脂血症，高血脂是指血浆中的胆固醇、甘油三酯、磷脂和未脂化的脂酸等血脂成分增高的一种疾症。高脂血症一般表现不是很明显，绝大多数的高脂血症自己没有感觉，大多是在检查身体时或做其他疾病检查时被发现的。高脂血症主要以并发症出现，如动脉硬化、心脏病、肝功能异常等，甚至有的是高脂血症胰腺炎。由于脂类代谢紊乱和饮食有直接关系，所以饮食调整是防治本病的基础。

减少脂肪、胆固醇含量高的食物的摄入量。有的动物性食物含胆固醇较高，特别是油炸食品如汉堡、鸡、鱼和薯条，这些食品脂肪含量高，可以引起血液中胆固醇的升高。动物肝脏、蟹黄、鱼子等胆固醇含量也很高，应该少吃。多吃蔬菜水果和其他含膳食纤维多的食物，如芹菜、茄子、大蒜、葱、海带、香菇、苹果、山楂、糙米、燕麦等食品，可以促进胆固醇的排泄，降低血脂。多食豆类食物。豆类食品可以使低密度脂蛋白明显降低，减少动脉硬化的危险。

高血脂病人还不宜饮咖啡。大量的咖啡可使血中的胆固醇含量增高，使心脏病发作的危险性增加。忌烟、限酒。吸烟会使血液中含氧量降低，血管痉挛和收缩，易引起高脂血症。长期大量饮酒，会使血液中低密度脂蛋白的浓度增多，而引起高脂血症。

应该注意的是，脂质的摄入分为外源性和内源性两种。所谓外源性，是指通过外界摄入食物热量过多，而引起的血脂代谢紊乱，通过饮食调节可以控制；所谓内源性，是指通过身体器官自身合成，完成内部的能量转换，自身形成的脂质，进而形成血脂代谢紊乱，通过饮食调节不能达到控制的目的。所以需要与医生配合积极治疗。一般来说，这两种情况经常同时出现。

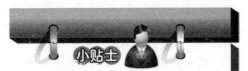

小贴士

正常情况下，人的血清是清澈透明的，而血脂代谢紊乱者的血清是混浊的，严重的还会形成脂肪块。由于血浆中脂质过多，多余的脂肪就进入血管内壁，沉积在血管管壁上，使血管腔变窄，并促使血管的粥样硬化。

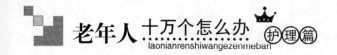
90

得了糖尿病后，老年人对吃东西心存疑虑时，怎么办

对于糖尿病患者，掌握有关饮食要求十分必要。

关于水果：糖尿病患者是可以吃水果的。水果中的碳水化合物主要为果糖、蔗糖、葡萄糖及以多糖形式存在的果胶质和纤维素。纤维素和果胶虽对人体没有营养价值，但有重要的助消化作用。纤维素对肠道的刺激，有利于肠蠕动，帮助食物残渣排泄。果胶质和纤维素是最稳定的糖，不易水解，难以被人体吸收，所以水果使血糖增值最低。糖尿病患者可少量进食水果，但在进食水果时要减少其他碳水化合物的摄入，就是减少主食的摄入量。初患糖尿病及血糖、尿糖控制差的患者应暂时限制水果的摄入。

关于主食：糖尿病饮食主要是控制总热量与脂肪。一是保证主食吃够量。主食摄入不足，总热量无法满足机体代谢的需要，导致体内脂肪、蛋白质过量分解、身体消瘦、营养不良。二是控制油脂、零食、肉蛋类食物摄入量，使每日总热量不超标。虽然粗粮含有较多的膳食纤维，有降糖、降脂、通大便的功效，对身体有益，但如果吃太多的粗粮，就可能增加胃肠负担，影响营养素的吸收，长此以往会造成营养不良。

关于甜食：目前，市场上有大量糖尿病人专用的不含糖甜味剂食品，但各种面包饼干都是粮食做的，与米饭馒头一样，吃下去也会在体内转化成葡萄糖，导致血糖升高。因此，这类食品可以用来改善单调的口味，提高生活乐趣，但必须计算进总热量。

关于用药：按时、规律地用药和吃饭很重要。吃药是为了对抗饮食导致的高血糖，降低体内代谢和其他升高血糖的激素所致的高血糖。不按时吃饭也容易诱发餐前低血糖而发生危险。另外，少吃这一顿，必然下一顿饭量增大，进而导致血糖控制不稳定。胰岛素治疗的目的是为了血糖控制平稳，胰岛素的使用量也必须在饮食固定的基础上才可以。调整所有饮食都要控制在总热量范围内。

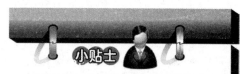

小贴士

糖尿病人不能吃糖是指日常饮食不能直接食用蔗糖和葡萄糖，果糖是可以吃的，果糖的分解不需要胰岛素的参与。但是蜂蜜的主要成分是果糖与葡萄糖，请患者慎食蜂蜜。

91

糖尿病人发生上腹痛伴呕吐，老年人想知道原因时，怎么办

糖尿病人呕吐有可能是有些药物引起的胃肠反应发生呕吐，也有可能是糖尿病酮症酸中毒等引起呕吐，只有查明了原因，才好对病下药。原因可能与以下几种情况有关：

一、饮食不当，加重胃肠负担，反射性地增强胃及小肠的逆蠕动，使胃内容物呕吐出体外，起到保持胃肠功能的作用。因此，不能暴饮暴食、酗酒、过量食用辛辣食物等。

二、要消除心理和外界影响。有些老年人容易受外界因素的影响，出现精神紧张、焦虑、多疑、失眠等，均可引起大脑皮层的功能失调，从而兴奋延髓的呕吐中枢，出现恶心、呕吐。有些老年人的呕吐是由心理因素造成的，表现为进餐时或餐后不久即发生呕吐，医学上称为神经性呕吐。

三、防止胃肠道疾病。临床上有许多胃肠道疾病可引起呕吐，但各有其特点：溃疡病、胃炎呕吐后症状可减轻，而胰腺炎、胆道疾病发生反复呕吐后腹痛常不能缓解。呕吐物中有血迹，或呈咖啡样，提示上消化道出血；若为粪性呕吐物，则提示低位肠梗阻、胃结肠瘘等；胃肠梗阻可引起反复呕吐，幽门梗阻时常有胃型、胃蠕动波、震水声存在，而肠梗阻时则可见肠型及肠鸣音亢进。

四、要注意非胃肠疾病。有些非胃肠疾病常伴有恶心、呕吐，如肾脏疾病导致肾功能不全、尿毒症，常在早晨起床后、进餐前发生呕吐；急性心肌梗死发作时，除胸痛、胸闷、出汗外，常伴有恶心、呕吐；脑血管意外、高血压急症、糖尿病酮症酸中毒等均可引起呕吐。

五、要合理用药。老年人由于患某种疾病，常需服用某些药物，尤其长期服用时，可引起胃肠反应发生呕吐。如阿司匹林、消炎痛、地高辛、复方新诺明、红霉素等。

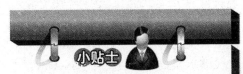

小贴士

糖尿病是一种常见的多发病，我国目前有超过9200万的糖尿病患者，另外还有1.5亿人将成为患者，这样中国已经取代印度，成为全球糖尿病第一大国。此病到目前为止是一种不能根治，但可以良好控制的疾病。在专科医生的指导下，如果能正确运用好现在的三类基本疗法，包括饮食、运动、降糖药物在内的综合疗法，而进行终生性治疗，绝大多数患者可以如正常人一样生活和工作，颐养天年。

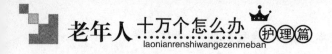
92

患有糖尿病足，老年人在日常生活中欲加强防护时，怎么办

一是与热源保持50厘米距离。由于糖尿病伴发的血管病变使末梢血液循环不良，皮肤温度下降，很多人会选用暖气、热风扇、电热炉、热水袋等取暖装置，但由于患者伴有周围神经病变，对冷热刺激感觉迟钝，经常在不经意间造成脚部烫伤，而这个烫伤很可能就是引发糖尿病足的罪魁祸首。因此，糖尿病患者取暖时应距取暖装置50厘米以上。

二是经常洗脚。洗脚可保持足部卫生，防止足部感染，促进血液循环。但糖尿病患者洗脚时一定要注意水温，避免烫伤，一定要先用手或水温计测试水温，温度保持在40℃左右即可。洗脚时间一般不超过15分钟，洗后注意擦干水，用清洁软棉布拭干趾缝的水分。

三是鞋袜要舒适、宽松、透气，有一定的抗外力作用。袜子应该选择纯棉或羊毛质地的，既吸汗又透气，而且要每日换洗。不要穿带松紧带的袜子，不要穿有补丁或破口的袜子，以防脚受到的压力不均匀，影响足部血液循环。

四是修剪趾甲要细心。趾甲应在光线明亮的环境下修剪，确保能看得很清楚。修剪时要避免边上剪得过深，也不要让趾甲长得过长。修剪好的趾甲，高度一般要高出甲床0.2～0.3

毫米即可。剪后的趾甲应平整光滑，避免有尖锐的部分。

五是养成日常检查习惯。糖尿病患者应每天坚持足部检查，检查内容包括：是否有各种损伤、擦伤、水泡，是否出现皮肤干燥、皲裂，是否存在鸡眼和老茧，皮肤温度和颜色是否正常，是否存在趾甲异常，是否存在肿胀、溃疡、感染等，是否有脚气、灰指甲等。对于脚部不慎受伤的小伤口，正确的处理方法应该是：用清水或盐水清洗伤口，轻轻拭干，用医用敷料覆盖，每天更换敷料。如果伤口在24～48小时内没有好转迹象，或局部出现红、肿、热等表现，即使感觉不到任何疼痛，也应立即去医院找医生进行处理。

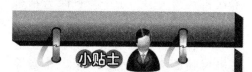

小贴士

糖尿病足按病变程度，分为6级。0级：有发生足溃疡危险因素的足，目前无溃疡；1级：表浅溃疡，临床上无感染；2级：较深的溃疡，常合并软组织炎，无脓肿或骨的感染；3级：深度感染，伴有骨组织病变或脓肿；4级：局限性坏疽（趾、足跟或前足背）；5级：全足坏疽。

93

患有颈椎病，老年人不知道睡觉该注意哪些问题时，怎么办

患有颈椎病的老人对床铺要有选择。各种床铺各有其优缺点，单从预防颈椎病的角度说，应选择有利于保持脊柱平衡，有利于病情稳定的床铺。因此，选择一个放在床板上有弹性的席梦思床垫较好。

枕头是维持头颈正常位置的重要工具。这个"正常"位置是指维持头颈段本身的生理曲线。枕头过高或过低都会对颈部肌肉、韧带、脊髓、神经根及椎体造成不利影响，长期作用会加速颈椎的退行性病变。

因此，一个理想的枕头应是符合颈椎生理曲度要求，质地柔软，透气性好，以中间低，两端高的"元宝形"为佳。因为这种形状可利用中间的凹陷部分来维持颈椎的生理曲度，也可以对头颈部起到相对制动与固定作用，可减少在睡眠中头颈部的异常活动。

还有，对枕芯内容物选择也很重要。荞麦皮：价廉、透气性好、可随时调节枕头的高低；薄绒：质地柔软、透气性好、可随时调节高低；绿豆壳：通气性好、清凉解暑，如果加上适量的茶叶或薄荷则更好，但主要用于夏天。其他如鸭毛等也不错，但价格较高。

枕头不宜过高或过低，切忌"高枕无忧"，以生理位为佳，一般来讲，枕头高以8～15厘米为宜，或按公式计算：（肩宽－头宽）÷2（厘米）。

一个良好的睡眠体位，既要维持整个脊柱的生理曲度，又应使患者感到舒适，方可达到使全身肌肉松弛，容易消除疲劳的调整关节生理状态的作用。根据这一良好体位的要求，应该使胸、腰部保持自然曲度，双髋及双膝呈屈曲状，此时全身肌肉即可放松，最好采取侧卧或仰卧，不可俯卧。

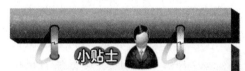

小贴士

头晕是椎动脉型颈椎病病人的常见症状。病人因为颈部的伸展或旋转而改变体位诱发眩晕症状。前庭神经核缺血性病变引起的眩晕，一般持续时间较短，数秒至数分钟即消失，发病时病人可有轻度失神及运动失调，表现为步态不稳或斜向一方；迷路缺血性病变引起的眩晕不伴意识障碍。前庭神经病变引起的眩晕属中枢性眩晕症，迷路缺血性病变属周围性眩晕症。部分病人有恶心感，急性发病时病人不能抬头，少数病人有复视、眼颤、耳鸣及耳聋等症状。

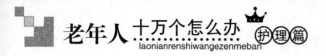
94

腰部劳损后，老年人不知道如何进行自我护理时，怎么办

控制改善腰部劳损病情，发展运动疗法众多。按摩疗法就是其中的一种，按摩虽作用于皮肤肌肉，但却可促进患部血流，加速代谢功能，增强肌腱和韧带弹性。

腰部劳损早期疗法可用推、揉等按摩手法。

推摩法：自我按摩时，四指并拢，拇指分开，手掌平稳地紧贴腰椎两侧的骶棘肌体位上，有节奏地慢速推动，推力由轻到重，渐次递增。

揉捏法：自我按摩腰部肾俞穴（第二腰椎下旁开1.5寸处）和志室穴（第二腰椎棘突下旁开3寸处）。拇指和四指成钳形，将肌束向上微微提拉。揉动时，使用指腹和手掌力量向前做旋转或扭动。

按摩时可沿血液流进方向操作，按摩肌区宜放松。操作手法力求柔和、轻缓。要求用力均匀，动作宜协调，有节律感，切忌疗法粗犷和疼痛反应。

后期则需用按压、拍击和揪扭等腰骶部按摩手法。

按压法：并腿俯卧，采用手掌、掌根或两掌重叠按贴在患者按摩体位，两掌使用下压力量向前移动按压（每次按压可静止2～3秒）。

拍击法：卧姿同上。采用手背或弯曲手指的手掌在患者按摩体位上，有节奏地持续拍击。手指关节和手腕要放松，拍击的速度宜轻快。

揪扭法：卧姿同上。常用拇指和食指指腹揪提患者腰骶部按摩体位，反复揪扭肤体，以呈紫红色为度，持续操作2～3分钟。

后期按摩操作刺激强度较大，可引起患者较大的酸胀感。操作手法力求协调有力，节奏宜均匀平稳。

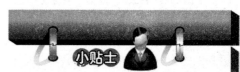

小贴士

对于致病原因明确者，如长期弯腰位工作姿势不良者，应改正不良姿势，选择较为符合腰部生物力学的坐姿，并经常更换，减少慢性损伤机会。每间隔1～2小时一次的工间操或课间休息时的腰部活动，对本病的防治十分有效。

95

经常容易小腿抽筋，老年人想知道其原因和对策时，怎么办

人们常见的腿抽筋其实是小腿肌肉痉挛，表现为小腿肌肉如腓肠肌突然变得很硬，疼痛难忍，可持续几秒到数十秒钟，是一种肌肉自发的强直性收缩。发生在小腿和脚趾的肌肉痉挛最常见，发作时疼痛难忍，尤其是半夜抽筋时往往把人痛醒，有好长时间不能止痛，且影响睡眠。

小腿抽筋发作时应根据不同的原因采取不同的对策，可以很快解除痉挛而止痛。当发生抽筋时，只要据"反其道而行之"，即朝其作用力相反的方向扳脚趾并坚持1～2分钟以上，即可见效。具体来说，如果是小腿后面的肌肉抽筋，可一方面扳脚使脚板翘起，一方面尽量伸直膝关节；当小腿前面的肌肉抽筋时，可压住脚板并用力扳屈脚趾。

腿脚抽筋，平时应注意以下几点：驱寒保暖，注意睡眠姿势，走路或运动时间不可过长，适当参加体育锻炼，必要时补充一些维生素E，适当补钙等。含乳酸和氨基酸的奶制品、瘦肉等食品，能促进钙盐溶解，帮助吸收。

要注意补充钙和维生素D及维生素B_1，可吃钙片，也可吃含钙丰富的食物如虾皮、牛奶、豆制品等。要加强体育锻炼，锻炼时要充分做好准备活动，让身体都活动开，这时下肢的血液循环顺畅，再参加各种激烈运动或比赛，就能避免腿抽筋。要注意保暖，不让局部肌肉受寒。

如腿抽筋的情况多次频繁发生，则应就医治疗。

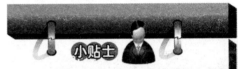

小贴士

抽筋即肌肉痉挛。腿常抽筋大多是缺钙、受凉、局部神经血管受压引起的。平时可适量补钙，多晒太阳，注意局部保暖，也要注意体位的变化，如坐姿睡姿，避免神经血管受压，也可做局部肌肉的热敷、按摩，加强局部的血液循环。

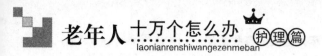
96

身患骨质疏松症，老年人想知道补钙有无作用时，怎么办

许多老年人错误地认为，人老了，骨头脆了，所以要吃钙片来防治骨质疏松。其实不是这么回事。骨质疏松症是一种全身性的代谢性骨骼疾病，是人体衰老的表现。女性在绝经以后5～10年，男性在65～70岁一般都会出现骨质疏松。无论是男性还是女性，一般在30～35岁达到一生中所获得的最高骨量，称为峰值骨量。此后骨质就开始丢失。由此可见，要想老来骨头硬朗，就得在35岁之前打好基础。底子厚了，到老年才剩得多。所以，老年人大量补钙并不能逆转骨量减少的趋势，也不可能治愈骨质疏松。

骨质疏松主要分为两大类，即原发性的骨质疏松和继发性的骨质疏松。针对不同类型的骨质疏松，治疗手段也不一样，千万不能不加区分，一律补钙，否则会出现并发症。继发性的骨质疏松，如钙营养不良等引起的骨质疏松，补充钙剂就非常有效；而对于原发性的骨质疏松就不能依靠补钙来治疗。绝大多数老年人发生的骨质疏松属于原发性骨质疏松，这类

老年人应该在医生的指导下进行治疗，盲目补钙没什么作用。

目前国际上还没有什么有效手段能治愈骨质疏松，能做到的只是预防和减缓。像某些广告上宣传的那样，吃了某种补钙制剂，就能治愈骨质疏松，这是没有道理的。

许多老人误认为，钙补得越多，吸收得也越多，形成的骨骼就越多。其实不是这样。通常，年龄在60岁以上的老年人，每天需要摄入800毫克的钙。过量补钙并不能变成骨骼，如果血液中钙含量过高。可导致高钙血症，并会引起并发症，如肾结石、血管钙化等，危害老人健康。

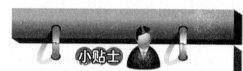

小贴士

钙质含量高的食物有牛奶、酸奶、奶酪、泥鳅、河蚌、螺、虾米、小虾皮、海带、酥炸鱼、牡蛎、花生、芝麻酱、豆腐、松子、甘蓝菜、花椰菜、白菜、油菜等。

97

常为骨刺疼痛困扰，老年人不知道如何护理和预防时，怎么办

骨刺的学术名词为骨疣，是关节因种种原因造成软骨的磨损、破坏，并促成骨头本身的修补、硬化与增生，是一种自然的老化现象。

骨疣如果症状不是很严重的话，可以使用单纯的止痛药、消炎药、镇静剂及肌肉松弛剂或非类固醇抗炎止痛剂，如阿司匹林、普拿疼等，减轻疼痛，使症状得到缓解。内服药物通过肠胃吸收、消化、分解，最后通过血液循环，才可将药物输入送给局部。整个过程需要通过层层屏障才能到达病灶部位，然药效已所剩无几，因此效果极为缓慢且低效，且临床应用这些方法只能缓解疼痛症状，功能康复是无法逆转的，骨质修复更是无从谈起；而且口服药对肝、肾、胃肠损伤极大。因此选择外用的中药贴剂，效果会更好，从外皮渗透，药物渗入骨质，也没有副作用。

可选择热敷、超声波、电刺激、头部牵引术等复健方法。热敷是为了增加局部病态组织血液循环，改善肌肉的缺血现象；电刺激与超音波则是为了促进较深部肌肉构造血液循环；头部牵引则有拉开神经孔、增加局部血液循环与减少关节负担的作用。

当药物治疗或是复健治疗3个月以上，仍无法改善症状时，就必须进一步施以手术治疗。初期可以进行减压手术，将压迫神经的骨刺移除。这些手术包括椎板切除术、椎间盘切除术及椎体切除术。中期可接受脊椎内固定手术，再加上自体骨移植，以达到骨融合的目的。

日常生活中应选择软底鞋如橡皮底的鞋子；避免走在坚硬的表面上，例如水泥地、木板，或无地毯的地板。可在脚跟处加护垫，以减轻疼痛。垫上泡沫软垫，可减轻骨刺对周围的压迫。如果疼痛得比较厉害，可进行一些热敷。轮流用热水及冷水泡脚，对减轻症状大有好处，用冰按摩脚底也有帮助。减肥是引发骨刺的原因之一。锻炼时可以用骑脚踏车或游泳取代走路或慢跑，既达到了锻炼的目的，又不会伤及病脚。

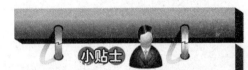
小贴士

骨疣是脊椎退化过程中所伴随的一种现象。当骨头与软组织接壤的地方因长期承受压力、拉力、损伤，造成脊椎与脊椎间的软骨渐渐失去水分与弹性，致使骨骼出现退化性改变，这种骨骼退化性改变就会导致骨质增生，而形成骨疣。另外，反复活动或不适当的运动，也常会使关节部位的骨骼及软组织过度磨损，而长出骨刺。

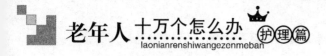

98

行走后关节肿痛，老年人要预防其发生或减轻症状时，怎么办

关节痛属于关节软骨的自然损伤和老化现象。软骨是沿着关节排列的物质，它能防止骨头末端互相摩擦在一起，并且让关节在充满关节液的状态下自由移动。当年岁渐老，人体的软骨被磨损，骨头就暴露了，手指、膝盖、脖颈等处的关节和关节靠在一起活动摩擦时就疼痛、肿胀、僵硬、有响声了。如果通过合理的治疗和日常保健，是完全可以预防其发生或减轻症状的。

首先，避免在潮湿处睡卧，不要汗出当风，不要在出汗后洗凉水浴或洗脚，以防风、湿、寒三邪气对膝关节的侵害，膝关节不过于劳累或负荷过重。老年人膝关节痛绝大多数是退行性变引起的骨性关节炎。

预防及治疗方法：

一、避免久站、过度活动和过度负重，积极锻炼伸膝肌肉，以保持关节稳定。

二、减轻体重。体重增加会导致膝关节负荷增加，关节软骨磨损加重。

三、关节内注射药物透明质酸钠有润滑、营养软骨的作用，早期疗效明显。膝关节严重积液、活动受限者，应抽取关节积液后，注入强的松龙等药物，可使关节积液迅速消退，缓解疼痛。

四、消炎镇痛药。此类药往往引起胃肠道不良反应，应饭后服用。

五、理疗、手术。风湿和类风湿性关节炎，应尽早去医院诊治。早期患者最关键的治疗是稳定关节，坚持做双则股四肌等收缩的静力训练，即取卧或坐姿，双下肢伸直，用力绷紧大腿前方肌肉群。关节肿胀，疼痛加重时应休息。避免深蹲、负重、上下楼梯等活动，同时请医生配合理疗和药物治疗。

小贴士

在生活中，很多人受到关节疼痛的困扰。造成关节疼痛的原因很多，根据年龄、性别、发作部位、症状特征，一般可以归纳出软组织性、软骨性、骨性和炎症性等原因。任何原因导致的关节炎，如能及时就医，对症治疗，一般都能治愈或缓解。

99

经常脚后跟疼痛，老年人想知道有什么方法可以缓解时，怎么办

引起脚跟疼痛的原因较多，跟腱周围炎、跟骨骨刺、跟骨骨膜炎、骨下脂肪垫损伤、跟骨骨折、跟骨皮下滑囊炎、跗骨窦软组织劳损、跟骨结核、肿瘤等，均可引起脚跟疼痛。

在脚跟无开口或真菌感染的情况下，刺痛可能是疲劳或姿势不当引起的。如果是阵痛的话可能就是休息不足、精神压抑引起的；如果是真菌感染的话最好尽快就医诊治。非真菌感染的话，每日清晨用脚尖直立跳跃少许时间，之后深呼吸，用温水敷脸。持续一周症状可减轻。

绝大多数的脚后跟疼痛都是由于韧带发炎引起的。人的脚后跟由33个关节和100多块肌腱和韧带组成，脚底的韧带紧连着跟骨的底端，当人行走时，巨大的牵拉力集中在跟骨下面韧带上一个狭窄的区域内，反复的牵拉摩擦容易导致韧带和骨骼结合部位发炎，造成疼痛。同时，体重也和后跟疼痛有一定关系，一般来说，较胖的人更容易患后跟疼痛。

鞋子是引起后跟疼痛的主要原因之一。脚部的骨骼，肌肉和韧带承受着人的整个体重，这就要求鞋子充分地支持足弓，使脚掌受力均匀，使韧带得到适当的放松。但是，有的制造商为降低成本，在鞋子的内部结构上偷工减料，导致鞋内的构造不能有效地支撑足弓，力量集中于脚掌的某一部分，这样会加大韧带的压力，使韧带更容易发炎。

因此，要保护好脚后跟，首先要挑选质量合格的鞋，特别是运动鞋，同时注意不要让脚过度疲劳。有的人由于工作需要，例如售货员，每天站立的时间较长，则可以采用改变站姿的方法，前倾和后倾站立相交替，或者时而扶着柜台放松一下脚关节，以防止韧带的某一部位长时间承受太大的力量。如果脚跟已经有了疼痛发炎的现象，就应该停止运动，让韧带充分休息。还可以采用一种"跟骨垫"将后跟垫高，使脚掌受力点前移，减少后跟韧带的拉力，帮助韧带尽快恢复。

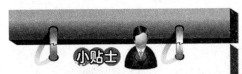

小贴士

足跟痛的保养方法有：一、休息；二、选择厚鞋底，鞋底不能软，鞋垫软一些的鞋子，最好后跟部有一定弧度，以适应足跟的弧形；三、足跟部应用软垫，如硅胶制成的跟痛垫，保护足跟减轻摩擦；四、功能锻炼。

100

患有咳嗽，老年人要进行饮食调理时，怎么办

这里推荐几种咳嗽的食疗方法。

一、萝卜蜂蜜饮。用料：白萝卜5片、生姜3片、大枣3枚、蜂蜜30克。

制法服法：将萝卜、生姜、大枣加水适量煮沸约30分钟，去渣，加蜂蜜，再煮沸即可。温热服下。每日1～2次。

功效主治：萝卜味辛、甘，性凉，有清热生津，凉血止血，化痰止咳等作用。本饮可起到散寒宣肺，祛风止咳的作用。治疗伤风咳嗽，以风寒感冒咳嗽为宜。

注意事项：体弱屡易感冒咳嗽，久治不愈的，可试用。但风热咳嗽，见发热痰黄者，则不宜选用。

二、百合蜜。用料：百合60克、蜂蜜30克。

制法服法：将百合洗净晾干，与蜂蜜拌匀，入锅隔水蒸熟。

功效主治：百合味甘、微苦，性微寒。有润肺止咳、清心安神作用。含淀粉、蛋白质、脂肪、多种生物碱、钙、磷、铁等成分。特别是入秋之后的干咳，伴大便秘结更宜。

注意事项：脾虚便溏者不宜选用。

三、荸荠百合羹。用料：荸荠（马蹄）30克、百合1克、雪梨1个、冰糖适量。

制法服法：将荸荠洗净去皮捣烂，雪梨洗净连皮切碎去核，百合洗净后，三者混合加水煎煮，后加适量冰糖煮至熟烂汤稠。温热食用。

功效主治：荸荠味甘，性微寒，能清热生津，凉血解毒，化痰消积等

作用，含淀粉、蛋白质、脂肪、钙、磷、铁、维生素C和荸荠素等成分，荸荠素对金黄色葡萄球菌、大肠杆菌及绿脓杆菌有抑制作用；梨能清热生津，润燥化痰；百合润肺止咳。三者合用则起滋阴润燥、化痰止咳的作用。治疗痰热咳嗽，痰黄稠，咽喉不利。用于慢性气管炎见痰热症者。

注意事项：脾虚便溏、咳痰清稀者不宜选用。

四、川贝母蒸梨。用料：雪梨或鸭梨一个，川贝母6克，冰糖20克。

制法服法：将梨于柄部切开，挖空去核，将川贝母研成粉末后。

装入雪梨内，用牙签将柄部复原固定。放大碗中加入冰糖，加少量水，隔水蒸半小时。将蒸透的梨和其中的川贝母一起食入。

功效主治：贝母为化痰止咳良药，与雪梨、冰糖并用，则起化痰止咳，润肺养阴功效。治疗久咳不愈，痰多，咽干，气短乏力。

注意事项：本方性味平和，对久咳者适用。复有外感者不宜用。

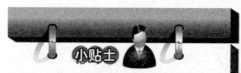

小贴士

咳嗽是人体清除呼吸道内的分泌物或异物的保护性呼吸反射动作。虽然有其有利的一面，但剧烈长期咳嗽可导致呼吸道出血。治疗咳嗽应区分咳嗽类型，西药、中药皆可，但以食疗为最佳。

101

每天早上起来总有很多痰，老年人要进行防治时，怎么办

在吸烟者或一般人的呼吸道有病变时，痰量就增多。首先要弄清楚是不是属于病理性的。如慢性支气管炎遇寒凉后易犯咳、喘、痰多。肺炎有铁锈痰，并伴发冷发热。肺结核发热、盗汗，形成肺空洞时痰量多，化验能找到结核菌，可伴有血痰。支气管扩张，可分成稀、黏稠、特黏稠三层，也可伴咯血。肺脓疡痰量特多而臭，伴发热。绿脓杆菌感染痰呈绿色或黄绿色，较黏，伴发热。肺癌咳痰稀或稠，有时带血，晚期痰也臭。为了查清痰多的病因，应到医院详细检查，针对病因积极的治疗。

痰是呼吸道分泌出的黏液，通过咳嗽把痰排出，可保持呼吸道自洁和通畅。患慢性气管炎，痰特别多的时候，一定要及时把痰咳出，否则会诱发呼吸道阻塞而引起肺炎。还可以通过一些自我按摩法，让痰症得到缓解：

按摩鼻、喉两个部位。用弯曲的拇指顺鼻骨，两侧、上下按摩44下。再把双手掌放在喉骨部位，双手上下按摩66下。早晚各一次。早上起床后，按摩之前先喝一杯白开水。以上方法要持之以恒，才见效果。

养成早晚洗鼻的良好卫生习惯，疏通鼻道，减少鼻腔内病毒数量，减轻鼻腔炎症，最终消除鼻源性痰。

在秋天的时候，痰多的老年人应该注意燥为秋邪，易伤津损肺，耗伤肺阴，这时应该多饮食莲子、芡实、鱼鳔、蜂蜜等，有滋阴润肺作用；冰糖银耳汤、黄精秋梨汤、雪梨膏、百合莲子汤、山药莲子汤、芡实山药羹等也有养阴润肺作用，不妨常食。平日里避免受凉，如天气变化、空调环境等，及时增减衣服。注意锻炼，增强体质。戒烟，吸烟者肺癌发病率高。如患病应及早就医。

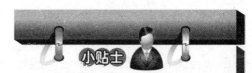

小贴士

痰在医学上的定义，是指肺及支气管等鼻腔以下的呼吸管道的黏膜所分泌、用来把异物排出体外的黏液，特别是经过咳嗽吐出来的分泌物。痰过多的话就应该引起重视了，并采取相应措施。在人的呼吸道里，许多小纤毛麦浪一样朝向口腔的方向，慢慢将脏东西推出来，推到嗓子眼儿时，人就会咳嗽吐痰。每个人的痰密度不同，里面什么样的细菌都可能携带。如果随便乱吐，痰变干后，痰中成千上万的细菌就会飘到空气中。

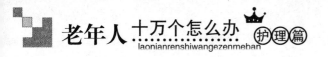
102

经常消化不良，老年人想知道一些自我防治措施时，怎么办

老年人消化吸收不良是由于各种疾病引起小肠对摄入的营养物质消化和吸收不足而造成的一种临床症候群。其病因各异，而临床表现和实验室检查有相同之处，即对蛋白质、脂肪、碳水化合物维生素、矿物质和水等的消化吸收障碍，常以脂肪消化吸收不良最为突出，称为脂肪泻，也可有多种营养素的吸收障碍。当发生消化不良时，应暂停进食，实行"饥饿疗法"。

禁食一餐或两餐酌情而定。禁食期间可根据口渴情况饮用淡盐开水，以及时补充水和盐分；也可饮用糖加盐水，因为糖可迅速吸收，不至增加胃肠负担。如无须完全禁食时，则减量进食，或只吃易消化的粥类加点开胃小菜。这样使胃肠感觉轻松舒适，消化不良易于矫正。少食刺激性食物、生冷食物以及咖啡、巧克力、土豆、红薯和酸性食物。以少食多餐为原则，忌烟戒酒。

也可使用助消化药物。一般常用的药物有吗丁啉，系胃动力药，能加强食物从胃排空，减轻胃胀。米曲菌胰酶片，可补充消化酶，促进食物分解，使营养易于吸收；乳酸菌素片，能在肠道形成保护层，阻止病原菌及病毒的侵袭，还能促进胃液分泌，增强消化功能。其他助消化的中药如神曲、木香、山楂、麦芽、谷芽、陈皮等可酌情使用。

较轻微的消化不良，或仅仅是一时性过饱，您可采用饭后散步、腹部轻柔按摩、1～2小时后参加体育运动或体力劳动，增强身体热量的消耗，尽快消除消化不良现象。

已出现消化不良症状后，忌进食荤腥、油腻、海味等不易消化食物，也不宜再吃较多的甜品或冰淇淋一类食物。必须以清淡食物为主，维持1～2天即可使胃肠道得以清除消化不良的食物残渣，从而使消化机能康复。

小贴士

常食大麦及大麦芽、酸奶、苹果、西红柿、橘皮、鸡肫皮（又称鸡内金）、番木瓜、白菜等8种食物，有利于消化。

103

胃、十二指肠手术后，老年人不知道如何饮食护理时，怎么办

进行胃、十二指肠手术，主要是针对顽固的溃疡症，在我国当前普遍采用的是胃大部切除术和根治性胃切除手术。可以说这对胃肠功能造成了严重的损伤，因此饮食上的护理就显得格外重要。

首先在烹调上要以蒸、烧、炒、炖等为主要方法。减少对食物的煎、炸、烟熏等烹制，因为这些方法会让食物难以消化，在胃内停留时间较长，反而影响溃疡面的愈合。对胃酸分泌过多的食物也要少吃，如肉汤、生葱、生蒜、浓缩果汁、咖啡、酒、浓茶等，以及过甜、过酸、过咸、过热和生、冷、硬的食物。限制多渣食物和含粗纤维食物的摄入，如韭菜、豆芽、鱼干及各种粗粮。这些食物不仅粗糙不易消化，而月还会引起胃液大量分泌，加重胃的负担，但经过加工制成菜泥等易消化的食物后则可以食用。

其次术后应该选择用易消化、含足够热量的蛋白质和维生素丰富的食物，如稀饭、细面条、奶、软米饭、豆浆、鸡蛋、瘦肉、豆腐和豆制品。富含维生素A、维生素B、维生素C的食物也是首选，如新鲜蔬菜和水果等。这些食物可以增强机体抵抗力，有助于修复受损的组织和促进溃疡愈合。在溃疡活动期，以进食流质或半流质，易消化，富有营养的食物为好。为避免病人大便干燥，多吃润肠食物，如琼脂、香蕉、蜂蜜等能润肠的食物，这对溃疡病人很重要。

最后养成良好的饮食习惯，吃饭定时定量，细嚼慢咽，少说话，不看书报，不看电视，保持精神愉快。另外，溃疡病人还应戒烟，因烟草中的尼古丁能改变胃液的酸碱度，扰乱胃幽门正常活动，诱发或加重溃疡病。

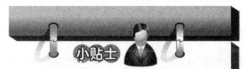

小贴士

南瓜性温，味甘，含有维生素和果胶。果胶有很好的吸附性，能黏结和消除体内细菌毒素和其他有害物质（如重金属中的铅、汞和放射性元素），起到解毒作用。南瓜所含果胶还可以保护胃肠道黏膜，使胃肠道黏膜免受粗糙食品刺激，促进溃疡面愈合，适宜于胃病患者。南瓜所含成分能促进胆汁分泌，加强胃肠蠕动，帮助食物消化。它能消除致癌物质亚硝胺的突变作用，有防癌功效，并能帮助肝、肾功能的恢复，增强肝、肾细胞的再生能力。

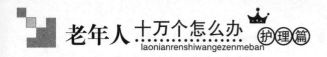

104

患有慢性胃炎，老年人不知道日常生活中该注意什么时，怎么办

慢性胃炎一般分为两个类型：炎症病变比较表浅，局限在胃黏膜表面一层（不超过1/3）者，称作慢性浅表性胃炎；而炎症病变波及胃黏膜的全层，并伴有胃腺体萎缩者，则为慢性萎缩性胃炎。慢性胃炎是常见病和多发病。

慢性胃炎的发病诱因有许多，常见的有长期大量地饮酒和吸烟，饮食无规律，饮食物过冷或过热、过粗糙坚硬，浓茶、咖啡和辛辣刺激性食物等都易诱发或加重病情。饮食不卫生所导致的胃黏膜受到幽门螺杆菌的感染所致的慢性胃炎不易痊愈。急性胃炎治疗不彻底，会转成慢性胃炎。某些药物，如阿司匹林、保泰松、糖皮质激素等可破坏胃黏膜屏障，诱发或加重胃炎。

中、重度萎缩性胃炎，特别是萎缩性胃炎伴有病理检查上的结肠型上皮化生或不典型增生者，属于癌前病变，如不积极治疗和合理调养，比较容易诱变为胃癌。因此，慢性萎缩性胃炎需要定期做胃镜复查：一般的慢性萎缩性胃炎3年复查一次，伴有不完全性结肠型肠上皮化生伴轻度不典型增生者1年一次，伴中度不典型增生者3个月一次，伴重度不典型增生者（癌变率10%以上）应视为癌变，可予手术切除治疗。只有积极治疗、生活调养、定期复查，才能使病变好转或静止而不发展，从而防止胃癌的发生。即便是病情发展，若能坚持定期复查胃镜，也能及时发现。

慢性胃炎患者要在饮食方面十分注意：饮食规律、少食多餐、软食为主；应细嚼慢咽，忌暴饮暴食；避免刺激性食物，忌烟戒酒、少饮浓茶咖啡及进食辛辣、过热和粗糙食物；胃酸过低和有胆汁反流者，宜多吃瘦肉、禽肉、鱼、奶类等高蛋白低脂肪饮食；避免服用对胃有刺激性的药物（如水杨酸钠、消炎痛、保泰松和阿司匹林等）；缓解精神紧张，保持情绪乐观，从而提高免疫功能和增强抗病能力；注意劳逸结合，适当锻炼身体。

积极治疗口咽部感染灶，勿将痰液、鼻涕等带菌分泌物吞咽入胃导致慢性胃炎。保持精神愉快：精神抑郁或过度紧张和疲劳，容易造成幽门括约肌功能紊乱，胆汁反流而发生慢性胃炎。

小贴士

烟草中的有害成分能促使胃酸分泌增加，对胃黏膜产生有害的刺激作用，过量吸烟会引起胆汁反流。过量饮酒或长期饮用烈性酒能使胃黏膜充血、水肿甚至糜烂，慢性胃炎发生率明显增高。

105

痔疮手术以后，老年人不知如何进行护理时，怎么办

痔疮手术后可将消炎痛栓、洗必泰痔疮栓、红霉素栓、马应龙痔疮栓等药填塞于肛门内即可。开放创面除使用上述栓剂外，亦需将凡士林油纱条、中药生肌玉红膏纱条或红粉纱条等填塞肛内并用其保护创面，以利于创面引流。

保持大便通畅也是非常重要的，在痔疮手术后一般要在24小时以后方可第一次排便。在禁止排便的这段时间里，应多饮水和食用有润肠作用的饮料如蜂蜜、果汁和青菜汁等，这样可以促进排尿和避免大便秘结。由于手术损伤肛管皮肤，引起括约肌痉挛，所以第一次排便前应口服麻仁润肠丸、果导片等润肠药物。

若大便秘结严重，可用石蜡油灌肠，便前温水坐浴使肛门括约肌松弛，使排便所引起的肛门疼痛有所减轻。一般讲第一次排便常伴有少量鲜血，系粪便摩擦创面所致，属正常现象，不必惊慌。以后应养成每日晨起排便的习惯，便后坐浴换药。为防止大便干燥，应多吃含纤维素高的饮食和高脂肪油类，不应每日依靠泻药排便。如有便秘，可于临睡前口服麻仁润肠丸、地榆槐角丸、牛黄解毒丸或果导片，待大便变软后应立刻停药。

坐浴是清洁肛门，促进创面愈合和消炎的简便有效的方法。每次便后都必须坐浴，坐浴时先用热气熏，待水温适中时，再将肛门会阴部放入盆内洗涤坐浴，每次20分钟左右。坐浴可用温热盐水、高锰酸钾液等。

一般讲手术创面较大，而伤口尚未完全愈合期间，应尽量少走路，这样可避免伤口边缘因用力摩擦而形成水肿，延长创面愈合时间。创面愈合后3个月左右不要长时间骑自行车，以防愈合的创面因摩擦过多而引起出血。

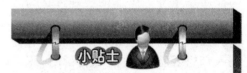

小贴士

痔疮发病原因颇多，久坐、久站、劳累等使人体长时间处于一种固定体位，从而影响血液循环，使盆腔内血流缓慢和腹内脏器充血，引起痔静脉过度充盈、曲张、隆起、静脉壁张力下降，是发病的重要原因之一。

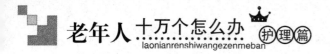
106

患有慢性肾衰（尿毒症），老年人不知道如何安排饮食时，怎么办

很多慢性肾衰竭患者都存在严重的营养不良，究其原因主要有两个方面：一方面是因为控制饮食所致；另一方面则是部分慢性肾衰竭患者为减轻肾脏负担而采取的饥饿疗法，这在一定程度上加重了营养不良，造成机体抵抗力下降和低蛋白血症，且很容易合并感染，加重病情，导致肾功能恶化。以下介绍几种饮食误区，以便纠正错误的做法：

一、不吃盐少饮水。由于大家都知道水、盐与水肿直接相关，所以许多病人对吃盐饮水特别注意，造成"恐盐"、"恐水"的心理，甚至不吃盐，结果适得其反。限盐限水对有高血压、水肿、少尿的慢性肾衰病人是必要的，以免造成过多水钠潴留，水肿加重和高血压等。但并非所有的病人都应限制水和盐。若无高血压、水肿和少尿，则不应限制水、盐的摄入。即使有水肿和少尿等症状，亦应采取低盐饮食，适当控制入水量。因此，慢性肾衰病人是否严格控制水、盐的摄取，应视具体情况由医生决定。过度恐盐、恐水是没有必要的。

二、素食可减轻肾脏负担。优质低蛋白饮食不等于素食，素食并不能减轻肾脏负担。每日蛋白质的摄入量应有所控制，每日蛋白质的摄入量可根据自己的血肌酐水平粗略估计，此症不宜选用植物蛋白如豆浆和豆腐等豆类及豆制品。

三、多喝"骨头汤"能补钙强身，但骨头汤中含有较多的磷，食用后造成磷在体内蓄积，会加重高磷血症。实践证明，喝骨头汤不但改善不了钙缺乏，而且会由于血磷升高而加速肾功能损害。而低磷饮食可延缓肾功能不全引起的继发性甲状腺功能亢进症、肾性骨痛等，因此，慢性肾衰竭患者宜低磷饮食。

四、饥饿疗法可保护慢性肾衰竭患者的肾功能。大多数慢性肾衰竭病人每日主食都控制在250～300克以内，过分限制将造成患者营养跟不上去。如果采用饥饿疗法，这在一定程度上加重了营养不良，造成机体抵抗力下降和低蛋白血症，且很容易合并感染，加重病情，导致肾功能恶化。

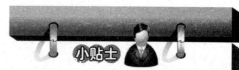

小贴士

慢性肾功能衰竭又简称慢性肾衰，是由多种慢性疾病引起肾脏损害和进行性恶化的结果，使机体在排泄代谢废物和调节水、电解质、酸碱平衡等方面出现紊乱的临床综合征群，是威胁生命的重要病症之一。慢性肾衰的终末期，人们往往又称之为尿毒症。

107

患有尿毒症，老年人不知该如何调整饮食时，怎么办

俗话说"三分病七分养"，接受透析疗法或肾移植，尿毒症病人常可取得满意的疗效，而一般尿毒症病人的药物治疗效果不太理想。如果安排合理的饮食，可以减少体内有毒物质的生成，减轻病人的症状。尿毒症病人的饮食，既要讲究营养，也要适应该病病症的需要。

尿毒症病人主要是体内毒性代谢产物排泄受阻，表现为体内积聚过多的蛋白质代谢产品，如尿素氮、肌酐等，由于氨基酸代谢紊乱，人体必需的氨基酸减少。因此，在尿毒症病人的饮食中，应该给予既限制蛋白质而又是高氨基酸的食品（主要是人体必需氨基酸），一般应该给予低蛋白饮食，每天约供应20克蛋白质即可，以减轻肾脏的负担。

给予低蛋白饮食时，尽量给予优质蛋白食品，通常选用鸡蛋、牛奶、鱼等较好；其次可采用口服或静脉注射必需氨基酸。而糖类饮食则要充分，以保证必要的热量供应。一般每天应供2000千卡以上热量。主食品种要多样化，以利于增加病人的食欲。注意选用富含维生素的蔬菜、水果；脂肪量也不必限制，以病人可以接受为度。如果浮肿明显，要限制水和盐。应用利尿药用，尿量过多时，注意选用含钾食品。如尿量在1000毫升以下，可选用低钾食品。避免使用含磷高的动物内脏及动物脑，防止血磷升高。对刺激性食品（酒、辣椒），应该予以严格限制。

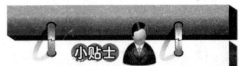

小贴士

山药莲子羹。原料：鲜山药、莲子各20克。制法：把鲜山药和莲子捣烂，用沸水100毫升浸泡30分钟即可。功效：健脾化湿，宁心安神。适宜恶心、呕吐的尿毒症患者。

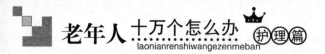
108

患有前列腺增生，老年人想了解一些自我护理知识时，怎么办

据医学统计，大约有50%以上的老年人患有前列腺增生。患者要注意，首先就是防止受寒。秋末至初春，天气变化无常，寒冷往往会使病情加重。因此，患者一定注意防寒，预防感冒和上呼吸道感染等。

在饮食上绝对忌酒，因为饮酒可使前列腺及膀胱颈充血水肿而诱发尿潴留。辛辣刺激性食品，既可导致性器官充血，又会使痔疮、便秘症状加重，压迫前列腺，加重排尿困难。适量饮水，因为饮水过少不但会引起脱水，也不利排尿对尿路的冲洗作用，还容易导致尿液浓缩而形成不溶石。故除夜间适当减少饮水，以免睡后膀胱过度充盈。白天应多饮水，不可憋尿，憋尿会造成膀胱过度充盈，使膀胱逼尿肌张力减弱，排尿发生困难，容易诱发急性尿潴留。因此，一定要做到有尿就排。不可过劳，过度劳累会耗伤中气，中气不足会造成排尿无力，容易引起尿潴留。经常久坐会加重痔疮等病，又易使会阴部充血，引起排尿困难。经常参加文体活动及气功锻炼等，有助于减轻症状。

有些药物可加重排尿困难，剂量大时可引起急性尿潴留，其中主要有阿托品、颠茄片及麻黄素片、异丙基肾上腺素等。近年来又发现钙阻滞剂和异搏定能促进泌乳素分泌，并可减

弱逼尿肌的收缩力，加重排尿困难，故宜慎用或最好不用某些药物。同时，应及时、彻底治疗前列腺炎、膀胱炎与尿道结石症等。

按摩小腹，点压脐下气海关元等穴，有利于膀胱功能恢复。小便后稍加压力按摩，可促进膀胱排空，减少残余液。值得提醒的是，本症发展缓慢、病程长，若能从中年开始预防效果更好。除采取上述措施外，还应防止性生活过度，尤其要警惕性交中断行为。据临床观察，多数患者只要能坚持自我保健措施落实和注意及时治疗，效果均很好。反之，坚持差的效果不理想。

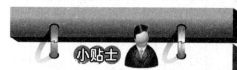

小贴士

前列腺分内外两层：内层为尿道周围的黏膜和黏膜下腺体；外层为前列腺体。后者构成前列腺的主体，两层之间有纤维膜隔开。前列腺增生主要发生在内层，在膀胱颈至精阜一段后尿道的腺体间质中，该部分为移行带镜检可见。腺体间质有轻度增生组织，结构以增生的结缔组织和平滑肌为主，并有增大的腺囊、增生腺管上皮呈乳头状向囊腔内突出，形成间质腺样组织的混合性结节。

109

得了尿路感染后，老年人想积极地进行护理时，怎么办

尿路感染是由细菌直接侵袭所引起。尿路感染分为上尿路感染和下尿路感染。上尿路感染指的是肾盂肾炎，下尿路感染包括尿道炎和膀胱炎。此症多为女性患者，由于其生理结构的原因，更容易引发感染。因此，要遵医嘱坚持用药治疗。

一般治疗尿路感染的时间为10～14天。当病情反复发作，或病情较重时，抗菌治疗时间应适当延长。一般在症状消失、尿中白细胞正常、尿细菌培养阴性5～7天后停药。少数情况下，经2～4星期的治疗仍不足以缓解症状时，可采用长程抗菌疗法。除此之外停药后的随访也是非常重要的。在停药后的第1、2、4、6周，复查尿白细胞和尿细菌培养。如多次结果均为阴性，可以认为该病已经治愈。如果再次有尿白细胞增多和尿细菌培养阳性，则应重新给予抗菌治疗。如反复发作，可采用长程抑菌疗法。其目的不是完全杀灭细菌，而是抑制细菌生长，使尿中细菌数控制在较低水平而不会引起复发。

老年人的尿路感染既然难治愈，又容易复发，那么就应该做到防患于未然。首先生活要有规律。每天参加一些体育锻炼，如打太极拳、慢跑步、散步等，以增加身体免疫力。如患有糖尿病、高血压病、肾病等，应积极治疗；多喝水，每天至少喝水2500～3000毫升，以增加尿量，加强尿流的冲洗作用。洗澡应采取淋浴或每晚坚持清冲洗会阴部。必要时用一些高锰酸钾清洗或坐浴（其量的多少可根据盆内水的颜色变成粉红色为准）。每天需要更换内裤。毛巾及内裤最好用沸水蒸煮消毒。同房后应排尿一次，以排出尿道内的细菌。

饮食上宜清淡。平时应该多吃新鲜瓜果、蔬菜等。

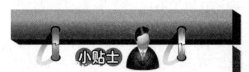

小贴士

老年女性绝经后体内雌激素减少，容易引起尿路黏膜变薄，以及阴道pH值升高，局部抵抗力下降；而输尿管等平滑肌张力下降又可引起排尿不畅等。故可在医生的指导下进行雌激素替代疗法，对预防尿路感染有一定的帮助。

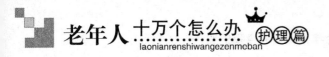

110

常会发生腹胀，老年人要进行饮食等方面调节时，怎么办

进入老年，人体机能下降，消化系统功能也会出现紊乱或减弱，因此老年人常有腹胀的感觉。如果经常腹胀，可以参考下面的饮食习惯。

不吃不易消化的食物。炒豆、硬煎饼等硬食物不容易消化，在胃肠里滞留的时间也较长，可能产生较多气体引起腹胀。少食高纤维食物，如土豆、面食、豆类、卷心菜、花菜、洋葱等蔬菜，都易在肠胃部制造气体，导致腹胀的发生。改变进食太快或边走边吃的饮食习惯，因为这样容易吞进空气；常用吸管喝饮料也会让大量空气潜入胃部，引起腹胀。

要克服不良情绪，如焦躁、忧虑、悲伤、沮丧、抑郁等，因为这些不良情绪也会削弱您的消化功能，或刺激胃部制造过多胃酸。胃气增多，腹胀加剧。每天坚持一小时左右的适量运动，不仅有助于克服不良情绪，而且可帮助消化系统维持正常功能。

腹胀者宜吃以下食物：

金橘：能理气、解郁、化痰、除胀、醒酒。无论气滞型腹胀或是食滞型腹胀，煎汤喝或泡茶饮皆可。

佛手：理气、化痰，也能消食解醒。凡是腹胀之人，无论是气滞或食滞引起，均宜用鲜佛手12～15克或干品6克，开水冲泡，代茶饮。

槟榔：下气除胀，又能消食解酒。凡气滞或食滞腹胀者均宜。槟榔毕竟是破气耗气之物，适宜身体壮实之人短暂食用。

萝卜：能健胃消食、顺气宽中。萝卜对食滞腹胀者尤宜，或捣汁饮，或煎水服。

山楂：消食积，特别是能消化肉积。凡食积腹胀者，均宜多吃些山楂。

大麦芽：能和中、消积、下气，对脘腹胀满者，食之颇宜。

杨梅：能和胃消食，唐代食医孟诜认为杨梅"和五脏，能涤肠胃"。

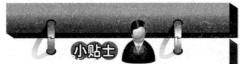

小贴士

体内积聚的气体无法排出体外，会对消化系统造成压力，使人产生胀气甚至疼痛的不适感。频繁地排气（俗称放屁）、打嗝、觉得腹胀或疼痛，是许多生活节奏快、压力大的人，几乎每天都可能发生的毛病。散布在人体消化道内的气体主要来源有二：一是外在的空气进入体内。当你滔滔不绝地说话、咀嚼口香糖、用吸管喝饮料，或囫囵吞枣地咽下食物时，不少空气也随着下肚。另一个来源是大肠内细菌分解食物过程产生的。

111

面对老年期抑郁症，老年人想知道有哪些护理手段时，怎么办

抑郁症的治疗主要有三大类，即电疗、药物治疗和心理治疗。

电疗：主要用于有严重自杀企图的患者。

药物治疗：适用于各种类型的抑郁症。常用的抗抑郁药是三环抗抑郁剂。其中多虑平，可用于病情较轻而有明显焦虑情绪者；阿米替林，病情较重并有失眠者可选用；丙咪嗪，病情较重但无失眠者选用。抗抑郁药的副作用较多，如体位性低血压、心跳加快、便秘、口干、排尿困难、血管神经性水肿、四肢颤动、心电图改变等。因此，应在医生指导下服用抗抑郁药，从小剂量开始，并观察药物的副作用。

心理治疗：适用于较轻的抑郁症患者。俗话说，心病还需心药医，因而心理治疗在治疗抑郁症上占有重要位置。患者要充分认识自己，客观地认识周围环境，分析自己的成就，提高其对自己的评价。进而扩大活动范围，增强适应社会、应付环境的能力，重建信心。特别要注意改善夫妇关系和与周围人的关系。

另外，患者要学会松弛紧张状态的技巧，如遇困难、挫折时应先压一压怒气或怨气，然后到亲朋或精神科医生那里倾诉苦衷，不能闷在心里。

对较重的病人特别是情绪消极悲观、有厌世念头的人，要加强家庭护理，严防病人自杀。有些病人服药后病情明显好转，也不可放松警惕，最好送医院治疗。

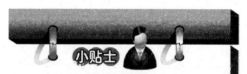

小贴士

抑郁症患者长期心情低落，愉快感丧失，觉得自己没用了，没有希望了，生不如死，经常出现自杀观念，自杀企图，甚至有自杀行为。与青壮年患者相比，老年抑郁症患者一旦下决心自杀，意志更加坚定，行为更加隐蔽，自杀的发生率更高。因此，抑郁症患者只要有自杀观念，就必须严加护理，千万不可忽视！

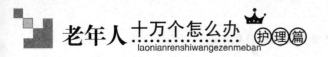

112

得了恐病症，老年人想知道其危害和护理方法时，怎么办

一部分老年人本来身体很健康，可一看到同龄好友生病或病逝后，也觉得自己身上这痛那痛，顽固地认为自己也患了某种疾病。虽经检查未发现异常，自己仍不能消除疑虑，由此产生恐惧、悲哀等消极情绪，给工作及家庭生活带来不必要的影响，这就是"老年期恐病症"。

恐病症患者的主要症状是身体某些部位出现疼痛或感觉异常。患者对症状感受鲜明，描述生动。当经过必要检查证明其没病时，只要患者将注意力从自认为的患病部位转移，症状就会自然减轻或消失。但由于恐病症病人的敏感多疑与固执，他们一般不会轻易放弃自己的固有观念。由于思想负担过重，忧愁焦虑会给身心健康造成极大危害，甚至会真的引发疾病。

恐病症病人应及时接受心理治疗。配合医生做有关的各项检查，证明自己身体健康后，应耐心地接受医生解释性的心理治疗。当医生对病人个性上的缺陷提出忠告时，病人应积极纠正。也可在医生指导下服用抗焦虑药物，以便放松情绪，消除忧愁与焦虑。病人还应积极参加文体娱乐与集体活动，把注意力转移到感兴趣的事情上去。此外，在心理医生指导下做松弛训练，或练气功等，也可收到一定疗效。

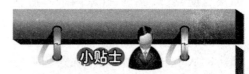

小贴士

如果观察到患者的心理活动有明显的质的改变，如出现幻觉、妄想、明显的语言紊乱或行为异常，则提示是心理障碍。

得了焦虑症，老年人想知道如何进行矫正时，怎么办

焦虑是一种情绪体验，不仅表现为心理上的烦躁、压抑、愁苦，还表现为不能集中精神工作、坐立不安、失眠或总是在梦中惊醒等。短时间的焦虑对身心、生活以及工作等没有太大的影响。但是如果一个人长期陷入焦虑情绪而不能自拔，内心就会充满不安、恐惧、烦恼，出现消沉、冷漠、懊悔、自责，并伴自主神经功能障碍，如出汗、口干、胸闷气短、呼吸困难、心悸，全身尤其是两腿无力等，久而久之，便会导致精神变态。

一、增加自信。焦虑症患者必须努力减少自卑感。每增加一点自信，焦虑程度就会降低一点。

二、转移注意力。如在胡思乱想时，看一部精彩的影片，或从事一些体力劳动，忘记痛苦。

三、焦虑症患者大多数有睡眠障碍，很难入睡，即使入睡也会突然从梦中惊醒。此时你可以自我暗示催眠，以促使自己入睡。

四、饮食调理。人在焦虑不安或苦闷忧伤时，吃些甜食可促使大脑分泌一种化学物质，这种物质能帮助人们平静下来，并使人减轻对痛苦的敏感度。含淀粉的食物均有此功效，当人右脑中的5－羟色胺含量增加时，人就会感到轻松愉快。含有5－羟色胺较多的食物有大豆、菠菜、牛奶、花生、橙子、芝麻、葡萄、栗子、鸡肉、虾米和禽蛋等。

小贴士

神经衰弱患者可能有焦虑症状，但焦虑症的焦虑紧张情绪较一般神经衰弱的症状更为突出。恐惧症多表现为对某一物体，某疾病或某种环境的恐惧和严重不安，且常伴有其他强迫观念和行为；虽伴发焦虑，但与焦虑症有区别。疑病症患者的紧张恐惧情绪多继发于疑病症状，而疑病症状又与自身内部特殊不适感受和以往生活经历、联想或暗示等有关，因而应与焦虑症相鉴别。

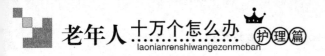
114

调动自身的抗癌能力很重要，老年患者不知如何自我调节时，怎么办

其一，要有活下去的信念。只有树立了这种信念，才能保持乐观情绪，发挥主观能动性，提高机体的抗病能力。其二，要学会心理松弛，缓解紧张的情绪。目前此法在国外比较流行，其方法很简单，主要是静坐，放弃杂念。这也可通过学做气功而实现。其三，可以适当地宣泄。宣泄郁积的情感是解除心理负荷的一种途径。有话、有气千万不要憋在肚子里，在适当的场合和有适当对象时，可一吐为快，甚至大哭一场。必要时可向心理医生求助。其四，做力所能及的工作。工作是一种心理寄托，也是心理安定的要素，可分散和转移注意力。

对于这个问题，全国许多抗癌明星的经验很值得借鉴。他们认为，癌症患者在日常生活中要做到以下几点：

一、心胸宽广，坦诚宽容。既关注眼前发生的事情，又不为小事耿耿于怀。

二、理智地认识生活的客观规律，友善地处理好人际关系，主动地去适应社会环境而不是要社会的大环境去顺应自己。

三、相信自己，不甘落伍，摒弃自卑感，树立竞争意识，力所能及的事情不轻易乞求他人代劳。

四、闲暇时可找事干，切忌枯坐和浪费光阴。

五、丰富自己的文化生活，参加适当的社交活动，使注意力转移。

六、有意识地锻炼自己的记忆力。

七、多一点俏皮话，少一点牢骚，多一些童心，少一些怨气。

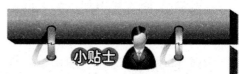
小贴士

大量事实表明，癌症患者保持乐观的生活态度，树立战胜疾病的信心，坚信自己的康复能力，是克服癌魔的首要前提。

第三章

老年人健康的家庭护理

——科学护理　收获健康

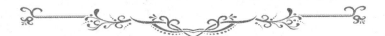

【导语】老年人的健康长寿，与家庭基础护理的优劣有很大的关系。有一部分老年人最终被夺去生命的不是原发病，而是由于护理知识缺乏、护理不当所导致的并发症。可见，家庭基础护理在保障老年人的健康中占有相当重要的地位。

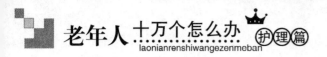

1

生命体征须观察，老年人想知道病情观察的具体内容时，怎么办

病情观察是指对病人的病史和现状进行全面系统了解，对病情作出综合判断的过程。一般情况下，病情的轻重与病人的表现有一定关系，借助于病情观察，可预测疾病的发展趋向和转归。

一、原有症状减轻说明病情好转，反之为加重。

二、在原有症状基础上又出现新的症状，常说明病情恶化。如昏迷病人出现高热、抽搐、呕血、便血等。

三、病情变化幅度大，如体温骤降、血压忽高忽低、呼吸时快时慢，常为正气虚衰、病情恶化之兆。

四、舌象及脉象变化显著，常表示病情轻重。如正常淡红舌转为红色，表示有热，病邪由表入里；苦由红色转为红绛舌，说明邪入营血，病情危重。

五、一般情况，特别是病人的精神状态、食欲，常是病情变化的重要标志。精力充沛，常是正气未衰，有抗邪能力；精神萎靡，正气已衰，病情重。食欲是表示"胃气"的强弱、有无的重要指征。食欲佳，说明"胃气"和顺，病情不重；食欲不佳，表示"胃气"已伤，病虽轻然痊愈也较

慢。重病后渐知饥能食，多表示"胃气"来复，病将向愈。

老年人或家属除了利用医疗器（如温度表、血压计等）对病人进行测量观察，更主要的是凭借视觉、听觉、触觉和嗅觉来观察病人的各种情况。

观察的一般项目，包括瞳孔、意识、面色、表情、体位、体温、脉搏、呼吸、血压、脉象、舌苔、大小便、呕吐物、痰液、出汗、体重等有关情况。对症状和体征的发生时间、诱发因素、所在部位与性质、与之伴发的情况、药物疗效及反应等，都要详细了解。观察到的结果要及时、如实地向医生报告，同时做好护理记录。

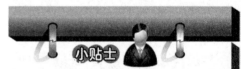

小贴士

病人的禀性不同，可影响观察结果。有人性格内向，不善于表达；有人善于言辞，把病情表达得有条有理；有神经质病人，诉述症状多而又互相矛盾。因此，家庭护理人员应针对不同禀性，因人而异地取得正确的结果。

2

瞳孔是生命的窗户，老年人不了解瞳孔变化与生命的关系时，怎么办

瞳孔的变化，是许多疾病尤其是颅内疾病、中毒性疾病等病情变化的一个重要指征。正常人的瞳孔为圆形，边缘整齐，两侧对称。瞳孔对光反射、调节、聚合反应都非常灵敏。支配瞳孔的神经走行范围广，所以许多疾病都可引起瞳孔的变化。

观察瞳孔的方法，可用拇指和食指分开上下眼睑，露出眼球，仔细观察瞳孔的大小形状、两侧是否对称等。检查对光反应时，可以用手电筒（如有集光电筒，则更适用）直接照射瞳孔，以观察瞳孔对光线刺激的反应是否灵敏，正常情况下，瞳孔遇光立刻缩小。如无变化，即为反应消失；缩小缓慢，则为反应迟钝。如果当时没有手电筒，也可利用自然光源或其他人工光源。检查角膜反射，可用羽毛或棉花搓线直接刺激一侧眼球，正常人两侧眼球立即闭合。

瞳孔反射常作为判断中枢神经系统功能的重要指征。假若双侧瞳孔散大且对光反射消失，则是病危濒死的征象。角膜反射是指角膜受到刺激时，引起眨眼的一种反射，主要反映桥脑的功能状态。比如，在病人垂危时，如观察到角膜反射减弱，往往指示病变侵犯到桥脑，并预示即将发展到生命中枢——延脑，为生命临终的征象，必须争分夺秒地进行抢救，以挽救患者生命。

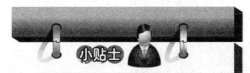

小贴士

瞳孔散大往往伴有谵妄、惊厥、昏睡、昏迷等几种意识障碍的特殊改变，表示疾病非常严重或预后不良，必须立即进行抢救。

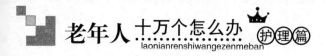

3

心脏问题不能忽视，老年人想掌握心跳节律和快慢的测量时，怎么办

心脏位于人体胸腔正中靠前偏左，类似圆锥体状，正常人的心脏相当于自己的拳头大小。检查办法有视、触、叩、听等几种，而以听诊为主。听诊时最好用听诊器，如果没有，也可用耳朵直接附在病人的胸壁上来听取。当然，靠耳朵听诊，要区分心音、心杂音、心包摩擦音等变化，困难颇大，但对心跳的节律和快慢的测量，却还是适用的。

正常心跳节律规则，心率正常，称为正常窦性心律。节律规则系第一心律（耳闻"咚"音为第一心音，"哒"为第二心音，"咚-哒"为一次心跳）间的间隔相等，成人正常心率为每分钟60~100次之间。当由于某些因素影响，以致心动过速、过缓或心律不齐时，称为心律失常。心动过速指成人心律每分钟超过100次，心动过缓指成人心律每分钟低于60次，心律不齐指节律不规则，即第一心音间的间隔不等。

心动过速或过缓，既多见于发热、贫血、心脏病等病理状态，也可见于生理性的，如睡眠或运动以后，应视不同情况而加以进一步检查。但若心律绝对不规则，即心跳间隔和心音强度都不一致，则见于病理状态，如风湿性心脏病和冠状动脉硬化性心脏病，亦见于心肌炎和甲状腺功能亢进性心脏病等。

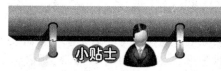

小贴士

饭后引起心跳加快属于正常的情况，见于很多的正常人，进食或饱食后，胃肠道为消化食物，胃肠道蠕动增加，于是流进胃肠道的血液就增多，这些增多了的血液会从身体其他的部位抽调出来。当然，其中也有一部分是从供应心脏的份额中抽取而来的，就会相应地减少了心脏供血量，心脏为维持正常的工作，会相应增加心脏的跳动。

4

得了心肌梗死，老年人不知道如何防止痊愈后复发时，怎么办

再梗死或多次梗死的患者增多，已经成为心肌梗死后死亡的主要原因之一。除急性期应积极治疗外，还应加强心肌梗死后的康复和预防，以延长患者的寿命，提高生活质量和恢复工作能力。

首先，急性心肌梗死恢复后，应在医生的指导下坚持服药，如再现心绞痛时，应及时去医院诊治，以防止再梗。

其次，患者和家属要积极予以配合。力劝戒烟，吸烟不光是动脉硬化的危险因素，也是心绞痛、心肌梗死和再梗死的危险因素。心肌梗死后恢复的患者，继续吸烟者再梗死发生率大约为不吸烟或吸烟已戒除者的两倍。

安排合理膳食，以降低总脂肪、饱和脂肪酸和胆固醇的摄入，体重超重者要限制总热量。尤其是发病初期，应少食多餐，以流质为主，并避免过冷或过热的膳食。随着病情好转，可适当增加半流食，并逐步增加热能。允许进食适量的瘦肉、鱼类、水果等。经常保持胃肠道通畅，以防大便时因过分用力加重病情。

饮食应平衡、清淡且富有营养，以改善机体包括心肌细胞的营养供给，保护和维持心脏功能，促进病人早日康复。应避免过量和刺激性食物，不饮浓茶、咖啡。避免进食大量脂肪。

还要注意钠、钾平衡，适当增加镁的摄入，以防止或减轻并发症，尤其是心律失常和心力衰竭的发生和发展。一般建议低盐饮食，但急性期若小便中钠丧失过多，则不必过分限制钠盐。膳食中钠、钾、镁的摄入，应据病情随时调整。

急性心肌梗死伴心功能不全时，常有胃肠功能紊乱，饮食更应注意。发病开始的1～2天，仅给热水果汁、米汤、蜂蜜水、藕粉等流质饮食，每日6～7次，每次100～150毫升。若患者心功能好转，疼痛减轻后，可逐渐增加一些瘦肉、蒸鸡蛋白、稀米粥等饮食。经膳食调整3个月后，血脂水平仍明显异常者，可针对血脂异常特点，选用血脂调节剂。

适当的体力活动和锻炼。可采取步行、体操、太极拳等锻炼方法以增强体质。

强调病人不宜长期绝对卧床，日常用药应在医生指导下使用。

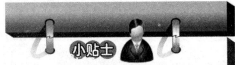

小贴士

限制食盐：钠摄入过多，就会增加血管对各种升高血压物质的敏感性，引起细小动脉痉挛，使血压升高。钠还有很强的吸收水分的作用，食盐过多，可使血容量增加，从而直接增加心脏负担。所以，心肌梗死的患者每日食盐量不应超过4克。

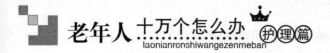
5

测量血压应按正规操作，老年人不知道要注意哪些事项时，怎么办

测量前首先要检查血压计，要防止血压计造成的测量误差，如水银不足可使测出血压偏低，因此应定期检查水银量。血压计"0"点与肱动脉与心脏在同一水平上。坐位时使肱动脉平第4肋软骨，卧位时平腋中线水平。

注意排除袖带干扰。袖带过宽，使大段血管受压，增加血流阻力，测得的数值可偏低。袖带太窄，需用较高的充气压力阻断动脉血流，测得数值偏高；缠袖带的松紧度应适宜，过紧使血管在未注气前已受压，测得数值偏低，过松则使测得数值偏高。被测肢体位置过高，由于血液重力作用的影响，测得数值偏低，肢体过低，测得数值偏高。

打气时不可过猛、过高，以免水银溢出，影响测量结果及病人舒适度。水银柱出现气泡，应及时调节、检修。

测得的血压异常或听不清搏动时，需重新测量。重复测量血压，要驱净袖带内气体，使汞柱降至"0"点，稍待片刻再测，避免连续加压，使肢体循环受阻，影响测量数值。

为偏瘫病人或肢体有外伤病人测量血压时，应测健侧肢体。防止因血液循环障碍，不能真实反映病人血压的动态变化。

对须密切观察血压者，做到定部位、定时间、定体位、定血压计，以保证测量值的准确性和可比性。

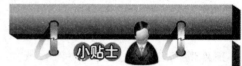

小贴士

体循环动脉血压简称血压。血压是血液在血管内流动时，作用于血管壁的压力，它是推动血液在血管内流动的动力。心室收缩，血液从心室流入动脉，此时血液对动脉的压力最高，称为收缩压。心室舒张，动脉血管弹性回缩，血液仍慢慢继续向前流动，但血压下降，此时的压力称为舒张压。

6

测量脉搏要注意手法，老年人想知道正确的操作要领时，怎么办

测量脉搏常选用浅表的大动脉，最方便和常用的是最靠拇指侧手腕上的桡动脉。其次是靠近外耳道处的颞动脉和颈部两侧的颈动脉。测量脉搏时用食指、中指、无名指并排按在动脉上，压力大小以能摸到脉搏跳动为准。每次要测量1分钟，一定要在病人安静的情况下测量，不能只用拇指进行测量，因拇指本身的小动脉搏易与病人的脉搏混淆。

脉搏即动脉搏动，脉搏频率即脉率。正常人的脉搏和心跳是一致的。正常成人为60~100次/分钟，常为每分钟70~80次，平均约72次/分钟。老年人较慢，为55~60次/分钟。正常人脉率规则，不会出现脉搏间隔时间长短不一的现象。正常人脉搏强弱均等，不会出现强弱交替的现象。人们在心慌或发烧时，总要数一数自己的脉搏，而在家庭急救中，正确测量脉搏更是至关重要。

操作要领：脉搏很容易在手腕掌面外侧跳动的桡动脉上摸到，也可测量颈部的颈动脉或腹股沟的股动脉。在测量脉搏之前，先让病人安静休息一会儿，避免过度兴奋及活动，影响脉搏的准确性。

正常人脉搏节奏快慢是有规律的，如果脉搏忽快忽慢，或者时有时无，这叫心律不齐。经常出现这种现象，应去医院检查诊治。摸不到脉搏时，一般认为心脏停止了跳动。如果心跳确实停止，必须立刻进行胸外心脏按压术。

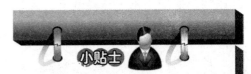

小贴士

心跳超过100次是心动过速。体力活动或情绪激动时，脉搏可暂时增快，发烧时脉搏也增快。一般是体温每升高1℃，脉搏就增加10~20次。但伤寒病人例外，虽然发烧温度很高，但脉搏并不快，这叫相对缓脉。而贫血、剧痛、甲状腺机能亢进的病人，虽不发烧，脉搏却也很快。

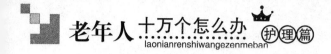

7

呼吸与生命息息相关，老年人需要测量呼吸状况时，怎么办

呼吸是维持生命的重要过程。人体通过呼吸与外界环境之间进行气体交换，吸入氧气，呼出二氧化碳。健康人每分钟呼吸频率16～18次，呼吸与脉搏比为1：4。老年人呼吸频率相对减慢。呼吸频率超过20次/分钟，称为呼吸过速，其多见于发热（体温每增加1℃呼吸增加4次）、情绪紧张、疼痛、贫血、心衰等。低于12次称为呼吸过缓，常见于安眠药、镇痛药过量或颅内压增高等。呼吸深快常见于糖尿病酮症酸中毒或尿毒症等。当老人发生急危重症时，要严密观察呼吸快慢和呼吸节律的变化并进行记录。

呼吸的快慢和深浅度受疾病、药物及有毒物质等影响，如发热、缺氧时可使呼吸增加至每分钟40次，某些药物中毒或颅压增高时呼吸可减慢至每分钟10次左右。急促的呼吸常常是表浅的，缓慢的呼吸往往是深长的。

测量呼吸应在患者病人安静的情况下进行，测量时最好不被病人觉察，以免因其精神紧张而影响测量结果。可在数脉完毕后，仍似在数脉，眼睛观察胸腹部的起伏，一起一伏即为一呼一吸，计算为一次呼吸。当呼吸表浅不易观察时，可将棉线放在鼻孔处，观察吹动的次数，即是呼吸次数。观察病人的呼吸，除了观察呼吸次数外，还要注意观察呼吸的深浅度、呼吸的节律、呼吸的气味以及呼吸有无困难等。

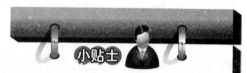

小贴士

正常成人安静时呼吸一次为6.4秒为最佳，每次吸入和呼出的气体量大约为500毫升，称为潮气量。当人用力吸气，一直到不能再吸的时候为止，然后再用力呼气，一直呼到不能再呼的时候为止，这时呼出的气体量称为肺活量。肺活量代表一个人潜在的呼吸能力的大小，在某种程度上可以反映一个人的呼吸功能和健康状况，是常用的测量呼吸功能的方法之一。

8

长期卧床而发生褥疮，老年人想知道它有哪些表现时，怎么办

长期卧床的病人，其身体某些部位因受压缺血而发生水泡、溃疡以至坏疽，通常称为"褥疮"。褥疮有哪些临床表现呢？在病变发展的不同阶段及不同发病部位，临床表现差异较大。早期仅有局部发红和压痛，病人感到有烧灼感，有的有局部皮肤发冷和轻度水肿等。

目前，一般将褥疮分为三度：Ⅰ度为局部红肿、麻木或有触痛，解除压力后迟迟不能复原；Ⅱ度为表皮呈黑紫色，解除压力后不见好转，或皮肤出现水泡，或表皮松懈、剥脱，但剥脱后显露的创面尚未变黑；Ⅲ度为表皮溃烂，出现溃疡，浅者达皮下脂肪，深者可达骨头，如继发感染则有浓液，且有恶臭。

一般褥疮的发生都是由轻到重，逐渐加重，逐渐加深。在个别情况下，由于受压部位深浅层组织同时缺血、缺氧而发生坏死，致使褥疮急剧发生。通常称这种发生迅速而严重的褥疮为"坏疽性褥疮"。坏疽性褥疮的特点，开始时局部皮肤呈暗红色或紫色斑片，手指按压不褪色，伴有剧痛，也可能局部麻木。以后斑片迅速扩大，呈暗紫色，继而坏死，此时大多已无痛觉。坏死组织形成痂片，脱落后形成溃疡，一般都深达肌层或骨骼，这种褥疮极难愈合，而且极易招致严重感染，致使病情恶化。曾有过因褥疮并引发败血症而死亡的病例，所以应严加预防，切不可掉以轻心。

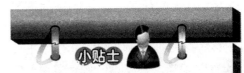

小贴士

发生褥疮会给老年病人带来很大痛苦，由于褥疮颇难愈合，往往给病人家属或护理员增加较大的工作量。护理专家认为，预防褥疮的发生和发展，是护理工作中一个很重要的组成部分。

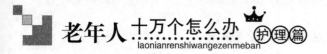
9

褥疮需防范，老年人想知道如何才能预防褥疮时，怎么办

预防褥疮的措施很多，一般有以下几项：

一、定时翻身和检查。对不能翻身活动的病人，应每2～3小时帮助翻身一次。翻身时动作要轻柔，不能拉、拽，以免受压部位发生擦伤。同时要细致地检查受压部位，遇有皮肤发红的早期褥疮症状，应增加按摩次数。如果病人不能翻转身躯，应将病人受压部位抬起按摩，并使用预防褥疮的衬垫工具加以保护。对使用石膏、夹板、牵引固定者，衬垫应松软适度，尤其要注意骨骼突起部位的衬垫情况，最好使用海绵垫加以保护。对消瘦病人的易受压部位必要时可使之悬空，如用中间有洞的气圈、棉圈或四周垫以棉垫等。

二、保持床面平坦、整洁、柔软，床单不要有皱褶，床面不得有破屑及硬物等；对容易发生褥疮的病人，不可让他过久地坐在便盆上。

三、保持病人皮肤清洁、干燥。对大小便失禁和出汗过多的病人，更要注意臀、背部各处的护理。背部护理时，病人最适合的姿势为仰卧。还要及时更换病人湿污的衣服、被褥，经常用温水擦洗受浸渍部位，洗净擦干后，局部皮肤可撒布滑石粉，以保持皮肤光滑，减少摩擦。

四、改善局部血液循环。除了用手法按摩外，还可用3%红花酒精（50%酒精100毫升，加入红花3克，浸泡2～3天后，即可应用）或市售白酒，倒少许于掌心，以手掌紧贴病人皮肤按摩，压力要由轻到重，再由重到轻。按摩后，可在局部撒布滑石粉。一般每日须作2～4次。

五、加强病人的营养。由于褥疮大部分发生于营养不良引起负氮平衡的病人，而蛋白质是人体修补组织所必需的物质，故对容易发生褥疮的病人，应增加以含蛋白量高的蛋、奶、肉等食品，以及富含维生素C的水果和蔬菜等。

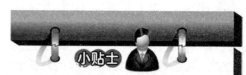

小贴士

需要指出的是，对褥疮的护理必须立足整体，重视局部。例如增加病人的营养，加强动与静的结合，尽可能利用医疗体育运动来提高机体的抵抗力等。

10

因病长期卧床，老年人身上得了褥疮时，怎么办

褥疮（又称压疮，压力性溃疡）的治疗方法有：

一、成纤维生长因子软膏。将褥疮局部消毒，清洗后用2%的成纤维生长因子软膏均匀覆盖创面，用消毒敷料包扎，每日换药1次。能促进创伤愈合过程中所有细胞增生，加快创口的愈合速度。

二、碘酊。将碘酊涂于创面，每日2次。

三、多抗甲素。对创面较大者，先用生理盐水清创，然后用红外线灯照射20分钟，创面干燥后用多抗甲素液湿敷，再用红外线灯照射10分钟，最后用灭菌紫草油纱布覆盖，对渗出液多者，每日换药3次。

四、灭滴灵。用此药冲洗后，湿敷创面，加红外线灯照射20分钟，每日3～4次。

五、传统中药。可以先用生理盐水清洗创面，去除坏死组织，再采用中药膏涂于褥疮创面进行治疗，伴有空洞可配合使用化腐生肌油纱条，能将化腐溶解物引流排出，促使新生肉芽加速生长。也可用桉树叶制成的烧伤粉，用生理盐水调成糊状，加地塞米松5毫克涂于褥疮创面，每日2次。

六、物理疗法。用氧疗，利用纯氧抑制创面厌氧菌的生长，提高创面组织中氧的供应量，改善局部组织代谢。氧气流吹干创面后，形成薄痂，利于愈合。

七、外科手术。对大面积、深达骨质的褥疮，上述保守治疗不理想时，可采用外科治疗加速愈合。

需要提醒的是，褥疮患者一定要勤翻身，发现皮肤变红，则应每小时翻身一次。保持皮肤清洁干燥完整，温水擦浴每天1～2次，擦洗时不可用刺激性强的清洁剂，不可用力擦拭，以防损伤皮肤。褥疮早期皮肤发红，采取翻身、减压等措施后可好转。当皮肤出现浅表溃烂、溃疡、渗出液多时，就应及时到医院接受治疗。

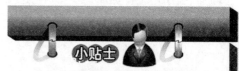

小贴士

卧床病人的床褥要透气，软硬适中，吸水性好，可用气垫床（卵窝形为佳）、高密度海绵床垫，床单应为纯棉，另外在床单上可铺一条纯棉浴巾，便于更换。

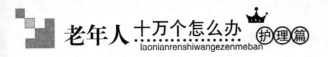

11

便秘够痛苦，老年人想知道有哪些方法可进行通便时，怎么办

什么叫灌肠？灌肠就是将液体从直肠注入结肠。根据不同的用途和目的，可分为保留灌肠与不保留灌肠。

保留灌肠。通过灌入的药液达到治疗疾病的目的。例如，灌入水合氯醛使其在肠内被吸收而达到镇静作用，灌入大蒜液或黄连素溶液治疗痢疾和肠炎，灌入硫酸镁溶液导泻等。另外，还有用小量肥皂水或"开塞露"（分20毫升与10毫升两种，前者供成人用，后者供小孩用）1支灌注及"催便条"治疗便秘等。

催便条是一个形如圆锥、长约2～3厘米、直径1～1.5厘米的咸菜条或萝卜条。制作催便条，可将萝卜或菜梗切成上述大小的圆条，浸泡在40%～50%的高渗盐水中，4～6天即成催便条，塞入病人的肛门内，约1～6分钟后，小腹内有热胀感，待有便意时，即可顺利地自行排便。其原理是由于催便条内所含的高渗盐液对肠壁的刺激，使肠蠕动加快，利于排便。同时，高渗盐液还促使部分肠液渗入肠腔，因而易于大便排出。此法对于便秘、手术前清洁肠道、乙状镜及X线照片前均可应用，其效果胜过灌肠，而且，制作便利，价廉易得，很适用于老年病人。

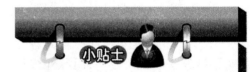
小贴士

灌肠要注意哪些问题呢？首先，插管前应检查病人有无痔疮、肛裂等疾患。插管动作宜轻柔，切忌暴力插入，以免损伤肠黏膜而增加病人的痛苦。其次，灌肠液的温度应适当，一般在30℃～40℃为宜，过热、过冷均会增加病人痛苦。灌肠的速度宜缓慢，压力应适当，如速度过快，可引起病人不适感。

12

手术后有的要导尿，老年人不了解其操作过程及注意事项时，怎么办

什么叫导尿？导尿是将一条细的导尿管，经由尿道插入膀胱，使尿液流出的方法。导尿的目的主要是直接解除尿潴留病人不能排尿的痛苦，并可作为鉴别尿潴留与尿闭的依据之一。盆腔手术的病人，应留置导尿管，保持膀胱空溢状态，以免手术时误伤膀胱。对昏迷、尿失禁的病人，有时也留置导尿管，以保持会阴部的清洁，防止褥疮。休克和急性肾功能不全的病人留置导尿管，可以准确掌握尿量，为判断病情、调整治疗方案提供依据。

同时，为获得无菌尿标本以作检验及膀胱冲洗术和膀胱内滴药术等，也需导尿。凡有尿潴留需经常导尿者，可将导尿管保留在膀胱里暂不拔出，以减少因多次插管而引起泌尿系统创伤和感染；同时，留置导尿管可以冲洗、引流膀胱，使膀胱得到清洁和消毒，使尿道得到休息。常用于截瘫患者尿潴留、膀胱手术后或妇产科大手术后及尿道损伤等病人。

有些病人需要膀胱冲洗和滴药，

其冲洗消毒液（如无菌生理盐水及各种药物）应遵医嘱办理。冲洗或滴药前须先引流，使膀胱排空。然后夹住引流管，开放冲洗管。将每次冲洗溶液量一次注入（一般为100～150毫升）。夹住冲洗管，打开引流管，将冲洗溶液完全引流出来再夹住引流管。引流时丫形管须经常保持在与床板平齐的位置。引流冲洗后再通过导尿管将药物直接注入膀胱内，使药液存留于膀胱内而起作用。

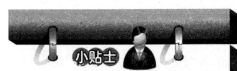

小贴士

需要指出的是，对排尿有困难的病人，不应依赖导尿管来排尿，首先要鼓励病人自觉排尿。比如，协助病人采取自然舒适的姿势（男性站着比坐着或躺着容易解出），让病人听流水声，给病人下腹部置放热水袋或双手握冰块，等等。这样，都有可能使尿潴留的病人排出尿液，从而避免插入导尿管所带来的不良影响。

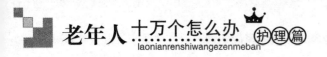
13

在家中因外伤出血，老年人要进行临时止血时，怎么办

现在我们要了解的是外出血的止血与包扎问题。

在家庭中，常用的临时止血法：一般小动脉、静脉出血可用压迫包扎法。只有较大的动脉出血，才用止血带止血。

压迫止血法是用手指或手掌在伤部上端较浅表的动脉压迫点上，用力将动脉压于骨骼上，以止住出血。

如加压包扎止不住出血，可以用橡皮制的止血带止血。其方法是先在缠止血带的部位，即伤口的上部（上臂应避免缚在中1/3处，因为此处易伤及神经），用纱布、棉花或受伤者的衣服垫好，然后以左手拇、食、中指持止血带头端，另一手拉紧止血带绕肢体缠两圈，并将止血带末端放在左手食指与中指之间，拉回固定。

此外，在没有止血带的情况下，也可用手边现成的材料（任何一种布带都可），作为绞紧止血带使用。其法是先用一纱布折成卷（绷带卷亦可），放在伤口上部的动脉压点上，再将带子在垫上围绕肢体打结，在结内或结下穿一短棒或筷子，旋转此棒使带绞紧，直至不流血为止，将棒固定在肢体上。止血带不应直接与皮肤接触，可利用衣服或毛巾等作垫；上止血带的时间，在一般情况下不超过2～3小时，特殊情况也不能超过5小时，以免发生肢体缺血坏死。上止血带期间，每隔30分钟到1小时松解一次，以暂时恢复血流循环。

股动脉压迫止血法。此法适用于下肢出血。止血方法是在腹股沟（大腿根部）中点偏内，动脉跳动处，用两手拇指重叠压迫股动脉于股骨上，制止出血。

头部压迫止血法。压迫耳前的颞浅动脉，适用于头顶前部出血。面部出血时，压迫下颌骨角前下凹内的颌动脉。头面部较大的出血时，压迫颈部气管两侧的颈动脉，但不能同时压迫两侧。

手部压迫止血法。如手掌出血时，压迫桡动脉和尺动脉。手指出血时，压迫出血手指的两侧指动脉。

足部压迫止血法。足部出血时，压迫胫前动脉和胫后动脉。

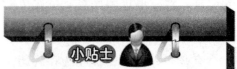

小贴士

动脉出血——血色鲜红，血液搏动性地向外涌出，危险性大；静脉出血——血色暗红，血液持续性溢出，危险性小；毛细血管出血——血色鲜红；血液从整个创面向外渗出，危险性小。

14

消毒伤口不可马虎，老年人不懂得如何消毒伤口时，怎么办

手指被刀、玻璃、铁器等划伤割破，这是日常生活中容易发生的事，如果不予重视或处理不当，可能会使伤口恶化，轻者发炎、疼痛，重者引发严重疾患。

如伤口不大不深，出血不多，伤口干净，可用酒精消毒伤口周围，不要将消毒液弄进伤口内，待干后用消毒纱布覆盖包扎，或用创可贴粘贴。不干净的伤口，要先用碘酒沿周围皮肤消毒一次，再用酒精消毒两次，然后用加少量食盐的冷开水冲洗伤口，冲洗时用药棉轻轻擦拭伤口，去除泥土和其他异物，最后再对伤口周围的皮肤消毒一次，以纱布覆盖包扎。如果伤口切缘整齐并且干净，长度在2厘米之内，深度不超过1厘米，或虽不干净，但经过消毒处理后，在受伤后8小时内，可用创可贴或止血消炎贴黏合，使伤口合拢，促使其愈合。若伤口较深，接触泥土或脏物，还需速去医院注射破伤风抗毒素。为了防止感染，可以服些消炎药。

如无创可贴，也可用胶布覆盖伤口，但伤口切忌直接接触胶布，可在伤口上涂以消炎药等敷料，或衬以小块消毒纱布。

化脓性伤口，因脓性分泌物和伤口内部的脂肪会与碘起反应，生成化学合成物而使其失效，所以不可直接在伤口上使用碘酒。碘酒不得与红药水同时混擦，以免碘与汞反应生成剧毒的碘化汞而腐蚀皮肤，引起溃烂，甚至因吸收过多而引起汞中毒。由于碘酒的刺激性较大，应避免局部大剂量、大面积地使用，否则会造成难以忍受的剧烈疼痛。眼、鼻、口腔等部位黏膜娇嫩，构造特殊，不可直接使用碘酒。只有复方碘溶液（含5%碘和10%碘化钾的水溶液）刺激性小，可用作黏膜的消毒。

尤其应注意的是，酒精有破坏细胞和较强的刺激性，故不能用于伤口内、破溃部位以及眼、鼻、口、阴道等部位黏膜的消毒。酒精贮藏的容器应严密，用后瓶口应塞紧，防止挥发造成含量下降，影响杀菌效力。

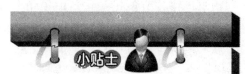

小贴士

家里最好常备一些急救物品，这样才能有备无患。例如消毒纱垫、绷带和三角巾、医用胶布、创可贴、消毒棉球或棉签、抗生素软膏、剪子和镊子、碘酒和75%酒精、2%红汞（红药水）等。

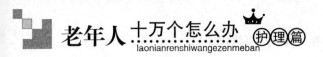

15

包扎伤口是救护基本技术之一，老年人想学点包扎术时，怎么办

包扎术常用的包扎材料有三角巾和绷带，也可以用其他材料代替。

三角巾包扎法：

一、头部包扎：将三角巾的底边折叠两层约二指宽，放于前额齐眉以上，顶角拉向后颅部，三角巾的两底角经两耳上方，拉向枕后，先做一个半结，压紧顶角，将顶角塞进结里，然后再将左右底角到前额打结。

二、面部包扎：在三角巾顶处打一结，套于下颌部，底边拉向枕部，上提两底角，拉紧并交叉压住底边，再绕至前额打结。包完后在眼、口、鼻处剪开小孔。

三、胸背部包扎：取燕尾巾两条，底角打结相连，将连接置于一侧腋下的季肋部，另外两个燕尾底边角围绕胸背部在对侧打结。然后将胸背燕尾的左右两角分别拉向两肩部打结。

四、膝关节包扎：三角巾顶角向上盖在膝关节上，底边反折向后拉，左右交叉后再向前拉到关节上方，压住顶角结。

五、手、足包扎：手（足）心向下放在三角巾上，手指（足趾）指向三角巾顶角，两底角拉向手（足）背，左右交叉压住顶角绕手腕（踝部）打结。

绷带包扎法：

一、绷带包扎法：用绷带包扎时，应从远端向近端，绷带头必须压住，即在原处环绕数周，以后每缠一周要盖住前一周1/3～1/2。

二、环形包扎法：在肢体某一部位环绕数周，每一周重叠盖住前一周。常用于手、腕、足、颈、额等处，以及在包扎的开始和末端固定时用。

三、螺旋包扎法：包扎时，作单纯螺旋上升，每一周压盖前一周的1/2，多用于肢体和躯干等处。

四、8字形包扎法：本法是一圈向上、一圈向下的包扎，每周在正面和前一周相交，并压盖前一周的1/2。多用于肘、膝、踝、肩、髋等关节处。

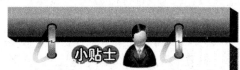

小贴士

包扎时应注意的是，动作要迅速准确，不能加重伤员的疼痛、出血和污染伤口。包扎不宜太紧，以免影响血液循环；包扎太松会使敷料脱落或移动。包扎四肢时，指（趾）最好暴露在外面，以便观察。应用三角巾包扎时，边要固定，角要拉紧，中心伸展，包扎要贴实，打结要牢固。

16

急需搬运病人去就医，老年人想知道安全的操作方法时，怎么办

搬运病人前，要求先做好准备工作。一是用具准备：搬运工具如简易担架，保暖用物如毛毯、棉被等，急救用品如氧气袋（枕）等。二是人力准备：一般病情稳定者，可由1~2人护送；病情危重者，如心脏骤停病人经抢救后需多人护送。三是与接收单位预先联系：无论是转院或进手术室行紧急手术等，均需先以电话通知接收单位，或由快人快车先行通知，以便对方做好抢救工作。

搬运时，病情稳定者，可用轮椅平板车；昏迷、休克的病人，则应由一人扶担架或平板车，2~3人同时于一侧，分别托起头部、胸部、腰腿部，将病人轻而平稳地放于担架上或平板车上。昏迷呕吐者，应取头偏一侧平卧位，以防呕吐物堵塞呼吸道而发生窒息；哮喘持续状态者应取坐位，以防呼吸困难加重等。

危重病人转运要适时，切忌过早或过迟。如外伤性肝、脾破裂等外科急症，一经确诊，应立即做好准备，迅速送至手术室；对于急性心肌梗死病人，虽经就地抢救，但仍不宜搬动，应继续留在家中观察治疗，直到病情允许搬动时，方可转运。根据不同病种决定转运途中的行进速度。一般来说，转运时应做到"平、快、稳"三个字。

无论长途或短途转运，均要做好途中观察工作，以防不测。一般应注意病人呼吸、脉搏，带氧气枕者，应用时要放于病人头下，以使氧气从氧气枕内压到病人鼻导管；各种导管，如导尿管、输液管、胸腔引流管等，为保持通畅，应特别注意放置过高或过低所造成的故障；烦躁不安者应注意保护，防止从担架上坠地。

将病人送到接收单位后，应交代病情和抢救的经过及其他有关问题。危重病人除交病历外，最好附有护理记录。

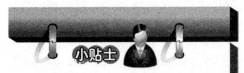

小贴士

固定与搬运，尤其是搬运，是在家庭中经常要遇到的护理工作。不仅是骨折等外科疾病需要固定与搬运，许多内科和其他危重病人，当必须转院治疗时，同样需要固定与搬运。由于搬运不当而病人造成终身残疾乃至发生生命危险的事例不胜枚举。

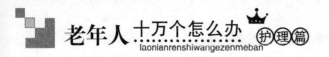

17

肌肉注射有要领，老年人想知道正确的操作方法时，怎么办

在家庭护理中，吃药不算难事，打针就犯难了，若碰上病重体弱的老人和幼小的孩子，麻烦事就更多。其实，肌肉注射不是一件难事，只要掌握要领，就能得心应手。

应先准备好针筒。让患者取卧位或坐位。注射部位常取一侧臀部外上1/4区（在骶骨尖处引一水平线，再以髂后上棘与脊柱距离之中点作一垂直线与水平线相交，将臀部分为4个区）。皮肤用碘酊、酒精先后消毒后，左手拇指与食指绷紧注射部位皮肤，右手持注射器使针头与皮肤垂直，迅速刺入肌层。然后左手拇指与食指固定针头，右手回抽注射器内栓。若无回血即可将药液缓慢推入；若有回血，可将针头拔出少许再行试抽。推药完毕迅速拔出针头，以无菌干棉球按压针眼片刻。

肌肉注射应注意以下事项：必须准确选择注射部位，如有偏斜易伤及神经、血管，或刺伤骨膜引起剧痛。针头刺入深度不宜过深，应根据不同部位及病人胖瘦而定，但针头不能全部刺入，宜将其根部留出一小部分，以防针头从根部折断。注射时应嘱病人静止不动，肌肉放松，而且推药

也要迅速。如遇注射部位有硬结或压痛，可给予热敷。注射后不要立即用手按揉。青霉素等易引起过敏反应的针药不能在家中注射。

注射完毕，洗净针筒、针头，用干净的纱布包裹，并放入容器内（干净的瓷锅或钢精锅）煮沸消毒15~20分钟，可于下次注射使用（一次性注射器则用后应丢弃，不能再用），如消毒已超过一天，第二天用时应该重新消毒。

当然，肌肉注射有比较高的技术要求，也有一定的风险，一般情况下不建议在家里进行，若有特殊需要，应取得医护人员的指导为妥。

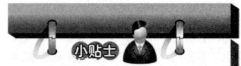
小贴士

"能吃药不打针，能打针不输液"的世界卫生组织用药原则，在中国早已被颠覆。中国成为世界首屈一指的"输液大国"。美国国家药监局早在2007年就曾发出警示，两岁以下的小孩，原则上不使用抗感冒药。至于通过输液治疗感冒，在美国更是难以想象。

18

病人需静脉输液，老年人想知道正确的输液方法时，怎么办

在许多治疗方法中，输液是利于药物吸收的最佳方式之一。掌握正确的静脉输液方法，可以解决老年人随时出现的问题。学会以下几点注意事项，老年人会轻松掌握输液方法。

老年病人静脉较细小表浅、皮下脂肪少，缺乏弹性，静脉硬而脆，血管活动度较大，穿刺时易滑动等特点，给穿刺造成一定的困难。因此，穿刺前要仔细了解老年病人血管的生理特点，必须使血管充分暴露，看清走向，摸清深浅和粗细。

在冬季，周围温度低，致静脉痉挛而充盈不良，造成穿刺困难，可先给予局部热敷，血管充盈后，再行穿刺。在选择穿刺部位时，按原则从远心端至近心端寻找静脉。对较长期输液的病人，应从末梢血管开始选择，及早使用留置针方法，以保护血管。

在选择穿刺的肢体用双手自上而下按摩，使血液集中在肢体末端，血管明显暴露，便于穿刺。选择末梢血管输液时，根据手足末梢神经对疼痛刺激较敏感特点，可选择小号头皮针头。进针应采用快稳准及宁浅勿深法，避免因疼痛引起血管收缩而降低穿刺成功率。穿刺成功后可用夹板固定，以免滑脱。对较直、管腔较粗的血管可采用进针角度稍大，以减少对皮肤黏膜刺激，减少病人痛苦。

同肌肉注射一样，静脉输液也是有一定的风险，一般情况下不建议在家里进行，若有特殊需要，应取得医护人员的指导为妥。

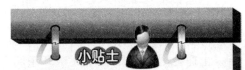

小贴士

口服药物进入胃部后，有一个人体吸收接纳的过程，最安全；打针则是将药水注射到肌肉里，逐步流到血液，产生药效；而用输液方式，进入体内的药没有接收过程。

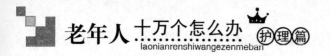
19

耳内进入异物，老年人不知道采用什么方法取出时，怎么办

进入耳内的异物多为动物性和非动物性两类。前者为小昆虫爬入或飞入外耳道，后者多见于豆粒、小石子等进入外耳道。

不同的异物要采用不同的方法取出。如果是小飞虫进入耳内，由于耳道狭小，虫子很难转身退出，加之人们反射性地用指去掏，去驱赶，虫子一味向里乱钻，结果使人感到耳内打鼓般轰响而且疼痛剧烈。此时，可用灯光照射外耳道，利用其趋光性引出来；或向耳内吹香烟烟雾驱赶小虫爬出。如果上述方法不奏效，可侧卧使患耳向上，而后耳内滴入数滴食用油，将虫子粘住或杀死。当耳内的虫子停止挣扎时，再用温水冲洗耳道将虫子冲出。对于无法弄出的虫子千万不要乱掏，以防虫子挣扎损坏鼓膜。可向耳内滴入食用油粘住虫子后，速去五官科医院急诊治疗。

遇小虫等飞入耳道，会引起过响的声音，应用双手捂住耳朵，张口，以防鼓膜震伤。若是自然落入耳内的非动物异物，可将患耳向下，侧头单腿蹦跳，同时用手将耳朵向头的后上方拉，以使耳道变直，便于异物掉下。不要用钳子取，因钳有时滑脱，反会将异物送入耳道深部。如果是水进入耳内，也可采用这种方法将其控出；或用棉签轻轻探入耳中，将水吸干。

生活中不要养成随便挖耳垢的不良习惯，因耳垢能保持耳道的适宜温度，还可防止灰尘、小虫等直接接触鼓膜。也不宜用尖锐的物品挖捣耳内异物，以免造成耳内黏膜和鼓膜的损伤。

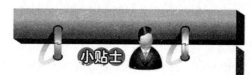

小贴士

异物进入耳道多日，或疼痛较重时，不宜延误，立即赴医院治疗。豆、玉米、米、麦粒等干燥物入耳，不宜用水或油滴耳，否则会使异物膨胀更难取出。

20

经常流口水，老年人要进行对症防治时，怎么办

老年人口水多，大多是因为脾肾器官老化导致津液不能正常运转而出现的。还有老人戴假牙时；出现口腔炎、咽炎、舌炎、齿龈炎等疾病时；中风及其他脑血管疾病之后，也会导致口水过多的现象。老人睡觉时流口水，多是睡觉姿势不当引起的，倘若长期如此，则可能是口腔不卫生、牙齿畸形、神经调节发生障碍、服用某些抗癫痫类药物等引起的，需要警惕。

针对这些现象，老人要对症治疗。脾肾虚弱的老人，可以多吃一些补中益气的食物，比如山药、红小豆、薏米等。选择中医按摩，也能有效缓解症状；对于戴假牙导致口水多的老人，应及时修理假牙，坚持戴1～2周后，流口水的现象也会慢慢消失。有口腔炎症的老人，要尽快到医院就诊，确定病因，对症施药。中风后遗症导致口水多的老人，应在治疗心脑血管疾病的同时，加强锻炼，做一些简单的面部操或进行针灸治疗，对减少口水多的情况，也有一定的辅助治疗作用。

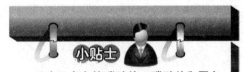

小贴士

唾液里含有的碳酸盐、磷酸盐和蛋白质，对牙齿能带来化学的保护作用。其中含有的淀粉酶能够帮助消化，成分能对抗细菌，能清洁口腔。通过检测唾液可验出艾滋病。

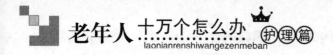

21

痴呆病人需护理，老年人想了解此类护理知识时，怎么办

目前，对老年痴呆无特效药物，做好护理工作十分重要。护理应从以下几方面入手：

一、对于有睡眠障碍的患者，家人要为其创造入睡条件，入睡前用温水洗脚，不要进行刺激性谈话等。不要给老人酒烟、喝浓茶、咖啡，以免影响睡眠质量。对严重失眠者可给予药物辅助入睡，夜间不要让病人单独居住，以免发生意外。

二、平时家属应多与病人交流，对轻度痴呆的老人，要督促患者自己料理生活，鼓励患者参加社会活动等。对中度、重度痴呆老人，家属要花一定时间帮助和训练患者的自理生活能力，如梳洗、进食、叠衣被、如厕，并要求其按时起床；家人或照顾者陪伴患者外出，认路、认家门等。注意切不可一切包办，那样反而会加速痴呆的发展。

三、饮食护理。一日三餐应定量、定时，尽量保持病人平时的饮食习惯，食物温度适中，无刺、无骨，易于消化。对吞咽有困难者应给以缓慢进食，不可催促，以防噎食及呛咳。对少数食欲亢进、暴饮暴食者，要适当限制食量，以防止其因消化吸收不良而出现呕吐、腹泻。

四、注意安全护理。对中度、重度痴呆患者要处处事事留意其安全，最好时时处处不离人，随时有人陪护。衣袋中最好放一张写有病人姓名、地址、联系电话的卡片或布条，

如万一走失，便于寻找。行走时应有人扶持或关照，以防跌倒摔伤、骨折；对居住在高层楼房的痴呆老人，更应防止其不慎坠楼。洗澡时注意防止烫伤；进食时必须有人照看，以免呛入气管而窒息死亡。病人所服药品要代为妥善保管，送服到口，看服下肚。老人的日常生活用品，放在其看得见、找得到的地方。家里的药品、化学日用品、热水瓶、电源、刀剪等危险品应放在安全、不容易碰撞的地方，防止病人自杀或者意外事故发生。

五、注意预防和治疗躯体疾病。对老年痴呆患者要密切观察，注意其饮食、起居、二便变化，如发现有异常，应及时送往医院进行检查和治疗。

六、老年痴呆患者的心理护理尤为重要。对老年痴呆病人发生的一些精神症状和性格变化，家人应理解、宽容，给予爱心。切忌使用伤害感情或损害病人自尊心的语言和行为。对有严重特殊行为或病情不稳的病人，尽量避免其外出活动，必要时可住院治疗。

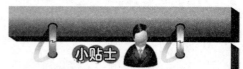
小贴士

老年痴呆容易与以下疾病混淆：一、轻度认知障碍：仅有记忆障碍，无其他认知障碍；部分患者可能是老年痴呆的早期表现。二、抑郁症：早期老年痴呆可与抑郁症相似，如抑郁心境、对各种事情缺乏兴趣、记忆障碍、失眠、易疲劳或无力等。

22

皮肤烫伤屡见不鲜，老年人在家中要加以处置时，怎么办

日常生活中，皮肤烫伤屡见不鲜，尤其夏天，如热水瓶的爆破或被打翻，最厉害的是在高压锅烧煮米粥或绿豆汤时，因气阀失灵而造成严重的面部蒸汽烫伤。

当发生这些类似烫伤时，首先不要惊慌，也不要急于脱掉贴身单薄的诸如汗衫、丝袜之类衣服，应迅即用冷水冲洗。等冷却后才可小心地将贴身衣服脱去，以免撕破烫伤后形成的水泡。冲洗时间约半小时以上，以停止冲洗时不感到疼痛为止。一般水温约20℃左右即可。如果烫伤在手指，也可用冷水浸浴。面部等不能冲洗或浸浴的部位可用冷敷。冷水处理后，将创面拭干，然后薄薄地涂些蓝油烃、绿药膏等油膏类药物，再适当包扎1~2天，以防止起水泡。但面部只能暴露，不必包扎。

皮肤烫伤要注意创面清洁和干燥，冷水冲洗后应避免再浸水。约2~3天后创面即可干燥，此时就不必涂药，10天左右时间就可脱痂愈合。届时若不愈合，则应请医生看看是否因烫伤较深或有感染。烫伤后一般不用抗生素，如创面1~2天后还是红肿、疼痛加剧，则有感染之嫌，可在医生指导下进行治疗，以免增加不必要的痛苦。

给伤口换药，目的是清洁伤口和保护创伤面，促进伤口愈合。通过换药，又可以观察伤口的情况，以便采取相应的治疗措施。

一般伤口，换药的方法比较容易掌握。换药前，先把室内打扫干净，并准备好所需用品，如75%酒精、生理盐水、3%双氧水、消毒棉球、纱布、胶布、镊子、剪刀等。若是微小伤口，只需准备纱布、胶布、创可贴即可。

把换药用品摆在患者身旁。换药时，操作者首先用肥皂把双手洗净，戴上口罩。再用消毒好的镊子或一双筷子，轻轻揭去伤面上的纱布，如果纱布粘在伤面上不易揭开时，应先用双氧水或淡盐凉开水清洗伤口，应该由内向外擦洗。

清洁工作完成后，就可按照医生的嘱咐，上药或盖上消毒纱布包扎好。当然，伤口较大、换药复杂以及当伤口颜色黯淡无光、脓汁突然增多，或出现肉芽似水泡发亮时，最好去医院请医生检查治疗。

小贴士

换药前半小时及换药时，不要清扫地面、掸尘，以免污染空气，影响环境清洁。

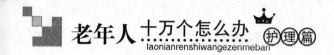

23

拔火罐可在家操作，老年人想知道应注意哪些事项时，怎么办

拔罐是中国传统医学的一部分，已受到越来越多的重视。由于拔火罐疗法相对比较简单，许多人喜欢自行在家操作，但是经常出现烫伤等问题。

老年人在家拔罐时，一定要注意罐内点燃的酒精、纸团等不能烧到瓶口处。在拔罐地方，事前先涂些水，涂水可使局部降温，保护皮肤，不致烫伤；酒精棉球火焰，一定要朝向罐底，万不可烧着罐口，罐口也不要沾上酒精；缩短留罐时间，不要过长，过长容易吸起水泡，一般3～5分钟即可，最多不要超过10分钟。

拔罐时应保持室内空气清新，夏季避免风扇直吹，冬季做好室内保暖，避免感受风寒。注意清洁消毒。施术者双手、受术者拔罐部位均应清洁干净或做常规消毒，拔罐用具必须常规消毒。拔罐可使皮肤局部出现小水泡、小水珠、出血点、瘀血、瘙痒等现象，均属正常治疗反应。一般拔罐后3小时之内不宜洗澡。

如果在拔罐过程中出现面色苍白、出冷汗、头晕目眩、心慌心悸、恶心呕吐、四肢发冷、神昏仆倒等症状，此为晕罐，应立即停止拔罐，让患者平卧，饮温开水或糖水，休息片刻，多能好转。晕罐严重者，应针刺或点掐百会、人中、内关、涌泉、足三里、中冲等穴位，或艾灸百会、气海、关元、涌泉等穴位，必要时及时送入医院进行急救。

拔火罐的部位最好以"皮糙肉厚"的地方为宜。肌肉瘦削或骨骼凹凸不平及毛发多的部位不宜应用；孕妇腰骶部及腹部均需慎用。皮肤细嫩处或是有伤口处、出血部位等都不宜拔。此外，患者在过饥、过饱、过劳、过渴、高热、皮肤高度过敏、皮肤破损、皮肤弹性极差、活动性肺结核、月经期、孕期，均应禁用或慎用拔罐。局部皮肉如有皱纹、松弛、疤痕凹凸不平及体位移动等，火罐易脱落。

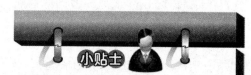

小贴士

拔罐是一种古老的民间医术，俗称"拔罐子"，有火罐、气罐等。拔火罐与针灸一样，也是一种物理疗法，而且拔火罐是物理疗法中最优秀的疗法之一。

24

刮痧可在家操作，老年人想知道应注意哪些事项时，怎么办

刮痧是中国传统的自然疗法之一，它是以中医皮部理论为基础，用器具（牛角、玉石、火罐）等在皮肤相关部位刮拭，以达到疏通经络、活血化瘀之目的。刮痧可以扩张毛细血管，增加汗腺分泌，促进血液循环，对于高血压、中暑、肌肉酸疼等所致的风寒痹症都有立竿见影之效。经常刮痧，可起到调整经气，解除疲劳，增加免疫功能的作用。但它并非包治百病。自己刮痧疗病时应掌握刮痧的禁忌征，防止出现意外。

饭后一个小时才可刮痧，太饱或肚子太饿、过度疲劳患者忌刮痧；皮肤病患者不适合刮痧疗法；有水肿、糖尿病及心脏病患者忌刮痧；血友病、出血性紫癜和其他出血疾患者不能进行刮痧治疗；低血压、低血糖、过度虚弱和神经紧张特别怕痛的患者需要轻刮痧；孕妇、婴孩或幼童在医生指导下接受刮痧。刮痧时不要用电风扇直吹。

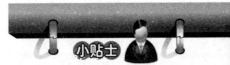

小贴士

在刮痧时，可在刮处涂抹一些介质，如精油、清凉油等，以润滑并保护皮肤。刮完一次，务必在痧退以后再在同一部位刮痧，平时可以用轻手法补刮，促进微循环，以加强退痧作用。

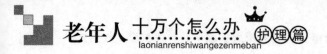

25

老人发生中风后，老伴不知道该如何护理时，怎么办

老年人"中风"，生活不能够自理，老伴有责任照顾好病重的老人。

经常按摩各个关节和肌肉，是防止关节僵硬和肌肉萎缩的好方法。等到肢体可以主动活动时，就应鼓励老人经常坐在床上或椅子上，用脚蹬床档或踩地面，或手里转动核桃（症状轻者可用健身球）。再进一步，则可搀着老人练习站立和行走了。

不要因怕"中风"的老人摔倒，而不让老人进行活动。其实，愈是早期开始活动，肢体功能的恢复就愈快愈好，死亡率也就愈低。

为了防止畸形，瘫痪老人的肢体应当用绷带、沙袋或枕头固定在"功能位"。肘部应成90°，腕部要放在旋前位。老人易发生足下垂，千万别拿被子直接压在脚背上，最好用支架把被子托起来，脚下再垫个枕头，使踝关节成90°。

预防褥疮非常重要。老人瘫痪后，翻身不便，往往由于骨头突出部位和床褥相压而使皮肤发生坏死性溃疡，因而要勤翻身。一般应每2~3小时翻一次身，翻身后用酒精或滑石粉轻轻按摩骨头突出部位，以利于血液流通；用气垫或泡沫塑料垫在骨凸部位，可减轻压力。另外，还要经常为老人擦洗皮肤，在皱褶处、会阴区和臀部扑些痱子粉，以保持清洁、干燥。一旦出现褥疮，可用大灯泡烤干患部，或撒中药"生肌散"。

如果瘫痪老人不习惯于卧位排尿，出现排尿困难，可用手轻轻按摩下腹，或用热水袋敷下腹。卧床的老人由于肠蠕动减慢，常有便秘，而便秘又往往是"中风"复发的原因，故不可等闲视之。如果3天不解大便，就应在医生的指导下选用药物治疗。

由于老人长期卧床，食欲不好，应吃些蛋羹、豆浆、牛奶、藕粉、米粥、水饺、鸡汤、细面条等易嚼、易消化而富有营养的食物。喂饭要有耐心，咽下一口再喂一口，切不可过急，以免发生吸入性肺炎。

对右侧半身不遂，出现听力障碍的老人，要劝其慢慢讲话，多听收音机，多让儿孙和他（她）交谈，以重建语言功能。当然，这个过程较慢，需要极大的耐心。

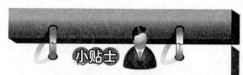

小贴士

"中风"老人在恢复期死亡的原因约60%是肺炎。所以，注意室内通风，适时增减衣服、做好保暖，防止发生感冒。

26

中西医结合治癌是良策，老年肿瘤患者服中药出现呕吐时，怎么办

有些肿瘤患者服用大剂量中药时，总是恶心、呕吐，难以下咽，即使勉强服下，也因呕吐而使药物吸收不良，药效难以产生。

肿瘤患者由于放疗、化疗，病后体虚等因素，特别是一些味觉神经敏感的老年患者服用中药时，很容易出现恶心、呕吐等现象。因为中药方剂是由多种中药配伍组成的，具有苦、辛、酸、麻、咸、涩等不同的味道，煎制出来的汤剂将这些味道汇集到一起就会形成难以下咽的气味。如何避免或阻止呢？常用的解决方法有：

尽量冷服：在病情允许、药性相合（热性药宜热服，寒性药宜冷服）的前提下，尽量采用冷服或温凉服。

少量频服：少量多次服药，只要服药间隔时间不是太长，不会影响药效。

大量快服：待药液稍凉后，屏住呼吸，一口气将药液喝完，饮药中途最好不要停顿，以免勾起药味而诱

发呕吐。饮完药液后立即用凉开水漱口，再饮少量凉开水或糖水。也可嚼一块口香糖以去除药味。

改变喝药方式：用吸管吸饮中药，可使药汁与舌面的接触面大大减少，可有效地避免药舌接触引起的恶心。

药物干预：一、甘草30克，水煎服，不吐时再服汤药，中药中有大戟、芫花、海藻、甘遂等反甘草药物不能用此法，以免出现相反作用。二、服药呕吐不止时，可在汤药中加1~2汤匙姜汁，或服药后再服一些姜汤。

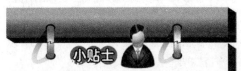

小贴士

对于服药后反复引起呕吐并且多在服药入胃以后才发生的呕吐，需检查用药是否对症，或者药方本身有问题。须再去医院就诊，不可盲目克制。

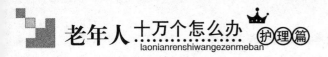
27

化疗引起脱发，老年肿瘤患者不知如何应对时，怎么办

有些肿瘤患者化疗后全身毛发开始变得稀疏，逐渐成块脱落，残存的毛发也变得干滞无光泽。脱发不仅影响了美观，很大程度上还影响到患者的情绪。

毛发脱落是肿瘤化疗引起的常见毒副作用之一。许多抗癌药物都会引起脱发，其程度取决于所用的药物、用药剂量以及用药途径。脱发时，毛发变稀，甚至全部脱落。脱发不仅仅局限于头发，身体各部位均会发生，腋毛、阴毛也会受影响。老年人由于身体各功能开始退化了，使用化疗药物后，头发更是难免遭殃。由于脱发会影响患者的形象，引起焦虑和情绪波动，甚至拒绝再化疗。可以试用以下方法护理头发和头皮：

避免过分洗发和用力梳头。用绸缎枕套，使用柔和的香波及柔软的头刷。低温吹头发，不用发卷做头发或染发烫发。将头发剪短，脱发时容易处理。戴假发套，在毛发大量脱落前就去选购假发，这样可以按照自己

原来头发的颜色、发质和样式进行挑选。使用防晒油、戴帽子、围巾或假发来保护头部免受太阳照射。

饮食调理。一、核桃芝麻粥：取核桃仁200克，芝麻100克，粳米100克。将核桃仁及芝麻各研末。粳米加适量水煮熟，再加入核桃仁、芝麻即可食用。二、黑豆山楂大青茶：取黑豆30克，山楂30克，大青叶30克。将黑豆、山楂、大青叶一同放入锅中，加水煎汤，去渣取汁代茶饮。忌用辛辣等刺激性调味品。

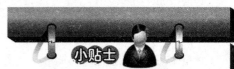

小贴士

头发是从头皮上的毛囊里长出来的，化疗对毛囊无永久性的影响，化疗停止后毛囊会很快恢复生发功能。多在停药后1~2个月开始生长，往往比以前更黑、更有光泽。

28

化疗可能引起恶心和呕吐，老年人不知如何应对时，怎么办

化疗最常见的副作用是恶心和呕吐。不同的人使用不同的药物，其恶心和呕吐的发生频率和严重性各不相同。恶心和呕吐通常发生在化疗后几小时，持续时间不长，也有患者恶心时甚至连流质也无法下咽。

改变饮食习惯和服用止吐药能减轻症状。不同的止吐药对不同的人有效，因此试用几种药是必然的，应耐心同医生一起找出对你最有效的药，不要轻易放弃。你也可试试以下方法：

流质或半流质饮食。如稀饭、清汤、粥等，少量多餐。并根据进食和呕吐的情况适当补充水分，如果汁、糖水、盐水等。

饮食清淡，少食多餐。不要吃得太多，不然你会感到胃腹饱胀。吃喝要慢慢进行。慢慢咀嚼食物有助于消化。喝饮料在饭前或饭后一个小时，不吃甜、油炸或脂肪多的食物。如早上感到恶心时，起床前吃一些干食品，如麦片、烤面包或饼干（如果

口腔咽喉疼痛或口干，就不要吃这些东西）；吮食冰块、薄荷糖或酸的糖果。饭后坐在椅子上休息，至少两个小时后才能躺下。化疗时常常感到恶心，因此，化疗前几小时不要吃东西。

创造良好环境。避免接触能引起恶心的气味，如油烟、香烟和香水。食物色彩尽量避免与化疗药稀释后相同的颜色，以防产生不良的条件反射。吃冷的或低于室温的食物，就不会闻到气味难受。想办法放松一下，可以通过与朋友或家人聊天、听音乐、看电影或电视来分散注意力。感到恶心时，可以慢慢地做深呼吸。并且要穿宽松的衣服。

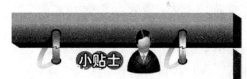

小贴士

大约有一半的化疗患者在化疗前情绪不稳，这叫治疗前恶心。对付治疗前恶心的最好办法是借助于放松技巧。

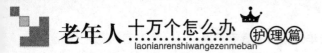

29

化疗可能引起继发感染，老年肿瘤患者不知如何应对时，怎么办

化疗会破坏骨髓细胞，从而使白细胞数减少。由于白细胞是用来抵抗有害细菌、病毒对人体侵害的，因此，白细胞数量减少会引起继发感染。感染可能发生在身体的任何部位，通常是口腔、皮肤、肺、尿道、直肠和生殖器官。可采取以下措施来预防感染：

避免交叉感染。远离患有感冒、流感、麻疹或水痘等传染病的人。远离刚接受小儿麻痹症、麻疹、腮腺炎和风疹等免疫治疗的小孩。

做好清洁卫生。勤于洗手，特别是饭前以及上洗手间前和上洗手间后；每次大便后，彻底清洁肛门区。如果上火或生痔疮，要看医生后才能用灌肠剂或栓剂；每天洗一次温水澡（不要太烫），轻轻擦干皮肤，不要很用力；用温水、肥皂和杀菌剂清洁伤口。

小心皮肤破损。使用剪刀、针或刀时，不要划伤自己，不要被指甲划破表皮；要使用电动剃须刀，不要用刮胡刀，以免划伤皮肤；要使用柔软的牙刷，以免损伤牙龈；不要挤压或抓搔疙瘩。如果皮肤干裂，可使用洗液或油脂。

注意感染迹象。当你的白细胞数很低时，即使非常小心，你的身体也不能免于被感染。对有可能被感染的迹象和症状要很注意，并且定期检查身体，对眼睛、鼻、口、生殖器和肛门部位要特别注意。受到感染的症状包括：38℃以上的发烧、发冷、出汗、肠松弛、小便时有烧灼感、严重的咳嗽或咽喉痛、阴道流出异常物或阴道发痒，伤口、痛处、疙瘩、静脉、导尿口或动脉通路口周围发红、肿胀或敏感、腹痛。如果出现上述感染迹象，应立即告诉医生。

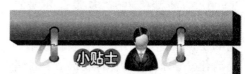

小贴士

切勿自行用药：在未经医生许可前，即使你发烧，也不要用阿司匹林、退热净或其他药物来退烧。在医生确认前，不要进行免疫注射。

30

放疗后出现口干，老年肿瘤患者不知道如何应对时，怎么办

病人患头颈部肿瘤后，因放疗破坏了部分唾液腺，使唾液腺肿痛，唾液分泌减少，因此觉得嘴巴异常干燥，连说话、吞咽食物都会有困难。虽然这些现象是暂时的，但是造成了很大的困扰。如何能减轻口干症状呢？

下面提供能改善口干症状的饮食原则。

烹调食物尽量以炖、焖、煮、蒸的方式，多放些水，使食物软化且含水量较多。主食可以稀饭代替干饭，但稀饭不要煮得太稀。在吃较干的食物如面包、馒头、饼干时，可以先浸一下牛奶、汤汁或饮料，使这些食物软化后再食用。

用餐时可以小口地喝一些汤或以水代替唾液帮助吞咽。可以选择一些质地较软、较细、容易吞咽的点心，如布丁、果冻、蒸蛋等。平常可以将西瓜、桃、樱桃、葡萄等水果切成小块冻在冰箱里，在两餐之间让患者含在口中或咀嚼，也可以减轻口干症状。

尽量避免饮用太甜或含咖啡因的饮料，如可乐之类，这些饮料会让患者更加口渴。患者应戒烟、戒酒。吸烟、喝酒会加重口干的症状。

平时可以咀嚼口香糖。或口含花旗参等来刺激唾液分泌。若口干症状很严重，可请医生开口腔喷雾剂以改善不适症状。当唾液分泌减少时，口腔很容易感染，要注意口腔的清洁卫生。

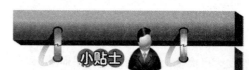

小贴士

放疗期要注意补充营养，要强迫自己吃东西。多吃水果，可把水果打成泥，容易下咽。这是一个和疾病作斗争的艰苦过程，一定要坚强。良好的心态及合理的饮食调配将有助于尽早康复。

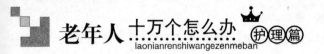
31

化疗后出现便秘，老年肿瘤患者不知道如何应对时，怎么办

老年人本来容易便秘，肿瘤患者使用有些化疗药物更会引起便秘，一些止吐药也会引起便秘。还有的肿瘤患者出现便秘是因为他们与平常相比活动量或营养量减少，或是服用了某种止痛药所致。如果两天以上没解大便，要告知医生，也许需用泻药或灌肠剂。在未经医生同意之前，特别当白细胞数或血小板数很低时，不要使用泻药或灌肠剂。

可以尝试以下办法来解决便秘：

一、注意饮食调养。多饮水以松弛肠道，温水和热水特别见效。多吃含纤维多的食物，因为纤维素有亲水性，能吸收水分，使粪便软化。含纤维多的食物有粗制面粉、粗制大米、玉米粉、豆芽、芹菜、菠菜、藻类、多种水果等，根据患者喜好制定食谱。忌食烈酒、浓茶、咖啡、辛辣、油炸等刺激性食物。

二、适当增加运动量。做一些力所能及的锻炼，可促进直肠供血及肠蠕动，因而有利于排便。出门散步和做操对解决便秘都有帮助。增加活动量之前，记住要同医生商量。

三、腹部按摩。刺激肠蠕动，有利于排便。按摩方法为：你可以仰卧，一手按于肚脐上，另一手叠放其上，先顺时针揉腹5～10分钟，再逆时针揉腹5～10分钟。按揉时用力要适度，动作要轻柔，每日1次。最好在起床前按摩，也可在排便前20分钟按摩。

四、温水浸足。通过温水刺激双足，使足底的小肠、结肠、肛门等反射区血液循环活跃，从而加强这些器官的功能，促进肠蠕动。

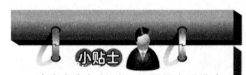

小贴士

肿瘤患者便秘时，不要用力强排大便，以免引起肛裂；少吃容易引起便秘的食品，如巧克力、奶酪、鸡蛋等。

32

疼痛是癌症的常见症状，老年患者想实施非药物止痛时，怎么办

疼痛是癌症患者的常见症状，在家中对于病程较长和疼痛较轻的癌症患者，可采取非药物止痛法来止痛。这些方法不但简便易行，而且还会使患者增强战胜病魔的信心，提高生活的乐趣。

心理暗示法：此法主要是增强患者自身战胜疾病的信心。可结合各种癌症的治疗方法，暗示如何进行自我调节，如何配合治疗就一定能战胜疾病，使他增强生活勇气，认真完成一日三餐和进行必要的康复训练，以充分调动自身消灭癌细胞的最大能力，从而达到止痛目的。

放松止痛法：全身松弛产生轻快感，肌肉松弛可阻断疼痛反应。让患者闭上双目，做呵气、打哈欠等动作，随后屈髋屈膝平卧、放松腹肌、背肌，缓慢作腹式呼吸。或者在幽静环境里闭目养神，进行深而慢的吸气与呼气，使清新空气进入肺部，达到止痛目的。

物理止痛法：可通过刺激疼痛周围皮肤，达到止痛目的。刺激方法可采用按摩，用薄荷油、樟脑酊、冰片等清凉止痛药涂擦以缓解局部疼痛。也可采用各种温度的刺激，如用65℃热水袋放在湿毛巾上作局部热敷，每次20分钟，可达到一定的止痛效果。

转移止痛法：可让患者坐在舒适的椅子上，闭上双眼，回想自己童年有趣的乐事，或者想自己喜欢的任何事；每次15分钟，一般在进食后2小时进行，事后要闭目静坐2分钟；也可根据患者的爱好，选一些轻快的音乐，让患者边欣赏边随节奏做拍打、拍手等动作，进行节律性深呼吸；还可看一些笑话、幽默小说，听一段相声取乐。这些都可以分散注意力，有助于产生若干积极的生理变化，增强止痛效果。

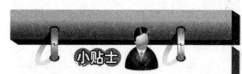

小贴士

所谓止痛药就是指那些具有缓解疼痛作用的药物。这种止痛作用只是暂时的，因为它们不能去除引起疼痛的原因；但又不能否认，止痛药物在癌性疼痛的止痛上确实发挥了重要的作用。

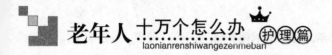
33

癌症容易转移与扩散，老年人不知道应如何预防时，怎么办

肿瘤患者往往因癌症的转移和扩散失去根治的机会，最终导致病情恶化而死亡，给患者及其家属带来极大的痛苦。那么，应怎样预防肿瘤的转移与扩散呢？

如何有效地预防转移和扩散，仍是肿瘤学研究的一个难题。但就目前所掌握的知识来看，预防恶性肿瘤的转移和扩散应注意以下几个方面：

首先，早期发现和早期诊断。由于恶性肿瘤在早期阶段生长缓慢，极少发生转移和扩散，因此早期发现和早期诊断是预防转移和扩散的最好方法。对恶性肿瘤的手术，应强调切除肿瘤和肿瘤周围足够的组织，以防肿瘤浸润影响治疗效果。对于某些可能发生转移的肿瘤，应辅以局部或全身的治疗。治疗后定期复诊是判断癌症是否根治的好办法。

其次，消除导致肿瘤转移和扩散的因素。对于已经发现可能是肿瘤的肿块，尤其是已明确病理性质是属于恶性的，应当竭力避免刺激肿瘤。不要经常触摸、挤压肿块，更不能对其进行热敷、理疗、拔火罐和贴膏药等，因为这样会促使癌细胞脱落。不

滥用止血药，因止血药利于细胞在血液运行中停留。应防止血液黏稠，阻止癌细胞在血液或淋巴液中停留下来形成转移病灶。

最后，增强免疫功能。保障免疫系统正常运行，使身体主动消灭转移的癌细胞，争取抗癌的主动权。机体免疫功能的低下将导致肿瘤的发生、发展和转移，而机体免疫力的提高能抵制肿瘤的生长、侵袭和转移。提高机体的免疫力，不但能随时清除因瘤体脱落进入血液和淋巴液的肿瘤细胞，而且对于原发肿瘤病灶的防治也有重要作用。

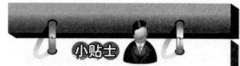

小贴士

有些老年肿瘤患者缺乏对癌症治疗方法的了解，很容易在焦虑、沮丧的情绪中，轻信一些巫医、游医、"神医"及轻信"包治"，吃所谓的"灵丹妙药"。结果经济上的巨大损失不说，重要的是宝贵的治疗时机被耽误在乱投医中，错过了治疗良机，使癌症不能有效控制，增加了治疗的难度。

34

"癌症热"是癌症病人普遍现象，老年患者发热时，怎么办

癌症发热又称癌症热，当癌症发展到一定程度时，病变组织可发生无菌性坏死，坏死物质释放内源性致热源引起发热。

肿瘤患者往往思想负担沉重、情绪低落、紧张、焦虑、食欲不振、失眠等，导致体质下降，再加上接受放疗、化疗后机体免疫力下降，肿瘤患者特别容易引起细菌感染而出现发热。此外，药物反应、自身免疫疾病、肾上腺皮质激素分泌不足或癌症本身都可引起发热。

发热患者应随时监测体温，以便随时测量和记录患者体温的变化。体温低于38℃，患者一般不需要进行特殊处理。可通过改变环境、温度、衣着、被褥厚薄等降低体温。

体温达39℃以上，可以采用物理降温。如采用50%酒精擦背部、胸部和四肢；或冷水、冰块、冰袋置于大血管、前额处。体温在39℃以下时，也可以用温水擦拭。采取降温措施后30分钟复测体温，以后每1~2小时测量1次体温。

退热后，患者会大量出汗，这时家属应及时帮助患者擦干身体，更换清洁的衣服和床上用品，防止褥疮和感冒。

高热时要注意增加高蛋白饮食及水分的补充，如鸡蛋、牛奶、汤、盐水、瘦肉等，鼓励患者多饮水以促进代谢产物的排出，给予营养丰富、易消化的饮食，少食多餐。

高热时口腔内容易滋生细菌，如不注意口腔清洁，容易发生口腔溃疡，常漱口有利于抑制细菌生成。如果温度较高或持续不退，应及时与医生联系。要在医生指导下使用退热药。

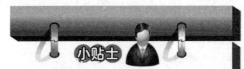

小贴士

值得提醒的是，很多疾病都会有发热的表现，因此，不必要一遇到发烧就胆战心惊，以为自己就是中了癌症的"招"。癌症引起的发热与普通的发热有以下区别：一、癌症发热，即使高热，有时也无特别的化验检查结果，而大多数疾病的发热均伴有白细胞升高和血沉加快。二、癌症发热不会觉得冷，而会觉得很热。体温一般在37.5℃~38℃之间。三、癌症发热时应用抗生素和抗过敏药物无明显作用，但应用抗癌药物后可退烧。四、癌症发热常为首发症状，其后才出现肿瘤增大。专家建议，如果持续一段时间不退烧，应及时到医院诊断鉴别，找出真正的病因。

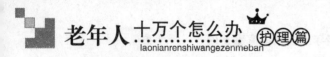
(35)

肺癌术后容易并发呼吸衰竭，老年患者不知如何防范时，怎么办

老年肺癌患者常有不同程度的慢性疾病，术后极易发生并发症，尤其是呼吸衰竭。如肺癌合并哮喘患者术后因缺氧易诱发哮喘，严重者造成肺通气及换气功能障碍，随之发展成呼吸衰竭；长期吸烟合并慢性支气管炎、肺气肿的老年男性肺癌患者由于肺功能低下，支气管黏膜清除分泌物的能力减退，术后易出现肺不张，肺部感染，导致呼吸衰竭。肺癌合并糖尿病者，由于糖代谢紊乱，及多种防御功能缺陷使组织愈合能力差，术后易出现肺部感染，支气管胸膜瘘等并发症，导致呼吸衰竭甚至死亡。

在生活中如何防范呢？

术前2周开始呼吸训练：做缓慢尽力的深吸气，吸气后停滞1~2秒，10次/分左右，3~5次/天。

学会有效的咳痰方法：取坐位，四肢放松，深吸一口气，屏气片刻再用力咳出，同时配合深呼吸。

肺功能锻炼：用束带绑住胸部，松紧度以不感到憋气和呼吸困难为宜，以增加对手术的耐受力和应激能力。

登梯和下蹲训练：清晨和傍晚循序渐进进行锻炼，以增加呼吸肌和膈肌活动能力。

术前控制原发病：积极治疗原发肺部感染和其他呼吸道感染，主动及早戒烟；对哮喘患者要在术前用药物来预防哮喘发作，查找过敏原并进行脱敏治疗。对糖尿病患者，监测和控制血糖，合理计算能量，术前控制感染。

术后早期活动，促进肺扩张：术后早期应进行床上活动，麻醉清醒即采用半卧位，不能半卧位者应经常改变卧位，拔除引流管后24小时离床活动，同时注意引流管逆行感染。

加强呼吸肌功能锻炼：多做深呼吸运动和吹气球，使膈肌力逐渐加强，改善死腔通气，防止肺泡萎陷，有效清除气道分泌物，保障有效通气及预防肺部感染。

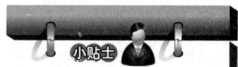

小贴士

由于麻醉药抑制咳嗽反射，加上疼痛不能有效咳嗽，尤其是有长期吸烟史者，小气道功能差，常有呼吸道潴留物，痰液较多，需家属协助排痰。可通过叩背间接使附着于肺泡周围及支气管壁的痰液松动脱落，也可在患者吸气后用大拇指或食指中指合并以指腹按压天突穴刺激气管产生咳嗽反射。每1~2小时叩背一次，预防痰栓阻塞气管诱发呼吸衰竭。

36

癌症患者容易感冒，老年患者不知道如何预防时，怎么办

老年癌症患者因机体的抵抗力降低，怕风怕冷，更易发生呼吸道感冒，且恢复慢，较正常人易并发肺炎，是影响患者顺利康复的重要因素之一。如何预防感冒，主要有以下5个原则：

一、限制公共场所的活动：公共场所是人员聚集地，也是呼吸道传染病最易传播的地方。老年癌症患者应避免前往电影院、卡拉OK厅、家庭舞会、商场等人群聚集处。

二、防止过度紧张和劳累：过度紧张和劳累可导致机体的代谢功能紊乱，疲倦和抗病力下降则是这种紊乱的结果。故劳逸结合，合理安排工作与休息非常重要。

三、加强个人防护：如根据气温变化及时添加衣服，用复方硼酸液每天漱口3～4次；碗筷煮沸消毒，每周1～2次；流行季节外出戴口罩等。

四、保持室内空气新鲜：每天开窗通风两次，每次应在30分钟以上。若家庭居室较小，开窗时应注意患者的保暖，避免"穿堂风"或让风直吹患者。

五、定期空气消毒：在感冒流行季节，可预防性地进行空气消毒，如用食醋熏蒸，按12.5毫升/立方米的标准，取食醋置于电炉上蒸发10分钟以上。由于熏蒸湿度在60%～80%时，消毒效果最好。所以熏蒸前，最好在室内洒些水再蒸发。衣服、被褥应勤洗、勤晒，利用阳光中的紫外线杀灭沾染的病菌。紫外线穿透能力较差，暴晒时需将织物等打开或悬挂，棉胎要翻转，以确保消毒效果。

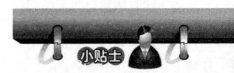

小贴士

运动免疫疗法是指通过合理的身体活动，保持最佳身体状态。温热疗法、氧气疗法、沐浴疗法、全身按摩等物理疗法有助于减少疼痛、强化免疫功能。

除此之外，通过手工艺、刺绣、绘画、舞蹈等活动，让患者感受自我恢复和成就感的同时，让其进一步通过有规律的身体活动，进行充满自信的抗病生活。

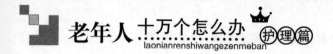

37

肿瘤在康复期中容易复发，老年人想预防肿瘤的复发时，怎么办

不少肿瘤患者经过各种有效治疗后得到痊愈，过一段时间之后被治愈的肿瘤又重新复发，因此在肿瘤得到治愈或已被控制后一定要重视预防复发。从养生的角度怎样才能预防或减少肿瘤的复发呢？

要消除或避免肿瘤复发诱发因素，应该积极治疗与肿瘤相关的慢性疾病。某些慢性病的存在会降低机体的免疫功能，从而影响患者局部或全身的功能状态，并有可能诱使肿瘤复发；要尽量消除和避免引起肿瘤的各种理化因素及生物致癌因素；要避免长期、过度的精神紧张和不良刺激，注意保持心情愉快、精神放松、积极乐观的生活态度是每个患者所应持有的有力"武器"。

加强身体素质锻炼。提高机体免疫功能及抗病能力，是有效预防肿瘤复发的重要环节。在肿瘤治愈后的康复过程中，应根据实际情况，开展一些适合病人的锻炼运动，如气功、太极拳、慢跑等，以促进患者全身功能的恢复，调动全身积极因素，增强抗病能力，减少肿瘤复发的机会。

重视定期复查。这是所有肿瘤病人治愈后应该注意的一点。复查包括患者的自我检查和医院的定期检查。自我检查主要是注意观察原来的病灶部位及其附近有无新生肿物、结节、破溃等表现，有无新的疼痛感觉。

此外，还要注意全身变化，有无逐渐加重乏力、食欲不振、体重减轻、贫血等表现，一旦出现上述情况应及时去医院检查。尽管复发的肿瘤比原发的肿瘤在治疗上更为困难，只要做到早发现、早诊断、早治疗，复发肿瘤也是可以治愈的。

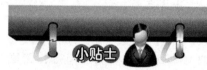

小贴士

世界卫生组织1981年提出：1/3的癌症是可以预防的，1/3的癌症通过早发现、早诊断、早治疗可以治愈，1/3的癌症适当治疗可以延长生命，提高生活质量。2006年又提出40%的癌症死亡是可以避免的。

第四章

老年人常见病症的家庭急救

——争分夺秒　留住生命

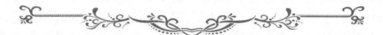

　　【导语】家是我们最重要的生活场所，而生活中各种"万一"却又是难免的。面对突然发生的意外或疾病，如果我们懂得一些科学急救的知识和技能，就能有条不紊、分秒必争地加以救治，使患者转危为安，避免病情恶化，为进一步治疗争取了时间。

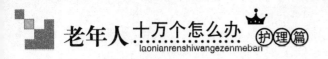

1

心肌梗死危及生命，老年人想知道预防办法和急救措施时，怎么办

发生急性心肌梗死的病人，在临床上常有持久的胸骨后剧烈疼痛、发热、白细胞计数增高、血清心肌酶升高以及心电图反映心肌急性损伤、缺血和坏死的一系列特征性演变，并可出现心律失常、休克或心力衰竭，属冠心病的严重类型。心肌梗死的原因多数是冠状动脉粥样硬化斑块或在此基础上血栓形成的，造成血管管腔堵塞所致。心脏不太好的老年人，应该了解以下几点：

第一，绝对不搬抬过重的物品。搬抬重物时必然要弯腰屏气，其生理效应与用力屏气大致类似，是老年冠心病人诱发心肌梗死的常见原因。

第二，要适度锻炼。一般来说，要达到锻炼的目的，每周至少要有三次认真的体育锻炼，每次不少于20分钟，但也不宜超过50分钟。开始时要先活动一下身体，如举臂、伸腿等。锻炼结束时要做一些放松活动，不应立即停止活动，更不应锻炼后马上上床休息，否则容易引起头晕，对心脏不利。在参加体育锻炼之前，应该先测定体力耐受程度。运动锻炼不要过度，过度会导致血压急剧上升，使左心室过度疲劳和促使发生心力衰竭。运动量一般可视年龄和健康状况而定。

如果出现心肌梗死的先兆症状，千万不要惊慌，首先病人应立刻卧床，保持安静，避免精神过度紧张，舌下含服硝酸甘油，或立即请医生上门，就地诊治。同时做好送往医院的准备。交通工具必须平稳舒适。病人应避免走动，情况相对稳定时以担架运送。运送途中可持续或间断使用硝酸甘油等扩冠药。症状严重心电图变化时，按心肌梗死处理。梗死先兆得到及时处理的病人，有的可免于急性心肌梗死，有的即使发生心肌梗死，梗死范围也较小，症状较轻，并发症少，易于康复，存活率明显提高。

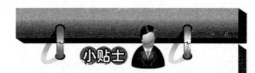

小贴士

心肌梗死是指心肌的缺血性坏死。由于心脏冠状动脉的血流急剧减少或中断，使相应的心肌出现严重而持久的急性缺血，最终导致心肌的缺血性坏死。

2

突发高热需降温，老年人想知道降温措施和注意事项时，怎么办

发热是机体的一种防御反应。发热可使吞噬细胞活动性增强，抗体生成增多，白细胞内酶的活力及肝脏的解毒功能增强，抵御疾病的侵袭，促进机体恢复。因此，如发热不是太高，一般情况尚好，不应盲目或急于降温治疗。对高热患者应及时适当降温，以防惊厥及其他不良后果。有两种适合家庭使用的降温措施，可供老年人参考。

物理降温。用冷湿毛巾或冷水袋，敷额头、双腋及腹股沟等部位，或用布包裹的冰袋枕于头部或放置于上述部位。

药物降温。一般在体温达38.5℃以上时才开始服用，而且每次服药要间隔4～6小时。但对有高热惊厥史的人可适当地积极退热，在降温的同时给予镇静药。退烧应该根据不同病因采取相应的治疗措施。普通的感冒发烧多半由病毒引起，主要是对症治疗，不应滥用抗生素。对既往有高热惊厥史或烦躁不安者，由感染引起的高热，应根据病情选用有效抗生素治疗。

补充液体。高热病人退热时多伴有大汗，可失去大量水分和部分盐类，所以一定要注意补充液体。患者能经口饮食者，应鼓励并协助其多饮水；不能经口饮食者由静脉补液。补液时应注意病人尿量和尿色，尿少且色深者，表示补充液体量仍不足。长期高热不能进食或食量较少者，应考虑经静脉补给营养物质。

发烧本身并不可怕，重要的是要去寻找病因，对症对因治疗。一般感冒常会发烧2～4天，如果精神状态好、进食正常则不必太担心。但须注意感冒有无恶化或发生并发症的情形。

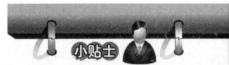

小贴士

发热是多种疾病的常见症状。但高热在临床上属于危重症范畴，是一些疾病的前驱症状，引起发热的病因可分为急性感染性和急性非感染性疾病两大类。前者最为多见，如细菌、病毒引起的呼吸道、消化道、尿路及皮肤感染等；后者主要由变态反应性疾病，如药物热、血清病以及植物神经功能紊乱和代谢疾病所引起。不同的疾病，在发热时常有不同的其他症状。

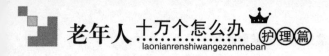

3

突然发生心慌，老年人想有效地进行防治时，怎么办

心慌又称心悸，是患者自觉心跳或伴心前区不适感，是由心跳过快、过慢、心律不齐引起的。心慌是一个常见的症状，一般认为与心脏活动过度有关。健康人在情绪波动、精神紧张、受到惊吓、体育锻炼、重体力劳动、大量吸烟、过量饮酒、喝浓茶等常可发生。病理性的原因有心脏病、甲状腺功能亢进、发热、严重贫血、急性出血等。另外，神经衰竭和心脏神经官能症患者也经常出现。如果发生了突然的心慌，首先不要紧张，要放松心情，及时到附近医院做心电图检查。若发作时间短，就要做24小时动态心电图，它会准确记录心慌时心电图情况，从而帮助医生分析判断是不是出现了心律失常，是哪种类型心律失常，是否需要进一步检查，以及是否需要治疗，如何治疗。

对一些功能性心律失常者来说，经过休息、精神安慰和消除各种诱因就可消除。对器质性心律失常者，则需要进一步治疗。

心律失常治疗可分药物治疗和器械治疗两种。器械治疗因治疗后仍有部分复发，加之高额治疗费用，使很多患者望而生畏，所以，平时应用最多的是药物治疗。根据不同心律失常选择不同药物。需要提醒老年朋友的是，出现心慌时不能随便服用抗心律失常药物，要在医生指导下用药。

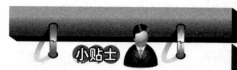

小贴士

俯卧是最不宜采取的睡姿，因为俯卧会压迫心脏和肺部，影响呼吸。心律失常患者以及心脏病患者，应采取右侧卧的睡姿，保持身体自然屈曲，因为这种姿势有利于血液的回流，以减轻心脏的负担。如果出现胸闷、呼吸困难，可采取半卧位或30°角坡度卧位，从而减少心律失常的发生。

4

心跳呼吸骤停，老年人想知道家庭人员要如何施行急救时，怎么办

无论何种原因所致，当发现伤病者心跳突然停止时，家庭人员应立即施行胸外心脏按压术，以复苏生命。心脏按压术的方法如下：

一、让病人仰卧于平坦而坚硬的床板或地面上进行心脏按压。在柔软的床上进行心脏按压常无效果。

二、急救者双膝跪在或站在病人身边的一侧，靠近其胸部，解开病人上衣，暴露胸部。用一手掌根部放在病人胸骨体的中、下1/3交界处，另一只手重叠于其上部手背上，两肘伸直，充分利用上半身的重量及臂部肌肉的力量，垂直向下按压胸骨，使之下陷3～4厘米，然后放松，按压时要有规律，不能间断，也不宜猛压猛松，抬起时不要将手离开胸壁。按压频率为每分钟60～80次。

三、如病人心跳、呼吸均停止，在进行胸外心脏按压的同时，可进行口对口或口对鼻的人工呼吸。可分为单人抢救和双人抢救两种。单人抢救按压频率为每分钟80次。每吹气1次，按压10~15次，反复交替进行，操作中断最多不能超过5秒。双人抢救，为一人吹气，一人按压，按压频率为每分钟60次，每吹气1次，按压5次，交替进行。一般每4～5分钟检查一次病人的心跳和呼吸，如心跳已恢复，可停止按压。如未恢复自主心跳，应继续按压，并检查操作方法是否正确。必要时应在抢救同时，将病人迅速送往医院救治。

四、施行人工呼吸前应解开病人领扣和胸腹部衣服。如口腔内有假牙、异物、血块、黏液等，应立即取出，以免堵塞呼吸道。如果舌头后缩而有阻碍呼吸的可能时，应拉出，并用绷带固定于口腔外面，以保证呼吸道通畅。在处理过程中，最好有一位助手协助进行。

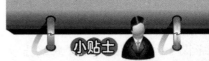

小贴士

1952年1月，美国哈佛大学医学院的佐尔医生，首次在人体胸壁的表面施行强度为75～150V的电脉冲刺激心脏，成功地为一例心脏停搏患者进行心脏复苏，挽救了这位濒死病人的生命。这一创举立即受到医学界和工程技术界人士的广泛重视，迎来了心脏病学的又一个变革时期，临时性心脏起搏器术逐渐被医学界广泛接受，成为一种常规的缓慢性心律失常的治疗方法。于是他被尊称为"心脏起搏之父"。

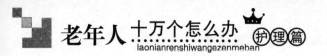

⑤

突然发生心前区痛，老年人要进行应对时，怎么办

出现心前区疼痛一定要综合病史、体格检查及辅助检查，才能全面考虑诊断。下面简单介绍几个高危险度的疼痛，让老年朋友可以从容应对。

稳定型心绞痛：胸骨后有压迫感、烧灼感或沉重感，常由运动、寒冷、情绪激动所激发。持续时间一般为10分钟左右，常放射至左肩、左臂，也可放射至颈部、下颌、上腹部。休息和舌下含服硝酸甘油或速效救心丸能缓解症状。

心肌梗死：类似于心绞痛，但通常程度更重，突发。常持续30分钟以上。常伴发恶心、呕吐、呼吸短促、心律失常、低血压和休克。休息和舌下含服硝酸甘油只能暂时或不完全性缓解症状。舌下含服硝酸甘油或速效救心丸，拨打急救电话去医院。

肺栓塞：既往无心、肺疾病的患者出现呼吸困难或既往有心、肺疾病的患者呼吸困难加重，或右心功能衰竭体征，常见于深静脉血栓形成患者。此类患者应尽早就医。

需要提醒的是出现了心前区疼痛时，必须镇静。不要恐慌，也不要大意。对急症胸痛的早期识别、干预很重要，因为可能直接影响到患者的预后。对于伴有胸闷、呼吸困难的尤其要引起重视，应第一时间去医院诊治。

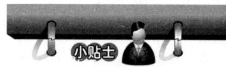

小贴士

每天练练十指功，对患有各种心脏病或植物神经功能紊乱引起的头晕、胸闷、心慌等有一定的疗效。同时，还能改善和刺激手脚末梢的血液循环，是一个很好的保健方法。具体的做法是：用一只手的食指、中指紧夹另外一只手的小拇指两侧，由手指根部向指部拉拔，感到指尖有温热、胀、麻的感觉。再依次从无名指到拇指，各做一次，两手交替进行。早晚各做一次，每次约5分钟。如果突发胸闷、前胸痛、心慌、心悸等症状，可随时做十指功，能及时缓解不适症状。

6

吃完药后突发胃疼，老年人想知道应对的方法时，怎么办

遇到这种情况，有可能是由药物引起胃的不良反应的药物性胃病。许多口服药物都可以引起胃部不适，但有时虽非口服给药，亦可引起恶心、呕吐、食欲减退等胃部不适。药物性胃病的临床表现因用药种类、剂量以及是否联用刺激性胃药等而有所不同，但主要为胃部受刺激、胃黏膜屏障遭受不同程度损害致胃部症状，重者发生胃溃疡与出血。

出现这种情况应尽早停药，注意饮食调节，减少刺激性食品。其次，对症治疗，保护胃黏膜，如口服氢氧化铝凝胶，每次10~15毫升，每日3~4次，或服用硫糖铝及洛赛克等。主要应与非药物性食管炎、胃及十二指肠病变、消化性溃疡、胃癌、胃黏膜脱垂、非溃疡性消化不良等鉴别。诊断主要条件为在用药过程中，出现胃部症状，并能排除其他原因引起。纤维胃镜检查，可见胃黏膜广泛充血、多处糜烂、出血点、浅表溃疡，有时见到胃内有活动性渗血表现。病变多位于胃体，少数累及食管下段及十二指肠。病变部位组织活检，常有炎症细胞浸润、黏膜浅表坏死、出血等。

药物的应用有明确指征，对胃有刺激的药物，老年朋友应该慎重。正在服用肾上腺皮质激素、解热镇痛药、抗生素类药的病人，用药过程中应密切观察胃部症状，如果出现胃部不适的症状应该停药。在选择药物的时候，老年朋友应该选择安全剂型，如长期服阿司匹林，应用肠溶剂。尽量不要多种药品同时服用，特别是对胃部有刺激的药物。

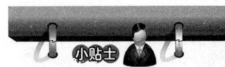

小贴士

维生素C对胃有保护作用，胃液中保持正常的维生素C的含量，能有效发挥胃的功能，保护胃部和增强胃的抗病能力。因此，要多吃富含维生素C的蔬菜和水果。

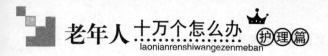

7

突发脑溢血需急救，老年人想知道救护措施时，怎么办

脑溢血是老年人的多发病。这是由于血压突然升高，致使脑内微血管破裂而引起的出血。尤其是有高血压病史的人，更容易因为气温骤降或情绪激动，突然发生口齿不清甚至昏迷。患者发生脑溢血后，家属除紧急向医疗机构求助外，应进行以下紧急救护：

首先家属要保持镇静，切勿为了弄醒病人而大声叫喊或猛烈摇动昏迷者，这样只会使病情迅速恶化。如果让患者成平卧位，要避免因震动加重病情。因为将病人平卧于床，由于脑压升高，此类患者极易发生喷射性呕吐，如不及时清除呕吐物，可能导致脑溢血昏迷者因呕吐物堵塞气道窒息而死。因此病人的头必须转向一侧，这样呕吐物就能流出口腔。

其次迅速松解患者衣领和腰带，保持室内空气流通。天冷时要注意保暖，天热时要注意降温，并用冷毛巾覆盖患者头部，因血管在遇冷时收缩，可减少出血量。

最后如果病人在路旁、公共卫生间或人多的地方昏倒时，应小心轻轻地抬到宽敞的场所，由2～3人协同，抬到担架或平板车上，动作切忌鲁莽，然后再护送到医院。对于急诊病人，尽量避免长途运送，以免耽误治疗。因为运送途中的震动，会加重脑出血，因此应该尽量送到附近的医院。

运送途中，尽量减少病人身体及头部的震动。头部要有专人保护，病人睡的担架要垫得厚一点、软一些，避免因反复震动、摇晃、颠簸，加重颅内出血及发生脑疝。救护车如果是在不平坦的道路上行驶时，即使心情再急，也应慢速前进。此时应将患者头部稍稍抬高，并随时注意病情变化。

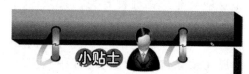

小贴士

脑溢血，又称脑出血，它起病急骤、病情凶险、死亡率非常高，是急性脑血管病中最严重的一种，为目前常见的老年人致死性疾病之一。

8

突发呕血很危险，老年人想知道急救方法与注意事项时，怎么办

呕血是指患者呕吐血液。由于上消化道（食管、胃、十二指肠、胃空肠吻合术后的空肠、胰腺、胆道）急性出血所致。但也可见于某些全身性疾病。在确定呕血之前，必须排除口腔、鼻、咽喉等部位的出血以及咯血。

在呕血中，以胃、十二指肠溃疡较为多见，约占60%～70%；其次是胃癌、胃炎出血；再次是肝硬变引起的食管下段静脉曲张破裂，这种出血多属病情严重者，死亡率也较高。呕血前多有烧心、恶心欲吐、上腹部不适或疼痛等症状出现。吐出的血多呈暗红色或咖啡色，常混有食物残渣。呕血者同时伴有黑便或柏油样便。出血量在400毫升以下者，因循环血容量减少不多，很快地被脾脏贮藏的血及组织液所补充，临床上可能不出现什么症状；如出血量超过600毫升，则可能因循环血容量锐减而出现周围循环衰竭的症状，病人主要表现为烦躁不安、口干、心慌、昏晕、皮肤苍白、四肢厥冷、脉搏细速、血压降低、尿量减少，甚至知觉丧失等，是很危险的。

急救方法与注意事项：

一、要密切观察病人，并劝慰和安抚病人，避免惊恐及顾虑。病人应绝对静卧，少翻动或搬动。必须让病人侧卧，取头低足高位，以保证脑供血充足。病人如有血液涌出，不要强行咽下，以免引起恶心呕吐和呛入肺中。在出血期间，暂时停止进食和饮水，中药也要暂缓服用，以免加重病情。

二、呕血缓解时，如有条件，可用冰水调云南白药、三七粉或白及粉成糊状喝下，每次半碗左右。家中没有上述现成中药，可用冰块水加少量盐做成冰盐水灌服。通过冷刺激使血管收缩，达到止血目的。腹部用沙袋等加压也有利于止血。

三、呕血严重病人，特别当出现休克和昏迷时，应立即送附近医院抢救。搬动病人，动作要轻，运送途中，车辆行驶要尽量平稳，避免颠簸，并要注意病人保暖。

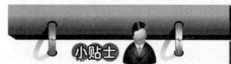

小贴士

咯血与呕血是有区别的，咯血是指喉及喉以下呼吸道任何部位的出血，经口腔排出的血是咳出的，通常有肺部疾病或心脏病史。呕血是指上消化道出血时，停于食管或胃内的血液从口中呕出，多呈棕褐色、鲜红或暗红色。有恶心感，血色大多暗红或咖啡渣样，可混有食物，易凝成块状。呕血后数天内常排黑便，病人常有胃病或肝病病史。

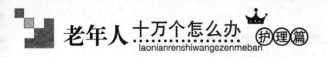
9

突发大咯血，老年人想知道应该采取哪些措施时，怎么办

痰中带血多见于肺或支气管有病，甚至鼻咽部发炎，天气干燥都可引起痰中带血。偶尔发生一次并不能断定是得了什么病，如果每天或间隔不断地咳出带血的痰，同时伴有咳嗽、胸痛、疲劳、发热等，则应去医院内科诊治。

咯血的原因主要有：一是急性或慢性呼吸道炎症，如肺结核、肺炎、肺气肿、老年慢性支气管炎、支气管扩张、肺水肿等。二是心血管疾病，如风湿性心脏病二尖瓣狭窄等。三是肿瘤，发生于气管、支气管、肺脏、纵膈以及胸壁等部位的肿瘤。四是出血性疾病，如白血病、血友病等。

最常见的病因则为支气管病、肺结核、肺癌。支气管扩张及慢性支气管炎患者常有咯血症状，但多数是少量咯血或痰中带血。肺结核在发展的不同阶段都可能出现咯血症状，多数是痰中带血或少量咯血。但当病情发展，病灶溶解形成空洞型肺结核时，可造成小动脉溃破而出现大量甚至致命性的咯血。肺癌，一般表现为痰中带血或少量咯血，偶尔当肿瘤蔓延侵蚀到较大的血管，尤其是动脉时，也可能出现致命性的大咯血。

如有老年人在家里发生咯血时，家属亲友及病人自己切勿心慌，尤其是病人应避免恐惧和焦虑。因为恐慌可使出血加重，并易出现呛咳。咯血时，病人要保持镇静。有出血一定要让它吐出来，千万不能憋住不吐，否则会使气管或支气管里的血不能排出，以至堵塞气管而引起窒息死亡。其次要严格卧床休息，若已知病灶部位则取患侧卧位，以免血液流入健侧肺内。应尽量减少翻身，减少谈话。如咳嗽剧烈时，可服用可待因2片，以镇咳和减轻咯血。痰、血黏稠时，应增加饮水量及服用祛痰剂，同时应立即应用适当的止血剂，如止血定、安络血等。止血药当同时与消炎药并用。另外，为了预防新的咯血，切勿使大便干燥，应避免排便时用力或过度憋气，必要时可服用缓泻剂。

咯血后，应及时到医院进行检查。

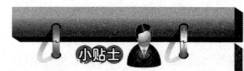
小贴士

咯血是肺结核常见症状之一。有关研究人员发现，初春时节，肺结核容易出现咯血，所以肺结核患者不可忽视预防保健工作。

10

"口眼歪斜"易突发，老年人想知道如何预防和治疗时，怎么办

"口眼歪斜"即面神经麻痹，俗称"面瘫"、"吊线风"。患者往往于清晨洗脸、漱口时突然发现一侧面颊动作不灵、嘴巴歪斜。面瘫在季节变换、冷热骤变的气候或流行性感冒期间更容易发病，目前其病因尚未完全明确。因过度劳累、病毒感冒也可使面神经肿胀、受压、损害以致引起面瘫。

由于眼睑闭合不全或不能闭合，瞬目动作及角膜反射消失，角膜长期外露，易导致眼内感染，损害角膜，因此眼睛的保护是非常重要的。平时要减少用眼，外出时戴墨镜保护，同时滴一些有润滑、消炎、营养作用的眼药水，睡觉时可戴眼罩或盖纱块保护。

每日用温湿毛巾热敷面部，每日2~3次。多做一些皱额、闭眼、吹口哨、叩齿等动作，对于防止麻痹肌肉的萎缩及促进康复是非常重要的。

在急性期，患者应按摩瘫痪的面肌，每日数次，每次5~10分钟，可促进局部血液循环，并可减轻健侧对瘫痪肌的过度牵引，这是简单有效的理疗方法。由于面瘫的表现是患侧额纹变浅或消失，眼裂大和眼睑不能闭合，患侧鼻唇沟平坦，口角下垂或歪斜，故可根据以上4个瘫痪点进行穴位按摩，会有更明显的效果。按摩的方法：将手掌或手指固定于阳白穴、太阳穴、颊车穴和地仓穴上，转圈按摩或上下按摩各5分钟。当神经功能开始恢复时，即可对镜练习瘫痪侧各单个面肌的随意运动，加速瘫痪肌的早日恢复。应当注意的是：因面肌非常薄，按摩力度应柔软、适度、持续、稳重，每日上、下午各按摩一次为宜。

面瘫患者应注意不能用冷水洗脸，避免直接吹风，注意天气变化。冬春之交防面瘫，防寒保暖是预防关键。避开风寒对面部的直接袭击，尤其是年老体弱、病后、过劳、酒后及患有高血压病、关节炎、神经痛等慢性疾病者，尽可能不要迎风走。未病先防，只要在生活中多注意，一定可以防患于未然。

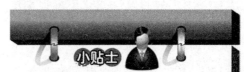

小贴士

身体虚弱者要增强体质，提高抗病能力。不同年龄、不同体质的人，可选择不同锻炼项目，如散步、跑步、体操、打太极拳、爬山、跳舞等。最后，要多吃水果蔬菜。尤其季节转换的时候，可以多吃些韭菜、芹菜、春笋、芥菜等，既可增强体质，又可增强抗病能力。

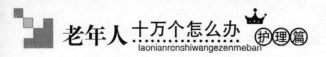

11

眼睛内出现异物，老年人想知道如何处理时，怎么办

最常见的眼外伤为异物对巩膜、角膜和结膜的损伤。虽然大多数异物伤较轻，但部分病例伤情严重，如角膜划伤合并感染。最常见眼表面损伤为接触镜（隐形眼镜）所致。接触镜与角膜不匹配，戴镜时间太长，睡觉时未取下接触镜，消毒方法不当，取戴接触镜时用力过猛或方法不当，都可能划伤眼球表面。其他可能引起眼球表面损伤的异物有玻璃碎屑、风沙、树枝、碎石。异物进入眼表面时常常表现疼痛、异物感，也可出现畏光、眼红、出血，眼及其眼睑水肿，视力模糊。

如果异物已导致角膜表面小片擦伤，局部应用抗生素眼膏治疗数日即可愈合。较大的角膜擦伤需要进一步治疗，用扩瞳药保持瞳孔扩大，滴用抗生素，用眼罩遮盖伤眼保持眼睑闭合，幸而眼表面细胞可迅速再生，甚至大面积擦伤在用眼罩遮盖后，1～3天内也趋于愈合。如果异物已刺入眼的深层，则应立即去找眼科医生急诊处理。进入眼内的异物必须取出。滴用一种含有荧光素的眼药水可使异物染色而显而易见，荧光素也可显示有无表层组织擦伤。医生在取异物时，先滴入麻药做眼表面麻醉，通过一种特殊光学仪器详细观察异物的位置及其深浅，一般应用一湿棉签即可擦去浅表异物，有时也可用无菌水冲洗出异物。

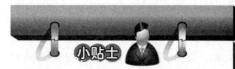
小贴士

眼睛是人类感官中最重要的器官，大脑中大约有80%的知识和记忆都是通过眼睛获取的。读书认字、看图赏画、看人物、欣赏美景等都要用到眼睛。眼睛能辨别不同的颜色、不同的光线，再将这些视觉、形象转变成神经信号，传送给大脑。由于视觉对人如此重要，所以个人每隔一两年都应检查一次视力。

12

糖尿病人发生昏迷，老年人不知道如何进行急救时，怎么办

老年糖尿病人发生昏迷，有以下几种情况：

一、低血糖昏迷。当血糖低于3毫摩/升时称为低血糖，严重低血糖会发生昏迷。糖尿病低血糖昏迷常见的原因有：胰岛素用量过大或口服降糖药用量过大而进食少；运动量增加了，但没有相应增加食量。在低血糖昏迷发生前，病人常常感到心慌头昏、饥饿手抖、冒冷汗等，这时立即进甜食便可化险为夷，否则病情进一步发展，会出现烦躁、抽搐、精神失常，最后患者陷入昏迷。由于糖尿病低血糖昏迷最为常见，所以糖尿病病人宜随身带几粒糖果和糖尿病卡片，一旦发生低血糖症状，可及时自救和被他人急救。

二、酮症酸中毒昏迷：酮症酸中毒昏迷是糖尿病严重的急性并发症之一，其发生原因有：一是糖尿病病人胰岛素停用或减量过快，或病情加重；二是各种急慢性感染；三是应激状态，如外伤、手术、急性心肌梗死、甲状腺机能亢进等；四是饮食失调，进食过多或过少，饮酒过度等。其早期症状多为疲劳乏力、口渴、多饮多尿，进一步发展则出现食欲减退、恶心呕吐，并有心慌气短。酸中毒加重时有头晕嗜睡、烦躁，继而意识逐渐模糊、反应迟钝而陷入昏迷。此时患者呼吸深而大，呼气中可闻到烂苹果样气味。一旦发生以上情况应立即送医院抢救，否则可危及患者生命。

三、非酮症性高渗性昏迷：这种昏迷多见于60岁以上的老年糖尿病病人。以严重脱水、高血糖、高血浆渗透压和神经精神症状为主要临床表现。其发生率虽不高，但病情严重，死亡率高，必须及早识别，尽早治疗。

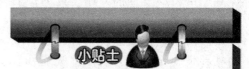

小贴士

糖尿病病人一旦出现昏迷，家人和医生必须积极寻找诱因，辨明原因，以利于及时进行救治。

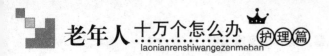

13

癫痫发作使人意识丧失，老年人想知道救护的办法时，怎么办

老年人癫痫常为躯体某些部位发生重复抽搐动作或感觉障碍，不伴意识障碍，称为局限性发作。若进一步发展，出现全身抽搐伴意识障碍，则为大发作。上述两种情况首选药物为苯妥英钠，其次为卡马西平或苯巴比妥。对于精神运动性发作，表现为特殊感觉性发作（如幻觉、错觉、嗅觉及听觉异常）、自动症以及思维、情感障碍。首选药物是卡马西平，宜在饭后吞服。对于发作多在夜晚和清晨的患者，用药可集中在下午和入睡前。在整个服药期间，应对患者的血、尿常规，血生化及肝、肾功能进行监测。

老年人癫痫发作，一般是先从躯体某一部位反复抽搐开始，此时患者应就近卧倒，或由家人扶持到床上平卧，以防止跌伤或撞伤，并将患者衣领和腰带解松，以有利于呼吸通畅。有发展到全身抽搐的可能者，应将手帕或纱布叠成小方块塞入齿间，以防止咬伤舌头。惊厥时不可用力按压患者的肢体，以免发生骨折或脱臼。惊厥停止后，将头部旋向一侧，让口腔内分泌液流出，避免发生吸入性肺炎或窒息。对于连续多次发作者，在给予上述防护及吸氧的同时，应用药物尽快制止抽搐。

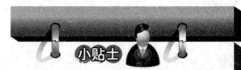

小贴士

癫痫大发作也叫阵挛性发作，是最常见的发作类型，约占所有癫痫发作的81%。其表现：突然意识丧失、两目上翻、瞳孔放大、牙关紧闭、大小便失禁、面色苍白或青紫，可有猪叫（或羊叫）声，继而全身强直痉挛，约几分钟全身抽搐后自然停止，口吐白沫或血沫（舌和口腔黏膜咬破时），最后肌肉松弛，病人呈昏迷或昏睡状态，脸色渐渐正常，神志逐渐清醒。

14

一旦发生中暑，老年人要进行相应的应急处理时，怎么办

中暑俗称发痧，以出汗停止因而身体排热不足、体温极高、脉搏迅速、皮肤干热、肌肉松软、虚脱及昏迷为特征的一种病症，由暴露于高温环境过久而引起身体体温调节机制的障碍所致。老年人、高温作业者、出外旅游者、产妇和婴儿都是中暑的高发人群。老年人一旦发生中暑，应该进行相应的应急处理：

一、立即将病人移到通风、阴凉的地方，如走廊、树荫下。

二、让病人仰卧，解开衣扣，脱去或松开衣服。同时开电扇或开空调，以尽快散热。

三、可用凉湿毛巾冷敷头部、腋下等处，尽快冷却体温，降至38℃以下。

四、意识清醒的病人或经过降温清醒的病人，可饮服绿豆汤、淡盐水等解暑。

五、对于重症中暑病人，应求助医务人员紧急救治。

中暑的人应该采取少量、多次饮水的方法，但不宜大量食用生冷瓜果。因为中暑的人大多属于脾胃虚弱，如果大量吃进生冷瓜果、寒性食物，会出现腹泻、腹痛等症状。中暑后的饮食应以清淡为主，少吃油腻食物，以减轻胃肠的负担。

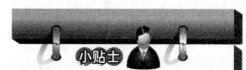

小贴士

中暑之后，暑气未清，虽有体虚之症，但不能单纯用补法。过早进补会使暑热不易消退，或使已经逐渐消退的暑热复燃。

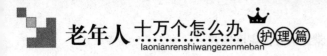
⑮

得了腹泻，老年人不知道如何处理时，怎么办

发生腹泻后，首先要多喝水。腹泻病人由于大量排便，导致身体严重缺水和电解质紊乱，此时必须补充大量的水分。含有氯化钠、氯化钾和葡萄糖、枸橼酸钠的补液盐是理想的选择，因为它们能补充体内流失的葡萄糖、矿物质，并且调节钾、钠电解质平衡和酸碱平衡；而胡萝卜汁、苹果汁、西瓜汁等不仅能补充水分，而且可以补充必需的维生素，也是很好的补充品。它们都是防止机体因腹泻而脱水和虚脱的良方。与此同时要"忌口"，禁食蔬菜、水果和其他不易消化的食物。

除非是病毒或细菌感染引起的腹泻，或者严重腹泻产生并发症，须及时服药治疗，普通的腹泻并不需要服药治疗，它的症状一般不会超过48小时。所以，至少两天以内，勿用药物止住腹泻，因为腹泻是体内排除毒素的方式。时下，当病人发生急性腹泻时，医生多不鼓励使用止泻剂，除非其他急需控制的情况。否则，让它排出可能比较有利，也能加速复原。

腹泻有时可能与服用的药物有关，比如服用缓解胃灼热的制酸剂。制酸剂是最常引起腹泻的药物。为了避免与胃灼热相关的腹泻，建议使用仅含氢氧化铝的制酸剂。除了制酸剂外，抗生素、奎尼丁、秋水仙素（抗痛风药）等药也可能引起腹泻。

腹泻严重者应卧床休息，必要时可通过静脉补液维持体液平衡。病情危重者，应检查是否已患霍乱和副霍乱。

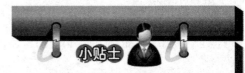

小贴士

远离厨房。腹泻期间不宜为家人做饭烧菜，应直到症状消除为止。如厕后要记得将手洗干净，以免传染病菌给他人。

16

胃出血属于危重症，老年人不知道家庭急救的措施时，怎么办

胃出血是指来自上消化道出血，如出现较大量出血，就属于危重症。因此，老年人需要警惕胃出血。警惕胃出血需要注意以下几点，以达到早期发现和及时进行家庭急救的目的。

对于有消化道疾病的人，察看粪便颜色的变化是唯一能使自己发现出血的方法。并可根据粪便颜色判定出血部位和多少，如大便呈深褐色，表明出血量不大，可查粪便潜血；若粪便呈黑色，为上消化道出血，且出血量较大；假如粪便呈紫红柏油状，可能出血量大而急，应速去医院就医；粪便带鲜血，多为下消化道出血。老人上消化道出血仍以溃疡病为主，占40%～50%；第二位是胃癌出血，占10%以上；食道静脉曲张出血占8%，胃黏膜病变占7%；急慢性胃炎占4%，其他占15%左右。

老年人如果呕血、排黑便，切忌惊慌，因为紧张、惊慌只能使血压升高，加重出血。正确的做法是，先安静卧床，把情况告诉家人。假如家里没人，可告诉邻居。假如出血量大，感觉有些心慌、憋闷或头晕，应直接

拨打"120"，千万不要自己慌慌张张往医院跑，那样容易出意外，更不能向家人隐瞒，自欺欺人。

老人需警惕胃出血，因为老人由于感觉不灵敏或反应迟钝，39.8%的人上消化道出血之前毫无感觉，没有任何先兆。即使有些不适也说不准确，等到出血积累到一定量，忽然发生呕血或黑便时，病情已十分严重。所以对老人的稍微腹部不适、消化道症状，甚至不安烦躁等情绪改变，都不要轻易放过，要注重发现上消化道出血的蛛丝马迹。

总而言之，老人日常生活中需要警惕胃出血。如果出现胃出血症状，需要及时去正规医院确诊治疗。

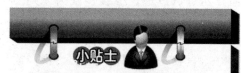

小贴士

提醒肝病患者，尤其是肝硬化患者，一定要定期复查，必要时应进行内窥镜诊断，以预防消化道出血的发生，并严格按照医生的诊断科学治疗和保养。

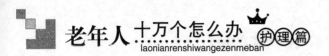

17

得了急性胃炎，老年人不知饮食禁忌时，怎么办

老年人餐后发生恶心、呕吐、腹泻、腹痛，一般是胃炎导致的。遇到这种情况应先到医院明确诊断后再对症治疗，不要乱用药物。

急性胃炎主要表现为恶心、呕吐、腹痛等，严重者可致脱水、电解质紊乱、休克等。急性胃炎是由于食入含有病原菌及其毒素的食物，或饮食不当，如过量的有刺激性的不易消化的食物而引起的胃黏膜的急性炎症性改变。

饮食禁忌：急性胃炎发作当日，应禁止饮食。

一、忌烟酒辛辣刺激食物，以免加重病情，甚至造成恶性病变。

二、忌饮食无规律。应以饮食规律，勿过饥过饱，少食多餐为原则。尤其是年老体弱，胃肠功能减退者，每日以4~5餐为佳，每次以六七成饱为好。食物中注意糖、脂肪、蛋白质的比例，注意维生素等身体必需营养素的含量。

三、忌不洁饮食。胃炎患者要特别注意饮食卫生，尤其是夏季，生吃瓜果要洗净，不要吃变质食品。放在冰箱内的食物，一定要烧熟煮透后再吃，如发现变质，要坚决扔掉，禁止食用。

四、忌过冷、热、硬食物。过凉的食物和饮料，食入后可以导致胃痉挛，胃内黏膜血管收缩，不利于炎症消退；过热的食品和饮料，食入后会直接烫伤或刺激胃内黏膜。

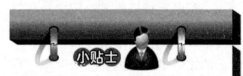

小贴士

胃炎病人的食物应软硬适度，过于坚硬粗糙的食品、粗纤维的蔬菜、用油煎炸或烧烤的食品，食用后可加重胃的机械消化负担，使胃黏膜受到摩擦而损伤，加重黏膜的炎性病变。

18

发生"噎食"，老年人想知道如何紧急抢救时，怎么办

气道被食物堵住称为"噎食"，老年人噎食大多发生在家中，病情危急。抢救噎食能否成功，关键在于是否及时进行就地抢救。如抢救得当，可使病人脱离危险。

意识尚清醒的病人可采用立位或坐位，抢救者站在病人背后，双臂环抱病人，一手握拳，使拇指掌关节突出点顶住病人腹部正中线脐上部位，另一只手的手掌压在拳头上，连续快速向内、向上推压冲击6~10次（注意不要伤其肋骨）。昏迷倒地的病人采用仰卧位，抢救者骑跨在病人髋部，按上法推压冲击脐上部位。这样冲击上腹部，等于突然增大了腹内压力，可以抬高膈肌，使气道瞬间压力迅速加大，肺内空气被迫排出，使阻塞气管的食物（或其他异物）上移并被驱出。这一急救法又被称为"余气冲击法"。如果无效，隔几秒钟后，可重复操作一次，造成人为的咳嗽，将堵塞的食物团块冲出气道。

如果发生食物阻塞气管时，旁边无人，或即使有人，病人往往自己不能说话呼救，病人必须迅速利用两三分钟左右神志尚清醒的时间自救。此时可自己取立位姿势，下巴抬起，使气管变直，然后使腹部上端（剑突下，俗称心窝部）靠在一张椅子的背部顶端或桌子的边缘，或阳台栏杆转角，突然对胸腔上方猛力施加压力，也会取得同样的效果——气管食物被冲出。

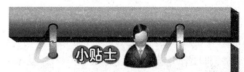

小贴士

老年人预防噎食，除了及时治疗各种诱因疾病之外，还应注意做到"四宜"：食物宜软、进食宜慢、饮酒宜少、心宜平静。

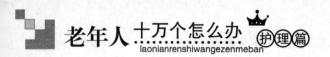
19

痰液阻塞而引起窒息，老年人想知道如何抢救时，怎么办

抢救痰阻塞的病人，关键在于及时吸痰。口吸法不用什么设备，只需家属或护理人员沉着镇静、掌握方法。

吸痰时，先将病人的鼻孔捏住，用力口对口吸吮，吸到一定程度时，可松开一下鼻孔，使痰液容易吸出。如从鼻孔吸痰则应同样捂住口腔。大多能收到良好效果。如果备有无菌导管，则可通过导管用口吸痰，这样效果更为可靠，亦可在平时预先自制一只吸痰导管，将导管切断，中间倒置一个滴管，以贮备吸出的痰液，这样可以连续用口吸痰，效果更好。

注射器吸痰法。一般可用50毫升或100毫升注射器连接导管进行抽吸。

脚踏式吸引器吸痰法。在没有电源的情况下，如配备有脚踏式吸引器，在抢救痰堵塞病人时，可将其连接导管用于吸痰。

电动吸引器吸痰法。将电动吸引器联接导管进行吸痰，效果较为确切肯定，并能长时间连续应用。

吸痰时的注意事项：

除口吸法外，其他吸痰方法均需用导管。在用导管吸痰时，可自鼻腔（或口腔）插入导管，插入导管的动作要轻柔、准确，插入的深度应根据痰液潴留部位而定。一般当插管到适当深度，即可见痰吸出，并能听到痰液吸出的声响。此时，导管不必再插入，但应上下移动，左右旋转导管，以使痰液尽量被吸净。

需反复吸痰者，导管应以纱布包好或插入床边放置的生理盐水瓶中，以便随时备用。

应注意无菌操作，吸出痰液后应及时用无菌生理盐水冲洗导管，防止堵塞。所吸出的痰液，应记录其数量，观察性状，并报告医生。

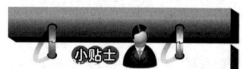

小贴士

在家庭中，有时会遇到昏迷、咯血、呕血、呼吸困难等危重病人。此类病人常可因痰液、血液和呕吐物误吸入呼吸道或因支气管收缩，心功能不全等而造成呼吸困难，甚至发生窒息而死亡。因此家庭护理人员必须学会吸痰与给氧等急救技术。

20

发生农药中毒，老年人要在家中进行紧急救治时，怎么办

家人发生农药中毒的，这时家属或护理人员马上要解开中毒者脖子上的纽扣、领带，松开裤带、围裙等；如果戴有假牙或眼镜，亦应摘掉；中毒者侧卧，将较低位置的手臂放在背后，避免翻滚至仰躺状态；中毒者较高位置的腿弯曲，脚放在低位腿膝盖的后面；如果中毒者失去知觉，头部应低于身体的其他部位，并向后倾斜，且下巴向前，保持呼吸道畅通。同时，要控制体温。如果农药中毒者大量出汗且体温很高，要用棉布或海绵蘸凉水擦中毒者体表，为其降温。如果农药中毒者发冷，要用毯子覆盖。不得对失去知觉的中毒者诱发呕吐。对服用农药中毒者，除剧毒农药外，通常不应诱发呕吐。

因此，是否诱发中毒者呕吐，应该查阅农药标签的急救说明，或看服用的农药毒性是否剧毒。诱发中毒者呕吐要按照下列程序：首先扶中毒者坐起或站立；接着站在中毒者的一侧，一只手的两个指头用力捏住中毒者面颊，用另一只手的手指抠舌根部位诱发呕吐；中毒者呕吐之后，或呕吐不成功，可盛3勺活性炭对半杯凉开水给中毒者喝下；在医疗救助到达前，可重复给中毒者服用活性炭加凉开水，然后将中毒者恢复姿势，不要强迫制止中毒者痉挛或发作。要用软物垫在牙齿之间，避免咬伤舌头，但要确保软物不会阻碍呼吸。要密切注视中毒者，防止其自我伤害。

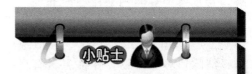

小贴士

严禁让农药中毒者吸烟、饮酒或喝牛奶，严禁给失去知觉的中毒者喂食任何口服食物。

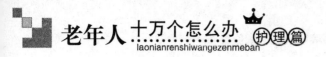
21

发现煤气中毒，老年人要进行紧急处理时，怎么办

煤气中毒即一氧化碳中毒。一氧化碳是一种无色无味的气体，不易察觉。血液中血红蛋白与一氧化碳的结合能力比与氧的结合能力要强200多倍，而且，血红蛋白与氧的分离速度却很慢。所以，人一旦吸入一氧化碳，氧便失去了与血红蛋白结合的机会，使组织细胞无法从血液中获得足够的氧气，致使呼吸困难。老年人吸入煤气后，发生头晕、呕吐或神志障碍，属于煤气中毒的症状。发现后必须紧急进行处理。

一、应尽快让患者离开中毒环境，转移至户外开阔通风处，并立即打开门窗，流通空气。

二、松解衣扣，保持呼吸道通畅，清除口鼻分泌物，保证患者有自主呼吸，充分给以氧气吸入。

三、患者应安静休息，避免活动后加重心、肺负担及增加氧的消耗量。

四、神志不清的中毒病人必须尽快抬出中毒环境，在最短的时间内，检查病人呼吸、脉搏、血压情况，根据这些情况进行紧急处理。

五、若呼吸心跳停止，应立即进行人工呼吸和心脏按压。

六、病情稳定后，尽快将病人护送到医院进一步检查治疗。即使患者中毒程度较轻并已脱离危险，或症状较轻，也应尽快到医院检查，以减少后遗症危险。切记避免因一时脱离危险而麻痹大意。如不去医院诊治可能导致出现记忆力衰退、痴呆等严重后遗症。

七、争取尽早进行高压氧舱治疗，减少后遗症。即使是轻度、中度，也应进行高压氧舱治疗。

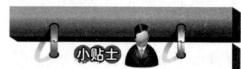
小贴士

在保证中毒环境空气流通前，禁止使用易产生明火、电火花的设备，如电灯、电话、手机、电视、燃气灶、手电筒、蜡烛等，防止一氧化碳浓度过高遇明火发生爆炸。

㉒

在家发生骨折，老年人想知道紧急处理措施时，怎么办

老年人骨质疏松比较常见，容易发生骨折。一旦骨折，在送医院之前，根据骨折部位采用临时固定和正确的搬运方法，对下一步治疗很重要。

在不同部位处理方法是不一样的，比如老人如果是腕部受伤了，很疼而且活动情况也很受限，这时可以找一本厚的杂志包在腕部的外面，用一根绳子吊在胸前，然后送往医院，这样就是比较安全的做法。如果是大腿根部疼痛，在搀扶下也无法站立，这时就应该把病人放在硬板床上然后抬送到医院。如果老人摔倒后有腰部疼痛，这时应该高度怀疑有胸腰椎的骨折，处理原则是一定要保持脊柱部位处于伸直位，绝对不能是坐位，以免胸、腰椎移位，压迫椎管内的脊髓造成下肢瘫痪，要保持平卧位然后送往医院。

如果发现老人摔倒，不能用热毛巾进行热敷或进行简单的推拿按摩，任何的治疗都应该建立在诊断明确的基础上。如果没有去医院进行检查就进行热敷，这样会造成血管的损伤或引起肿胀加剧，对后期的处理和恢复都是不利的。平时，经常看到运动员受伤后进行冷敷，这是可以的，在24小时内都可以进行冷敷而不要热敷。受伤后进行推拿按摩也是不可取的，因为这样很可能使本来没有错位的骨折反而错位了，非常容易造成二次损伤。

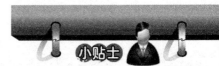
小贴士

骨折部位不同，固定方法各异。前臂骨折：先用两块相应大小的夹板置于前臂掌、背侧，绑扎固定，然后用三角巾或头巾将前臂悬吊于胸前。上臂骨折：用两块相应大小的夹板置于上臂内外侧，绑扎固定，然后用三角巾或头巾将前臂悬吊于胸前。

第五章

家庭药箱与用药指南

——有备无患　科学用药

【导语】现在大多数家庭都备有"小药箱"，放些常用药品和医疗小器材，这是未雨绸缪的举措。但是"小药箱"使用不当也可能发生问题，成为安全用药的隐患。所以，老年人应当学一些小药箱的使用方法和用药知识，真正发挥"小药箱"的作用，使之成为保健的得力助手。

1

家庭药箱可备不时之需，老年人不知道该选购什么药品时，怎么办

家庭药箱需要购置哪些药物，应视家庭成员的健康状况和所患的病种而定。一般以治疗常见病、多发病、慢性病以及时令性疾病的药物为主，且品种要少而精，数量不宜多，可随时加以调整、更新。

小药箱中应有防治常见病的口服药，特别是家中有患慢性病的老年人的，应备齐其平时必服药品。尽管家中尚未发现冠心病人，但只要有老人，就应该备有治疗心绞痛的药物，以防万一。常用药还包括治疗感冒、发烧、腹泻、牙痛的药物。此外，还须有一些外用药，如眼药膏、伤湿止痛膏以及处理小外伤的用品。

药箱应根据家庭成员的年龄、健康状况、季节来配备：春天备些抗过敏药，夏季备些中暑及防蚊虫叮咬药，秋天备些止泻药，冬季备些防治感冒、哮喘、胃病的药品。药箱中还应该有一些常用的小器械，如血压计、听诊器、体温计等。

在选用药品时，应选价格适中、疗效确切、安全性高、普通人容易掌握、方便服用的药品。以前有病用剩下的一些药品，一定要贴上标签注明有效期。到药店买新药，要注意药店资质，保存好购药单据（这是消费者与药店交易、保护自己的唯一凭证）。

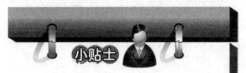

小贴士

非处方药是指不需要凭执业医师的处方就可以购买的药品，如助消化药、感冒药、维生素类、调经药、五官科用药、皮肤科用药等。非处方药的药品说明书和标签上都印有一个椭圆形标志，上有"OTC"三个大写英文字母的图案，意指在柜台上可以买到的药，多用于小病的自我治疗。

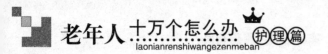

② 家庭药箱要妥为存放，老年人想知道存放的方法时，怎么办

选好药箱：最好是药店出售的小药箱，或自制木箱，家里小柜橱、抽屉也可以。

分门别类：将内服药与外用药、处方药和非处方药、药品与保健品分开放置。

注明标签：标注药名、规格、数量、有效期、失效期、适应证、用法用量、禁忌证、不良反应、注意事项。

储存条件：一般放在干燥、阴凉、避光的地方，个别应放冰箱里（如眼药水）。地点应放在方便拿取、小孩子拿不到的地方，最好要上锁。

特殊归档：慢性病（冠心病、高血压、糖尿病、癫痫等）患者日常用的药，可根据医嘱设档单放。

定期清查：凡是过了有效期、变了质、标签脱落的药品，要坚决清除并及时更新。

保留说明书：药品是特殊商品，使用得当可防治疾病，使用不当会危害健康。用前一定要与说明书对照一下。

学会阅读药品说明书：药品说明书是鉴别药物真伪和正确用药的依据，其完整项目在此举例说明，如：默克药厂的康克（共22项）：药品名称（通用、商品、英文、汉语拼音、主要成分、分子式、分子量）、性状、药理毒理、药代动力学、适应证、用法用量、不良反应、禁忌证、注意事项、孕妇及哺乳期妇女用药、儿童用药、老年患者用药、药物相互作用、药物过量、规格、储藏、包装、有效期、进口药品注册证号、分包装批准文号、生产企业、分装企业。

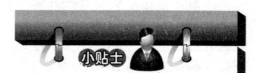

小贴士

处方药：指需凭执业医师的处方才能购买、调配和使用的药品。如注射剂、抗生素、降压药、降血糖药、降血脂药、抗癫痫药等。

3

家庭药箱使用要合理，老年人不知道其注意事项时，怎么办

一、配备原则：家庭药箱的内容应视家庭人口多少与家庭成员健康状况而定。选购药品要有的放矢，一般以治疗常见病、多发病、慢性病的药物为主，品种要少而精。一只药瓶或药盒只装一种药物，要贴有标签，标签上写清楚药名、规格、用途、用法、用量以及注意事项。小儿用药及使用剂量也要写清楚。内服药与外用药分开存放，并要有明显标志写明是外用，还是内服，以免用错药。

二、注意贮藏：家庭备用的药物应放在干燥通风阴暗处保存。一般来说，药物受空气、阳光、湿度、温度的影响较大，容易变质失效，尤其是存放于密封不严的瓶子和药袋内更是如此。另外，应注意存放的药品不要让小孩能拿到，以免误服。

三、定期检查药品质量：家庭药箱备存的药物应定期检查是否变质霉变。一般有效期的药品应注意其失效日期，其他药品则应注意其外观变化，如有颜色改变或出现霉点等异常情况，应弃之不用。

四、使用药物时，需注意以下几点：有过敏体质的人，对于抗生素、磺胺类、镇静催眠剂和解热镇痛药及某些中成药等，要特别谨慎。如速效感冒胶囊中含有阿司匹林或扑热息痛成分，有过敏者则禁用；有慢性肺心病或肺功能不全者，在用止咳化痰药的同时，不能再服催眠药，以免抑制呼吸功能；高血压、冠心病患者，若发生心痛、头晕，首先应测量血压，而不要盲目地大剂量服药，以防血压下降幅度过大。

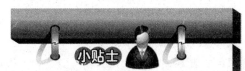

小贴士

要特别留心的事情：药名的一字之差，如：地巴唑是降压药，他巴唑是抗甲亢药。可拉明是中枢兴奋药，阿拉明是抗休克药。清楚区分中西药的不同，西药为"药理作用、适应证"，而中药多为"功能与主治"。仔细分辨说明书上的用语，如"慎用"指可以使用，但须注意不良反应。"忌用"指不宜使用，应尽量避免。"禁用"指禁止使用，如青霉素皮试阳性，绝对禁用。

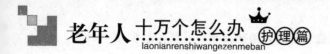

4

家庭药箱应备内服药物，老年人不知如何选购内服药物时，怎么办

家庭药箱应备内服药物很多，这里仅介绍一些比较常用的药物。

安定：具有镇静、催眠等作用。失眠者可于睡前服用，但久服易成瘾。男性易导致阳痿。对孕妇、婴儿、青光眼病人及重症肌无力患者禁用。

乘晕宁：患晕动病者，乘车、船、飞机前半小时服用，能避免眩晕、呕吐等反应。

阿司匹林：能退热、止痛、抗炎、抗风湿。其小剂量还可预防血栓。但对胃有刺激性，胃病患者最好用其肠溶片。

咳必清：宜用于频繁干咳，但对痰多、黏稠者禁用。

复方甘草合剂（俗称棕色合剂）：不但能止咳，而且有化痰功效，适用于伤风感冒与急性支气管炎初期。

氨茶碱：可用于多种哮喘。但对急性心肌梗死伴有血压显著降低者忌用。

舒喘灵：可防治支气管哮喘、哮喘型支气管炎和肺气肿患者的支气管痉挛。它不宜与心得安合用。对心血管功能不全、高血压和甲状腺机能亢进病人均应慎用。

雷尼替丁：适用于十二指肠球部溃疡、胃溃疡及反流性食管炎等，在清晨与临睡前服。但对青光眼病人及肾功能不全者慎用。

多酶片：若消化液分泌不足，消化不良，或饱餐过食，某些肠道传染病的恢复期出现功能性消化不良时，可在饭时服用多酶片。

复方新诺明：可用于支气管炎、肺部感染、尿路感染及菌痢等。但对过敏者禁用。

黄连素（又称盐酸小檗碱）：可治疗红眼病与菌痢、急性肠胃炎等疾病。

先锋霉素6号：可用于呼吸道、泌尿道、肠道等轻度感染。

息斯敏：可用于过敏性鼻炎、结膜炎、风疹块等疾患，无嗜睡反应。

牛黄解毒片：可用于目赤、咽喉炎、急性扁桃体炎、口腔溃疡、齿龈炎和疖肿等症。勿超量，防中毒。

云南白药：有止血、祛瘀功效，既可用于外伤，又能治疗胃肠、子宫等内出血。

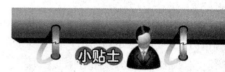

小贴士

阿莫仙、阿奇霉素、希刻劳等抗生素以及利巴韦林、阿昔洛韦等抗病毒药物，许多家庭都会有一些，主要是看病时配多了留下的。但这些药容易被滥用，不适当使用抗生素不仅疗效差，而且容易产生耐药性，不少抗生素还可能引起过敏反应等副作用，所以抗生素应在医生指导下使用。

5

家庭药箱需备外用药物，老年人不知道如何配备时，怎么办

家庭药箱应备外用药物很多，这里仅介绍一些比较常用的药品。

红药水：可用作皮肤擦伤、割伤及小伤口的消毒，但不可用于眼、口部及大面积伤口，以防中毒；也不能与碘酒同用，过敏者禁用。

碘酒（又称碘酊）：可用于皮肤擦伤、毒虫咬伤、无名肿毒等症。若已破损的皮肤及伤口黏膜不宜使用。对碘过敏者禁用。

乙醇（俗称酒精）：以75％浓度用于皮肤与体温表及其他器械消毒；50％酒精涂擦皮肤，可作为高热病人的降温措施之一。

高锰酸钾（简称PP粉）：其0.1％溶液可用于肛裂、痔疮、妇女外阴炎症等的坐浴。勿用开水溶解，因易分解，溶液变褐紫色表明已失效。

风油精：能提神醒脑，可防治晕车、头痛及蚊叮虫咬等症。

金霉素眼膏：可用于结膜炎、沙眼、麦粒肿，也可用于鼻黏膜肿痛等。

创可贴：有止血消炎作用，适用于切口整齐、清洁、表浅、较小的不需要缝合的刀割伤，此属应急治疗。若所贴患处受潮或污染，应立即更换。

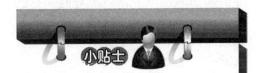

小贴士

搞明白自己不熟悉、不良反应多的药品，使用前尤其要仔细阅读说明书，看不明白的要及时咨询医生。有时需要阅读英文说明书，因为中文说明书常有删减原版"不良反应"内容，隐瞒一些风险。

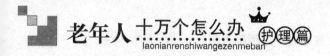

6

过期或变质药物不可用，老年人想保证储存药物不失效时，怎么办

常用药品应集中存放于固定的抽屉或小柜里。将药品分门别类，如可先将储备药品分内服、外用两大类；内服药与外用药应用不同颜色的标签区分，并分别存放。再按药品名称、用途、用法、用量、注意事项、失效期等制成表单，一旦需要即可查表，能起到方便、安全用药的作用。最好保留药品的说明书，以备查询。自己装瓶的药品，必须及时贴上瓶签，切忌疏忽。3~6个月检查一次药品是否超过有效期或变质。

避光：西药大部分是化学制剂，而阳光能加速药物的变质，特别是维生素类、抗生素类药物，见光后会变色，导致药效降低，甚至变成有毒的物质。因此，储存药物要注意避光。

防潮：有些药物极易吸收空气中的水分，从而水解失效。如干酵母、复方甘草片等，此类药物最好放在密闭的容器里，用后塞紧瓶盖。

控温：药物的化学反应随温度的上升而加快。温度每上升10℃，化学反应速度就加快2~4倍，因此一般药

物都应该放在20℃以下的地方保存，避免变质。而一些特殊的药物，比如抗病毒的干扰素、增加免疫力的丙种球蛋白等，应该放在2℃~15℃的冰箱冷藏保存，否则容易降低药物的功效，甚至发生变质。

不是所有的药物都需要低温保存的。比如小儿止咳糖浆、抗感冒糖浆，如果放到温度过低的冰箱里，会降低药物的溶解度，出现所服的药物和标注的药物浓度不符合的情况。还有皮肤外用的乳膏剂，如果温度过低，会导致基质分层，影响药物的均匀性和药效。因此这类药放在室温下保存就可以了。

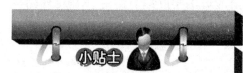

小贴士

中药制剂很多都做成膏、丹、丸、散等中成药，蜂蜜是做这些制剂常用的添加剂。中药很容易生虫，所以最好一次别买太多。

7

消化不良很常见，老年人不知道如何使用消化药时，怎么办

下面介绍几种常见的消化药及其注意事项，希望能给老年人提供一些帮助。

胃蛋白酶：吃肉类、蛋类、豆类食物过多，若产生了消化不良、食欲缺乏和吃东西不香等，可服用胃蛋白酶。胃蛋白酶常与稀盐酸配成胃蛋白酶合剂服用，但不能和小苏打同服。胃溃疡和肥厚性胃炎病人不宜服用。

淀粉酶：又名糖化素、淀粉酶素。淀粉酶是从麦芽中制取的，有帮助胃肠消化淀粉类食物的功能，如吃米、馒头、面条、红薯、土豆等过多引起的消化不良，可服用淀粉酶以帮助消化。此类药应在饭后服用。

胰酶：又名胰酵素、胰液素。用于一般消化不良、食欲缺乏症，尤其适合消除慢性胃炎、肝病和糖尿病病人的消化障碍。胰酶片禁与稀盐酸同服，因胰酶遇酸则被破坏而失效。

乳酶生：乳酶生是由活乳酸杆菌加适量淀粉压制而成的片剂。此药进入肠道后，能分解糖类生成乳酸，使肠内酸性增高，抑制肠内病原菌的繁殖和肠内的物质发酵，减少肠内产生气体，从而减轻腹胀。此药适用于消化不良、肠胀气及腹泻。

酵母片：酵母片是酵母菌的干燥菌体，为制啤酒时在发酵液中滤得的淀粉加入蔗糖制成。酵母片中含有维生素B、叶酸、肌醇、蛋白质以及消化酶、麦糖醇等，具有丰富的营养价值与医疗作用。适用于治疗食欲缺乏、消化不良及B族维生素缺乏症所引起的疾病，也可用于肝炎的辅助治疗。饭后嚼服。

稀盐酸：常用来治疗各种原因引起的胃酸缺乏症，如萎缩性胃炎、发酵性消化不良、恶性贫血、胃癌等；并可消除饭后胃部不适、腹胀、嗳气等症状。稀盐酸常与胃蛋白酶合用。服用稀盐酸后应马上漱口，以免酸蚀牙齿。胃溃疡、肥厚性胃炎和胃酸过多的病人不宜服用此药。

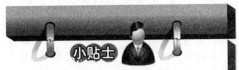

小贴士

消化不良是一种临床症候群，是由胃动力障碍所引起的疾病，也包括胃蠕动不好的胃轻瘫和食道反流病。消化不良主要分为功能性消化不良和器质性消化不良。功能性消化不良属中医的"脘痞"、"胃痛"、"嘈杂"等范畴，其病在胃，涉及肝脾等脏器，宜辨证施治，予以健脾和胃，疏肝理气，消食导滞等法治疗。

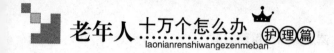

8

胃病是常见病，老年人想配备些常用的胃病药物时，怎么办

　　在家里准备一些肠胃药，可以舒缓、减轻身体的不舒适感，这类的药品有制酸剂、整肠剂、消胀剂等。制酸剂有时候会干扰其他药品的吸收，必要时用药时间要错开两小时。有些药品为了避免胃酸伤害，或是为了得到最佳药效，可能会做成肠衣剂型，所以不可以咬碎吞服。助消化药通常要随餐服用。理想的吃药时间应该就个别药品请教医生。不过，如果长期肠胃不适，最好要前往医院进行检查，不要自行服药。

　　吗丁啉：本品适用于由胃排空延缓，胃食道反流，食道炎引起的消化不良症。上腹部胀闷感、腹胀、上腹疼痛、肠胃胀气、恶心、呕吐、口中带有或不带有胃内容物流的胃烧灼感。注意不能与抗胆碱能药品合用。

　　香砂养胃丸：对慢性胃炎、胃神经官能症、胃及十二指肠溃疡患者有不思饮食、呕吐酸水、胃脘满闷、四肢倦怠等症状表现者均可服用。忌食生冷油腻食物。

　　三九胃泰冲剂：适用于浅表性胃炎、萎缩性胃炎、糜烂性胃炎等慢性胃炎，以及胃痛、胃胀、胃酸过多、胃部不适、上腹痛、消化不良等症。对胃溃疡和十二指肠溃疡也有一定疗效。

　　保济丸：适用于腹痛腹泻、噫食嗳酸、恶心呕吐、肠胃不适、消化不良、舟车晕浪、四时感冒、发热头痛。注意外感燥热者忌服。

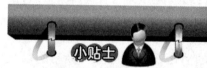

小贴士

　　胃是腹腔中容纳食物的器官。其外形屈曲，上连食道，下通小肠。中医认为胃主受纳腐熟水谷，为水谷精微之仓、气血之海，胃以通降为顺，与脾相表里，脾胃常合称为后天之本。

9

通便类药物较多，老年人想知道有哪些常用药时，怎么办

治疗便秘的非处方中成药很多。但选用中成药治疗便秘必须辨证施治，所以长期便秘患者最好使用医生推荐药物。下面推荐几种较为常用的通便类药物。

复方芦荟胶囊：清肝泄热，润肠通便，宁心安神。用于心肝火盛，大便秘结，腹胀腹痛，烦躁失眠。不宜长期服用，肝肾功能不全者慎用。

麻仁润肠丸：润肠通便。用于肠胃积热，胸腹胀满，大便秘结。不宜在服药期间同时服用滋补性中药。不宜长期服用。

果导片：用于治疗习惯性顽固性便秘。适用于习惯性顽固便秘。由于果导片的主要成分是酚酞，是一种刺激性泻药，口服后在肠内与碱性肠液相遇形成一种可溶性盐，刺激结肠壁，使肠的蠕动增加，促使粪便排出，它的作用温和持久，服药后4~8小时排出软便，一次服药作用可维持3~4天之久，适用于习惯性顽固性便秘。

另外，所谓习惯性便秘是由于直肠黏膜的排便感受器敏感性减弱或因老年人的肠蠕动无力，不能将粪便排出，长期持续，则形成习惯性便秘。故习惯性便秘的人，应养成定期定时排便的习惯，注意饮食调节，加强运动，增强肠道的蠕动能力。切不可长期依赖泻药。长期依赖泻药只能使便秘越来越严重，例如果导片是通过刺激肠黏膜促进肠蠕动而排便，长期用药会使肠黏膜的敏感性越来越低，即使药物刺激也不能促使其蠕动增强，结果反而加重了便秘。

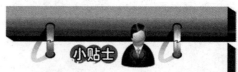

小贴士

早晨空腹喝300毫升开水，因为经过一晚上的消化吸收，代谢废物积存在体内，早晨排出有利清理肠胃。便秘的人喝水最好是大口大口地喝。

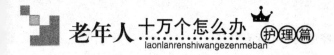
10

解暑类药物不少，老年人想知道哪些是常用药时，怎么办

进入伏季，高温常会使人出现口渴心烦、厌食、失眠等不适症状，这就是中暑的表现，这时，若选用具有清热解毒作用的药品，便可以使人消暑生津、解除烦躁。

仁丹：由丁香、陈皮、薄荷脑、冰片、豆蔻、藿香、肉桂、朱砂等纯中药制成。具有清暑开窍、和中止呕吐的功效。在夏天，天气太热导致中暑头晕头痛、恶心胸闷，可口服或含化仁丹。

十滴水：由鲜姜、丁香、樟脑、薄荷脑等组成，适于因中暑而引起的头晕、恶心、呕吐、腹疼、胃肠不适等，可起到祛暑散寒的作用。十滴水用于治疗中暑，在发病时服用2~5毫升即可。

藿香正气水：有解表化湿、理气和中的功效，主要用于外感风寒、内伤湿滞所致的头痛等症。服药期间，应忌食生冷食物。

金银花露：是以金银花为主制成的具有清热解毒功效的中成药剂，是中医饮剂中著名的品种之一。金银花性寒味甘，有生津、止渴、清热、散风、解表等功效。另外，金银花对金黄色葡萄球菌、痢疾杆菌等多种致病菌均有较强的抑制作用，具有明显的消炎作用。

清凉油：由樟脑、薄荷油、丁香油等组成。用于闷热不适、中暑、伤风感冒、头痛头昏、蚊虫叮咬等。头痛头昏时搽涂太阳穴及头颈部，其余搽涂患处，搽后适当给予按摩，可起到醒脑提神、消炎退肿、止痛止痒的作用。

风油精：由薄荷脑、丁香、樟脑等组成。用于预防和治疗伤风感冒、头痛、牙痛、中暑头晕等不适。取少量风油精涂搽于太阳穴上，或以鼻嗅之，可提神醒脑、祛暑镇痛，夏日在内衣上洒几滴风油精，可减轻或消除汗臭、腋臭。

花露水：花露水中含有一些清热解毒、消肿止痛的中药，因此，花露水除了能祛痱止痒、提神醒脑、防蚊虫叮咬外，还具有一定的除菌、杀菌作用。

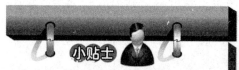

小贴士

多吃凉性蔬菜有助夏季解暑，如苦瓜、丝瓜、黄瓜、菜瓜、西瓜、甜瓜、番茄、茄子、芹菜、落葵（紫角叶）、生菜、芦笋、豆瓣菜、凉薯等均属凉性蔬菜。

11

外伤在生活中常见，老年人不知道哪些是外伤常用药时，怎么办

外伤在生活中是常见的，家中应准备一些常用药以防不时之需。

酒精（乙醇）是家庭常备消毒剂，常用浓度为75%，才能达到杀菌的目的。由于酒精涂擦皮肤，能使局部血管舒张，血液循环增加，而且酒精蒸发可使热量散失，故酒精擦浴可使高烧病人降温。用于物理降温的酒精浓度为30%左右，也就是说，用1份75%酒精兑1.5～2份水即可作擦浴用。注意：绝不能用75%酒精直接清创、冲洗创面，因为它对组织有一定的刺激性。

碘酒又称碘酊，一般为2%的酒精溶液，是常用的皮肤消毒剂。碘酒中的碘可直接卤化菌体蛋白质而产生杀菌作用，其杀菌作用强而快，1分钟可杀灭各种细菌、霉菌及细菌芽孢。其杀菌力强于红药水和紫药水。作为一种皮肤消毒剂，碘酒主要用于手术前、注射前的皮肤消毒。但碘酒对皮肤黏膜的刺激性大，能灼伤皮肤和黏膜，使用后会使皮肤发泡和脱皮。涂在破损伤口上疼痛较剧，所以，碘酒不宜直接涂在破损伤口以及口腔、鼻腔和阴道等黏膜上。当皮肤用碘酒消毒后，要用酒精脱碘。碘酒的穿透力强，且能促进局部血液循环加速，故

可用于未破溃疮疖、跌打扭伤的外涂，可消炎退肿。个别人对碘可产生过敏反应，碘经皮肤涂搽可引起严重发热与全身皮疹反应，应予以注意。碘酒应装在有色玻璃中置于冷暗处保存，并将瓶塞塞紧，以防分解与挥发。

创可贴：使用创可贴时，伤口长度不应超过创可贴的宽度。创可贴主要用于急性小伤口的止血，对于较深伤口，有大血管、神经、肌腱损伤以及疑有异物的伤口，不能使用创可贴；疮肿、烫伤、化脓感染和各种皮肤疾病，也不宜使用创可贴。伤口还要先经过消毒处理，贴上创可贴后，患者要注意保护伤口，避免活动性出血，即创伤局部少活动，不沾水，避免污染；不要经常用手捏压伤口，严防挤撞伤口，避免伤口裂开。

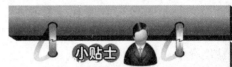

小贴士

如贴上创可贴24小时后，伤口疼痛加重，或有分泌物渗出，应及时打开检查；若发现伤口有红肿、渗液等感染现象，应停止使用创可贴，并及时去医院诊治。

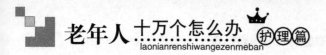

12

感冒药品种较多，老年人想知道家庭应常备哪些感冒药时，怎么办

感冒是由于多种病毒感染而引起的上呼吸道急性炎症。一年四季均可发病，尤以冬、春季较为多见。感冒分为普通感冒（伤风）和流行性感冒（流感），以后者的传染性强，传播迅速。

重感灵：解表清热，疏风止痛。用于治疗恶寒，高热，四肢酸痛，鼻塞，咽喉肿痛，咳嗽等重症感冒，流行性感冒，四时感冒的各种症状。

感冒清热冲剂：疏风散寒，解表清热。临床上常用于治疗普通感冒、流行性感冒所致的发冷发热、头痛、身紧无力、鼻塞流涕、咳嗽、口干、咽喉疼痛等症的治疗。

维C银翘片：疏风解表、清热解毒。用于外感风热所致的流行性感冒，症见发热、头痛、咳嗽、口干、咽喉疼痛。可见困倦、嗜睡、口渴、虚弱感；偶见皮疹、荨麻疹、药热及粒细胞减少；长期大量用药会导致肝肾功能异常。

病毒灵：主要能抑制病毒增殖，对流感、副流感有较强的抑毒作用，用于治疗感冒、流感、病毒性气管炎、腮腺炎、水痘、麻疹及病毒性角膜炎、结膜炎。不良反应：会引起出汗、食欲不振等。

布洛芬：用于解热、镇痛、抗风湿、痛经、牙痛、腰背痛及风湿性关节炎。不良反应：有轻微胃肠道不适，宜饭后服用。

消炎痛：有较强的抗风湿、消炎镇痛作用，用于风湿性、类风湿性关节炎及发热等。不良反应：可有胃肠道反应及胃穿孔，溃疡病、精神病、癫痫、孕妇禁用。

板蓝根冲剂：主要用于清热解毒、凉血，治疗扁桃体炎、流行性腮腺炎。成人每次口服10克，日服4次。

目前市场上的感冒药品种较多，多数人买药是凭着自己过去的用药经验或依据他人推荐来决定，盲目性较大，对症率也不高，对一些新药也不是很了解。要做到合理用药，则必须通过医生对常备感冒药的配方及药理作用有所了解。

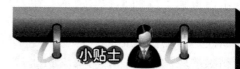

小贴士

上呼吸道感染是指自鼻腔至喉部之间的急性炎症的总称。90%左右由病毒引起，细菌感染常继发于病毒感染之后。该病四季、任何年龄均可发病，通过含有病毒的飞沫、雾滴，或经污染的用具进行传播。

13

使用眼药水需对症，老年人要配备家庭常用的眼药水时，怎么办

利福平滴眼液：主要用于沙眼、结膜炎、角膜炎眼睛疾病的预防与治疗。一般要求过敏者禁用。严重肝功能不全者以及胆道阻塞患者禁用。

诺氟沙星眼药水：主要成分为诺氟沙星，用于抗细菌治疗，主要用于细菌引起的急性眼部感染。一般是感觉眼睛不舒服，出现发痒、干涩、发红等炎症状况时，可以按照说明书或依照医嘱使用。

氯霉素眼药水：主治各种细菌性结膜炎、角膜炎、角膜溃疡、沙眼及手术后感染预防。说明：该药易透血—房水屏障，滴眼效果好，故为眼科常用眼药，如长期使用应注意血象变化。

硫酸链霉素眼药水：主治结核杆菌及多种革兰阴性杆菌感染引起的结膜炎、角膜炎等。说明：本药应冷藏，放置后变黄，但不影响质量；长期用须注意听力变化。

卡那霉素眼药水：主治大肠杆菌、变形杆菌、肠炎杆菌引起的结膜炎、角膜炎等眼部感染。

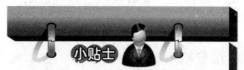

小贴士

眼睛疲劳的大多数病人是眼睛干涩。眼睛的表面由泪层覆盖，泪液从泪腺分泌出来，通过眨眼湿润眼睛表面，同时从位于内大眼角的泪点排出。眼睛干涩的原因有二，其一是由于泪液的供应量减少，二是泪液的蒸发量增大。泪液的减少是现代人的特征。泪液在紧张状态下难以流出，而且夜间减少。

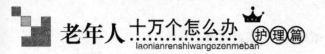

14

药物是否失效应鉴别，老年人想清理家里药品时，怎么办

过期药品不仅会加重人们的医疗费用，还会造成对大自然的危害。此外，过期药还能加大药品的毒副作用，服用后会直接危害到人体的健康。那么，怎样识别过期药呢?包装上一般都注明有效期限，发现过期应将它清出药箱，变质的药物绝对不能用。而鉴别药品是否变质，最简单的方法就是用我们的眼、鼻、舌来观察。这里给大家介绍几种常见药品的识别方法：

片剂：如果出现变色、药斑、发霉、松散、表面粗糙、凹凸不平、潮解或有结晶体析出，说明已经变质。丸剂若出现发霉、粘连、变色、松散就已经变质。

胶囊：出现发霉、粘连、变色、松散、开裂、结块，说明已经变质。

软膏：有失水、干涸、水油分离等都是变质的表现。

眼药水等水剂以及针剂：若有结晶、沉淀、浑浊等现象，不可再用。

糖浆剂、口服液：若有沉淀、浑浊、霉变等现象及嗅之有异味，打开有气泡产生，说明已变质。

中药：已经出现霉变、虫蛀等不能再用。

对于家庭过期药品，应该像回收废旧电池一样，纳入专门的收集销毁系统。下面是一些家庭常见过期药的安全处理方法：片剂、丸剂、胶囊剂型药品先用纸包好，再投入密闭的纸筒内丢弃；滴眼液、外用药水、口服液等液体制剂药品在彼此不混杂的情况下，分别倒入下水道冲走；软膏制剂药品将药膏从容器中挤出，收集在信封内，封好后丢弃；喷雾剂类药品在户外空气流通较好处，在避免接触明火的条件下，彻底排空；针剂、水剂类注射药品切勿擅自开启，应连同其完整外包装一起，投入密闭纸筒内丢弃。

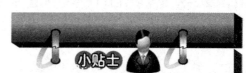
小贴士

药物常因光、热、水分、空气、酸、碱、温度、微生物等外界条件影响而变质失效，因此家庭保存的药物最好分别装入棕色瓶内，将盖拧紧，放置于避光、干燥、阴凉处，以防变质失效。

15

家庭用药要慎重，老年人想知道有哪些注意事项时，怎么办

老年患者在用药多年后往往还离不开药物，由于治病心切，就胡乱投医购药。如到多家医院诊治后，因一药多名现象有可能造成重复用药；偏听偏信单方、验方，迷信名药、新药、贵药和"洋药"，自作主张滥用；按广告吃药，而广告内容往往夸大疗效，也多有欺骗成分；凭"久病成医"的所谓经验，盲目地服用多种药物，或随意加大用药剂量或频繁换药；听信保健品推销者的话，认为保健食品可以治疗疾病，停止了其他治疗，轻则延误了病情，严重者会影响生命安全。上述情况，都是老年人用药不安全的因素。

老年患者为了达到正确用药的目的，处方上药物的名称、剂量、用法应书写清楚，以免错服、漏服。有些老年人在吞服片剂或胶囊时有困难，尤其是当药量较大或药物种类较多时更难以吞服，为适合老年人简便、有效的给药途径，尽可能适时地选用便于老年人服用的剂型，如冲剂或口服液。在急性期选用注射、舌下含服、雾化吸入等给药途径，而老年人的一般疾病或在疾病的恢复期，则应以口服为主。一般合用药物以3～5种为宜。注意用量个体化，防止药物蓄积中毒。

对有特殊注意事项的药物，瓶签和药袋的标记要清楚。对患有肝、肾功能不全的老年人，用药时要避免有损肝、肾功能的药物。老年人不要轻信广告宣传，不能滥用偏方、秘方、保健食品。一般来讲，老年人适量地补充些维生素C、维生素E、维生素A、维生素D和钙片是有益的，但不遵医嘱而盲目服用或长期过量服用，非但收不到保健效果，反而会招致机体功能失调。如人参虽大补元气，但每日服用3克以上者，就会出现"人参综合征"，其主要表现为高血压、皮疹、失眠、流鼻血，以至精神错乱等症状。

小贴士

服用补药也要"辨证施补"，应坚持不虚不补，缺啥补啥，才能有益健康。

16

硝酸甘油片使用要得法，老年人想知道服用的注意事项时，怎么办

硝酸甘油类药可分为速效、中长效和长效的剂型。当心绞痛发作时，急救一般选用速效类如硝酸甘油片。如果心绞痛反复发作，可在发作时同时服用中长效制剂，以预防再次发作。中长效类药常用的有消心痛、长效硝酸甘油，一般药效能持续4~8小时。服用硝酸甘油片，服药要得法，否则达不到预期的效果。必须注意以下几点：

首先，一定要舌下含服，不要吞服。因为舌下毛细血管很丰富，药物迅速吸收入血，1~2分钟即发生止痛作用。

其次，开始服用硝酸甘油片时，剂量不宜过大，否则会产生副作用。究竟服多大药量，依病情而定。如果药量增加方能见效，短期内连服3~5片，说明病情发生变化，需及时就诊。

最后，应采用坐姿或半卧姿服药。硝酸甘油对脑血管的扩张作用很明显，服药后立即出现面色潮红、头痛，站立时出现"直立性低血压"而易发生昏厥。老年病人或初次服药的病人，坐着服药后有头昏头痛感觉，

只要平卧休息或对症处理即可恢复正常，无大妨碍。随着服药时间的延长，这种作用逐渐减轻以至消失。

硝酸甘油片可以预防性使用，对于能预知一次肯定的用力或活动产生心绞痛的病人，可在用力前先含用硝酸甘油。比如在餐后、大便时易出现心绞痛，就可在进餐时和大便前先口含硝酸甘油来制止发作。如果心绞痛伴心率快的，可同服心得安；心绞痛伴血压高的，可同服心痛定。硝酸甘油还可以与异搏定、硫氮唑酮合用增强疗效，互相克制副作用。另外，硝酸甘油能使脑压和眼压升高，青光眼、脑出血患者均要慎用。

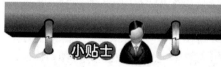

小贴士

在存储方面，为了保持硝酸甘油片的疗效，应将此药放入密闭的避光的有色瓶内，并注意药物的有效期限，及时更换接近失效期的药片。有心绞痛史的病人或老年人，药物必须随身携带，放在拿取方便的急救盒内。

17

磺脲类口服降糖药继发失效，老年人想加以解决时，怎么办

磺脲类口服降糖药是控制2型糖尿病最常用的药物，简单、方便而且实用。但长期服用磺脲类降糖药，随着患者体内胰岛B细胞功能的进行性衰退，疗效大约以每年5%～10%的速度下降，因此，病史长达8～10年的患者就可能出现磺脲类继发失效问题，表现为使用足量药物仍然不能使血糖得到有效控制。

针对磺脲类继发失效的解决办法，最初强调胰岛素替代疗法，即停用磺脲类药物，单用胰岛素。但实践证明，单用胰岛素较难长期稳定控制血糖，且低血糖发生率显著增高，其他不良反应亦明显增多，故而不是首选方案。近年在临床上大多采用胰岛素补充疗法，即无须停用原来服用的降糖药物，而是在此基础上加用胰岛素。实践证明补充疗法优于替代疗法，可以更好地控制血糖，不良反应亦少，是磺脲类继发失效的首选疗法。

为减少每日的给药次数，提高患者用药依从性，保证血糖得以稳定控制，在采用胰岛素补充疗法时，最好采用"一次服药，一次注射"的方法。也就是在磺脲类药物的选择上，以每日一次口服的长效剂（如格列吡嗪控释剂）和每日一次的长效胰岛素（如甘精胰岛素）为宜。用药方法是：每日晨服一片格列吡嗪控释剂，睡前注射一支甘精胰岛素。当然，需要注意根据具体情况调整药物剂量，或选择其他简便易行的治疗药物联合应用。

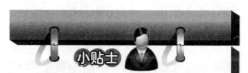

小贴士

我国最早的医书《黄帝内经·素问》及《灵枢》中就记载了"消渴症"这一病名。汉代名医张仲景《金匮要略》之消渴篇对"三多"症状亦有记载。唐朝初年，我国著名医家甄立言首先指出，消渴症患者的小便是甜的。

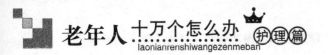
18

注射胰岛素容易引起不良反应，老年糖尿病人要正确使用时，怎么办

胰岛素注射引起疼痛，是每个接受胰岛素注射治疗的病人都必须面对的问题，也是许多病人拒绝胰岛素，不配合临床治疗的主要原因。如果在某次注射时，疼痛异常明显，常常是因为进针部位碰到了某根皮下神经，此时如疼痛尚能忍受，可迅速注射完毕拔针。如果疼痛无法忍受，可更换注射部位再注射。

胰岛素漏药虽然不常见，但仍有部分病人在拔针时，少许胰岛素会顺着针眼流出，这样会引起胰岛素注射剂量的不准确，正确的注射方法可以防止胰岛素漏的发生。

有效防止胰岛素漏药的方法：注射时捏起皮赘，45°角度进针，推注射器时速度略微放慢，注射后迅速用棉球压住注射针眼。针头被堵常常发生在注射中效或长效胰岛素时，因为这类胰岛素是混浊的，重复使用注射器，更容易出现针头被堵，出现针头被堵时需更换针头。注射后引起皮肤青肿，常常是由于注射时损伤皮下毛细血管引起，一般在注射后过一段时间才发生，不用专门处理，很快就能吸收。预防可在注射后多压注射部位几秒钟。脂肪垫是由于长期在一个部位注射，胰岛素刺激皮下脂肪增生肥大引起，在脂肪垫部位注射胰岛素，将影响胰岛素的吸收，有规律地更换注射部位可以预防。

胰岛素过敏常常表现为注射部位的皮肤瘙痒、红斑、皮疹及皮下硬结等，是由于胰岛素中的杂质引起的。使用动物胰岛素出现过敏现象要比使用人基因重组胰岛素时多见。防止脂肪萎缩的方法：使用高纯度的人胰岛素、更换注射部位。

胰岛素治疗要根据患者的个体情况来定。首先要了解患者的血糖水平、胰岛功能、胰岛素抗体、有无并发症等情况，才能制订出具体的胰岛素治疗方案。这种情况，如果经胰岛功能检查存在胰岛素抵抗，需要胰岛素治疗的同时，加用胰岛素增敏剂，以减少胰岛素用量。另外，饮食与运动也会影响血糖，要注意饮食与运动的定时定量。糖尿病的治疗要从5个方面着手，就是药物治疗、饮食疗法、运动疗法、糖尿病教育、血糖的监测，有一环节做不好，都会影响治疗。

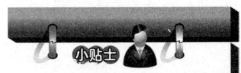
小贴士

胰岛素须保存在10℃以下的冷藏器内，在2℃~8℃温度的冰箱中可保持活性不变2～3年，即使已部分抽吸使用的胰岛素也是如此。

19

容易成瘾的药物要控制，老年人想知道哪些药物易成瘾时，怎么办

有些药物用多了，会让人产生一种依赖心理，即成瘾。临床上常见的有以下几类药物：

一、巴比妥类镇静催眠药。这类药物在20世纪初即用于临床，使用不久，人们就发现其有较强的成瘾性。由于容易产生耐受性，不少病人逐渐增大剂量，日久便对其产生了依赖，有时在一次大剂量服用后即可以成瘾。这类药物的代表品种有戊巴比妥、司可巴比妥、阿米妥等，目前临床上已基本不再使用。

二、非巴比妥类镇静催眠药。巴比妥类药有较强的成瘾性，面对众多的失眠症患者，医药学家只得另辟蹊径，开发替代产品，20世纪中叶，导眠能、眠尔通、安眠酮等相继问世，但问世不久即有报道，这些药仍无法解决成瘾问题，于是它们也渐渐被逐出了市场。

三、苯二氮卓类抗焦虑药。这是一类具有良好抗焦虑作用及催眠作用的药物，且副作用不小，故目前在临床上得到广泛使用。苯二氮卓类药成瘾性较小，但如果长期或大量使用，该类药也会产生依赖现象。

成瘾与否还与性格有关。同样是服用8个星期的安眠药，有的人不会上瘾，有的人则可能上瘾；这与性格有较大关系，因为有人本身就是容易成瘾的性格。

失眠可由多种原因造成，往往是某种潜在问题的一个症状，为此要在医生帮助下找到病因，对因施治。原发病治疗好了，失眠症也随之缓解。

四、非麻醉性镇痛药。这类药的主要品种阿司匹林、安乃近、氨基比林、非那西丁等。这些临床上使用极广的药物，具有退热和减轻躯体某些疼痛的作用。但有不少人将此药用以提神或摆脱心理压力，一些有慢性疼痛的人更是长年累月地使用这类药物，结果形成了药物依赖。

除了上述的这些药容易成瘾之外，中枢兴奋剂中的苯丙胺（摇头丸）及吗啡类中的咖啡因、可待因等都有极强的成瘾性，这些药品都在政府的严格管制之列。

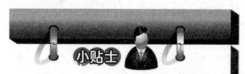

小贴士

实际上，有些药物心理的依赖较之躯体的依赖更为常见，而且可发生于任何剂量。这些药虽属于处方给药，但它的危害较大。

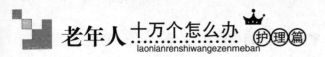
20

安眠药不要随便服用，老年人想知道服用的注意事项时，怎么办

首先，血压偏低者、肾功能不全者、慢性消耗性疾病者、神经肌肉疾病者、患内脏疾病者、联用多种药物者、诊断未清的急重症患者都不可以服用安眠药，因此还不清楚自己失眠的状况时，千万不要自行到药房购买安眠药。应按照医嘱的处方，在该吃的时候吃、不过量，通常是没有危险性。最怕的就是很多人因为长期服用已经产生依赖性与耐药性，原本服用的剂量已经无效，越吃越重，一旦停药，睡不着的状况会更难解决。服用这类的药物不可与其他的镇静剂、止痛药、感冒药、抗过敏药、酒类合并使用。以免药效上有加成的作用，而引起药物过量。

不可任意加重剂量，也不要将安眠药放在床头，以免半睡半醒时服药过量。

必须在睡前才服用，在服药的8小时内，千万不可开车或进行机械操作。每个人失眠的状态不同，不能把安眠药拿给别人吃。

长期服用安眠药容易在不知不觉中产生依赖性，而且还会在隔天出现头晕、头痛、嗜睡、记忆力损伤、恍惚以及停药后出现反弹性失眠的戒断症状等副作用。如果觉得服用安眠药后早晨很难醒来或安眠药不再有效，都必须与医生商量，可能要换药。如果要停药，睡眠形态会有些改变，可能需要数周的时间才能让身体慢慢地调适过来。

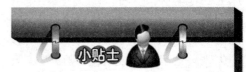

小贴士

90%以上的成年人都有过失眠的情况，但这并不意味着他们都得了失眠症，也不一定非要上医院或进行药物治疗。短暂性的失眠是每个人都会遇到的问题，通常会自然缓解，不要给自己增加太多的思想负担。当然，如果失眠比较严重，就要及时求医。

21

复方甘草片镇咳效果明显，老年人担心服用会上瘾时，怎么办

复方甘草片因其出色的镇咳效果，常被用于治疗呼吸道感染和急性支气管炎。但连续使用时不要超过7天，症状减轻即可停药，否则很可能成瘾，形成药物依赖。长期服用复方甘草片可成瘾，是因为该药物含有"阿片粉"，它有镇痛、镇静、镇咳的作用，很容易让人产生依赖。

每片复方甘草片含阿片粉1.8毫克，含量非常少，一般按照医嘱服用每次两片，每天三次是不会出现意外的。但如果连续（超过7天）大剂量用药，可能诱发成瘾症状。特别是一些老年人，总觉得药效不强，随意增加药量，致使超量用药，体内血药浓度增加。

治咳嗽，不单要止咳，还要注意调理身体，可通过祛瘀的办法来治疗。如早晨咳嗽痰多，或有痰块，要用化痰止咳药；如干咳痰少，喉痒，或是阴虚，要用润肺止咳药；如咳痰质稀，色白，多泡沫，并有喉咙发痒，要用解表散寒止咳药。

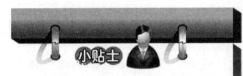

小贴士

对于担心对复方甘草片上瘾又需要镇咳的老年病人，可以换用川贝止咳露、强力枇杷露等药物。

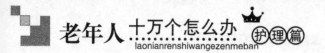
㉒

用药时间要选择，老年人想知道最佳用药时间时，怎么办

人类的生命活动具有极强的时间节律，什么时间体温最高，什么时间心跳最快，什么时间血压最低等都是有一定时间规律的。这些规律的变化与用药时间对人体的影响是很大的。只有掌握人体的最佳时间用药才能使药物疗效发挥最好，毒、副作用最低。

下面是一些常用药物的用药最佳时间，供选择。

降压药：早7时、下午15时和晚19时服用效果最佳，而不宜在睡前服用，入睡后血流相对缓慢，血液黏滞性增强，若在睡前服降压药易发生脑血栓。

强心药：如洋地黄、西地兰等在凌晨4时最敏感，其作用是其他时间的40倍。因此，此时用药极易发生毒性反应，要特别小心。天气变化或气压低时用强心药也易造成中毒，因此也应减小剂量。

胰岛素：凌晨4时为糖尿病人最敏感的时间，此时给最低量药即可达到满意效果。

糖皮质激素类：如可的松、强的松等，以早8时给药效果最佳，每日仅需给药一次即可。

抗风湿及止痛等药，以上午8时给药作用最佳，晚20时作用最差。

磺胺类药：下午16时服用比其他任何时间服用效果都好。

抗贫血药：晚上19时服用比早上7时服用吸收率高1~2倍，而且血中维持时间延长3倍。

中药：胸膈以上病痛宜饭后服，胸膈以下病宜饭前服，四肢病宜白天空腹服，骨髓病宜晚夜服，安神药宜睡前服，驱虫药宜空腹服，对胃有刺激的药宜饭后服。

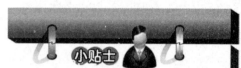

小贴士

驱虫药，如阿苯达唑、甲苯达唑、哌嗪（枸橼酸盐、磷酸盐）、双羟萘酸噻嘧啶等，宜与富含纤维素的蔬菜，如萝卜、土豆、地瓜、胡萝卜、黄瓜、青椒、西红柿、莴苣、豆类等同用，因为这些蔬菜能增强蠕动，促使虫体随粪便排出。

23

片剂的服用有讲究，老年人想了解各种片剂服用方法时，怎么办

药物的使用可以说与人类的生活息息相关，使用不当，不但不能治疗疾病，反而会引起身体上的不良反应。

普通片：它是可以整片服用，也可以掰开服用的，根据药性的不同，还可以研碎服用。

糖衣片：为了使片内药物与外界隔离而在其表面包上适宜的衣层，可以有效地隔绝空气，并起到避光、防潮、增加药物稳定性的作用，还可以掩盖药物的不良气味。可以整片服用，也可以掰开服用。

肠溶衣片：与糖衣片一样，也是在普通片上包上肠溶衣膜层，这样是为了避免药物对胃的刺激，防止胃酸或胃酶对药物的破坏。只能整片服用，如有破碎应放弃服用。

缓释片：在时间上比普通片释放持久，不会像普通片那样一到体内就完全释放，这样，缓释片就不会对胃肠道产生较大刺激，主要起保护作用，所以，一般多用在局部刺激较大的药物。整片服用。

控释片：是对药物释放要求相对较高的制剂，所以多见于心血管制剂。它是在单位时间内有着比较恒定的释放剂量，以维持血药浓度恒定，效力更持久。整片服用。

泡腾片：泡腾片是近年来国外开发应用的一种新型片剂，有口服和外用两种。口服应该先加水溶解后服用，外用的可直接放在患处使用。

咀嚼片：指于口腔中咀嚼或吮服使片溶化后吞服的片剂，药片经嚼碎后表面积增大，可促进药物在体内的溶解和吸收。服用方便，可吞服、咀嚼含吮或用水分散后服用。

口含片：是指在口腔或颊黏膜内缓缓溶解而不吞咽的一种片剂，多用于口腔和咽喉部的疾患，如华素片等。含服，不可吞咽，紧急情况可以嚼碎。

舌下片：指在舌头下含服的片剂。如硝酸甘油，目的是让药物由舌下黏膜直接吸收，起到速效的作用，而且不会被胃液破坏药物的成分。舌下含服，不可吞咽。

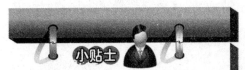

小贴士

链霉素、新霉素、卡那霉素、庆大霉素等氨基糖苷类药物，其性质均为弱碱性，服药过程中多进食牛奶、菠菜、黄瓜等偏碱性食物，可保持尿液呈碱性，使得药物容易吸收，提高血药浓度，增加杀菌效果。但四环素、土霉素、强力霉素、环丝氨酸、多粘菌素、新生霉素和呋喃妥因等药物相反，在酸性环境中杀菌力较强，病人服用后，可食用偏酸性的食物，如鱼、肉、蛋、鸡、咸肉和酸梅、山楂、橄榄、果汁等。

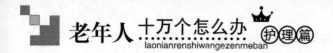
24

服药的时间和次数各有不同，老年人想了解一些服药知识时，怎么办

药物虽然是治疗疾病的，但服用应与人的饮食、睡眠相适应，才能更好地发挥作用。那么，怎样服药物才是最好的时间呢？

空腹：清晨或饭前的1小时，或者饭后2小时。驱肠虫药如驱蛔灵、槟榔等，可使药物迅速入肠保持高浓度而且直接作用于虫体；盐类泻药，如硫酸镁等，可使药物迅速入肠发挥作用。

饭前：进餐前30分钟服用。如收敛止泻药、利胆药等，能使药物通过胃时不致过分稀释而保证疗效。

饭时：饭前服用或者饭后片刻服用。助消化药，如胃蛋白酶合剂应在饭时服用，使药物及时发挥作用；有些对胃肠刺激特别强的药物如硫酸低铁、左旋多巴芬等应该在饭时服。

饭后：饭后15~30分钟服用。绝大多数药物都需要在饭后服用。特别是对胃肠有刺激性的药物，如阿司匹林、消炎痛、碘化钾、洋地黄、黄连素等。

顿服：将一天的药量一次服下。

我们经常可以看到药品说明书上写着"一日三次"。很多人都是随着早、中、晚的就餐时间服用，其实这是一种错误的理解。"一日三次"指的是把一天中的24小时分为3段，即每8小时服药一次。当然做到如此精准是非常困难的，但也要尽可能地去均衡时间；那"一日两次"也很容易理解，就是12小时服用一次；"一日四次"就是6小时服用一次；"一日一次"就是在每天固定的时间服用一次。

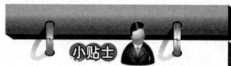

小贴士

不同的病症，用不同的药有不同的规定；同一种病症，不同的药，也有不同的要求。有的要求饭前，有的要求饭后。有的要睡觉前用药，有的禁忌睡觉前用药。所以，要根据病症而定。

25

喝中药的注意事项多，老年人想了解如何喝中药时，怎么办

喝中药前后一小时左右最好不要喝茶、咖啡、牛奶、豆浆等，以免中药成分与茶的鞣质、咖啡因、蛋白质等发生化学反应，影响疗效。喝中药在饭后30～60分钟服用为宜，可以避免中药成分对胃黏膜的刺激。

在服用清内热的中药时，不宜食用葱、蒜、胡椒、羊肉、狗肉等热性的食物；在治疗"寒证"服用中药时，应禁食生冷食物；伤风感冒时，不宜食用生冷、酸涩、油腻的食物；治疗因气滞而引起的胸闷、腹胀时，不宜食用豆类和白薯，因为这些食物容易引起胀气；服用补气药时，不要吃萝卜等。其他诸如水肿病人少食食盐；哮喘、过敏性皮炎病人，应少吃鸡、羊、猪头肉、鱼、虾、蟹等。另外，由于疾病的关系，在服药期间，凡属生冷、油腻、腥臭等不易消化或有特殊刺激性的食物，都应忌口。

服用汤药分冷服、温服、热服、顿服、频服、冲服。不同的药物服用的方法不同。冷服是指药物在冷却以后服用，如解毒药、止吐药、消暑药、清热药等。温服：一般的汤剂都采用这样的方式，就是在药汤不冷不热时服下。温服能减轻某些药物的副作用和不良反应。热服：指中药煎剂趁热服下，以充分发挥其疗效。热剂热服，适用于大寒证。凡是解表药都应该趁热大口服下，以达到发汗的目的，活血理气的药物也同样适用。顿服：指药性峻烈的小剂量汤药要一次服完，这样可以使药物在不伤正气的情况下，集中药力发挥最大效果，如攻下药、破瘀药。频服：少量多次分服用，这样可以使汤药充分的接触患部，发挥其最大功效。冲服：将药物加入药液或水中混匀口服，这样可以避免久煎让药物挥发，如沉香粉、三七粉等。

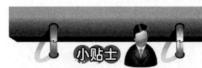

小贴士

喝中药时不应随便加糖。因为糖能抑制某些退热药的药效，干扰矿物质和维生素在人体的吸收，且有利尿作用，可解除某些药物的有效成分。某些药物就是借助于苦味，或其他异味的刺激而起作用的。如某些健胃药就是靠其苦味刺激消化腺，促进消化液分泌而达到治疗目的的，尤其是患有糖尿病、高血压、脂肪肝、化脓性疾病的病人等。

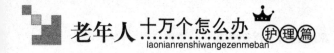
26

用茶水送服会让药物失效，老年人不知道送服的禁忌时，怎么办

用茶水送服会让药物失效，尤其是以下几种药物请注意。

一、生物碱类药物。茶叶中的茶多酚约占干重的20%～25%，茶多酚与小檗碱、麻黄碱、莨菪碱等生物碱类药物会反应生成难溶的有机碱沉淀，从而影响这些药物在体内的吸收。常见的该类药物有：黄连素、麻黄素、颠茄片等。

二、含有金属离子的药物。茶多酚又称作茶鞣质，在体内易被分解成鞣酸。鞣酸可与药物中的金属离子生成不溶于水的鞣酸化合物，如与治疗贫血的铁剂生成鞣酸铁，与治疗溃疡的氢氧化铝生成鞣酸铝。

三、镇静安神药。茶叶中的生物碱主要是嘌呤碱，其中最多的是咖啡碱，其余的还有可可碱、茶碱等。

咖啡碱和茶碱，具有兴奋中枢神经的作用，可降低地西泮（安定）、艾司唑仑（舒乐安定）等苯二氮卓类和巴比妥类药物的镇静作用。

四、补益类中药。补药中含有的皂苷、生物碱会与茶多酚结合，产生不能被人体吸收的沉淀物，从而降低补品的补益作用。常用的补品如人参、黄芪、首乌、熟地等，都含有较多的生物碱和其他活性物质，因此，在服用补药时，不宜同时喝茶，更不能以茶代水来送服补剂。

除了以上几类药物以外，还有一些药品遇茶也会减效，比如酶制剂（如多酶片）、双嘧达莫（潘生丁）等。一般来说，除了一些特殊的药需要如酒等引子服用以外，其他的药最好还是用白开水送服为宜，不建议使用饮料、果汁等服用，尤其不建议以茶服药。

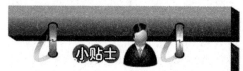

小贴士

茶叶中所含的有机化合物约有450种以上，已被发现认为与人体有直接关系的有机化合物主要有：茶多酚（又称作茶鞣质）、生物碱、蛋白质、芳香物质、果胶质、糖类等，是茶叶中可溶物质的主要成分。在服药前后2～3小时内尽量避免饮茶。

27

肾功能不全者服药要防止副作用，老年人不知该注意什么时，怎么办

老年肾病患者用药，首先要了解药物的药代动力学特性。如主要以原形或代谢产物经肾脏排泄的药物，容易蓄积于体内导致中毒，需要减量使用。有些药物如强力霉素口服后主要由粪便排泄，肾病病人用药不会引起体内蓄积，无须调整剂量。磺胺药可在尿路中形成结晶而容易导致尿路梗阻，使肾功能进一步恶化，应避免使用。

其次，要了解药物潜在的毒副作用。某些药具有一定的肾毒性，肾病病人应慎用，必须使用时应注意调整剂量。有些药物虽然本身没有肾毒性，但因病人对这些药物过敏，也可引起肾损害，如新青霉素可引起急性过敏性间质性肾炎，也需要慎用。还有常用的感冒药、止痛药，若长期使用可阻抑肾小管细胞的酶活性，产生直接的肾小管毒性作用，有时还会引起肾组织的过敏反应，这类药物也应慎用。

老年肾病病人用药宜从小剂量开始，根据疗效情况逐渐调整。调整药物剂量可按以下两种方法进行：一是减少每日或每次剂量，给药次数不变。肾功能轻度改变者可按正常剂量的2/3 ~ 1/2给药，中度改变者按正常剂量的1/2 ~ 1/5给药，重度改变者按正常剂量的1/5 ~ 1/10给药。二是延长给药时间，每次给药剂量不变。对于那些作用强烈、反应大、安全范围小的药物，比如氨茶碱、强心苷类药物等，调整剂量应特别谨慎，条件允许时，最好进行血药浓度的监测，据此进行药物剂量的调整。所有药物用药不宜时间过长，达到疗效时要注意及时停药。

最后，老年人往往同时患有多种疾病，存在多种疾病症状，在用药时要注意病情的轻重缓急，不一定需要同时对每一种疾病每一种症状都用药。可考虑在某一时期内用药处理某些较迫切需要处理的问题，待这些情况好转后，暂停这些药而治疗其他疾病。尽量减少用药的种类，一般应控制在5种以内，减少合用类型、作用、副作用相似的药物，尽可能使用长效制剂，以减少用药次数。

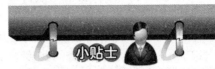

小贴士

老年肾病病人伴有其他疾病，如慢性肝炎、肝硬化、高血压和糖尿病、低蛋白血症等，药物不良反应及后果更为严重，用药过程中必须密切观察药物副作用，出现严重副作用时要及时停药。

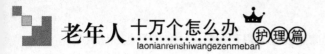
28

肝功能不全者用药要谨慎，老年人想知道其注意事项时，怎么办

肝功能不全泛指肝功能不正常，从狭义上说，肝功能不全指的是肝病终末期表现出的极为严重的代谢紊乱，病人可出现黄疸、腹水等一系列临床综合征。其实，目前药品说明书上讲的肝功能不全，泛指的是肝功能不正常，即肝病患者出现的转氨酶、胆红素升高等症状。肝脏是大多数药物代谢的重要器官。当某些致病因素损伤肝细胞时，可引起肝脏形态结构的破坏和肝功能的异常，所以肝功能不全患者用药时需要注意以下几点：

一、随着临床新药的大量开发应用，用药导致肝肾功能不全的现象日趋增多。如临床常见因使用抗生素、抗结核药等引发的急性肝坏死的病例。因此，肝病患者应尽量避免擅自服用标有"肝肾功能不全者慎用"的药。一般到药店购买标有"OTC"标志的非处方药安全系数会大些。并认真阅读药品说明书，或向医生、药剂师咨询，避免或慎用对肝脏有毒性的药物。肝功能不全的程度适当减少药量。

二、肝脏是许多药物代谢的主要场所，药物进入人体后，一般要通过肝脏、肾脏代谢转化、排泄清除。当病人出现谷丙转氨酶升高时，说明其肝细胞已有实质性损伤，使用肝毒性较大的药物，有可能加重肝损伤。因此，使用肝毒性的药物时更需慎重。

三、用药期间定期检查肝功能，发现问题应及时采取停药、更换药物或调整剂量等措施。可采用直肠给药、皮肤黏膜给药等方式。这些给药方式可使药物不经过肝脏而进入血液，从而减轻肝脏的负担。患有各种类型肝炎的患者，用药时应注意选择对肝脏影响较小的药物，用药不要过多过杂，以免增加肝脏负担。

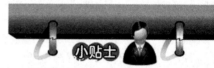

小贴士

肝功能不全慎用的药物有：抗凝血药（如双香豆素类），可诱发肝昏迷的药物（麻醉镇静剂如苯巴比妥类），激素类药物（如地塞米松、苯丙酸诺龙），利尿剂（如呋塞米、利尿酸）等。

29
煎中药要规范，老年人想知道煎中药的具体要求时，怎么办

煎中药要掌握五个字，即锅、水、火、时、法。

煎药的器皿一般以瓦罐、砂锅为好，搪瓷、不锈钢亦可，但忌用铝、铁器、铜器，防止这些金属物品与药物产生反应，影响药物疗效甚至对人体产生危害。李时珍曾说过："凡煎药并忌铜铁器，宜用银器瓦罐。"现在一般通用的是有盖的陶瓷砂锅。

中草药煎煮之前一般不需要淘洗，冲泡会让中药的有效成分大量丢失，从而影响疗效。可将药物直接倒入药锅内，然后加冷水，高出药平面寸许，浸泡0.5～1小时。冬天若用20～30℃的温水浸泡可缩短煎煮时间，但不宜浸泡太久。绝不能用开水浸，以免某些植物细胞中的蛋白质突然受热凝固、外层形成坚密的包膜，或使部分高分子物质形成胶体，不利有效成分浸出。如果方中花叶类药物较多，吸水量较大，煎煮前应补充加水，使水高出药平面约1～2厘米。

药物在煮沸前用武火（急火），煮沸后宜改为文火（慢火）。但一些治疗外感疾病的中药也可在煮沸后不改文火，继续用武火煎煮5分钟左右即可。煎煮时间可根据药物和疾病的性质，有效成分溶出的难易和用药情况而定。一般来讲，头煎以沸腾开始计算时间需20～25分钟，二煎15～20分钟；解表药头煎煮10～15分钟，二煎煮10分钟；滋补类头煎煮30～40分钟，二煎煮25～30分钟。有先煎药需先煎10～30分钟，后下药应在最后5～10分钟入锅。二煎（复煎）时，头煎结束后，将药汁滤出，重新加入冷水至高出药平面约0.5～1厘米，继续武火煎煮至沸腾后改为文火煎煮15～20分钟即可。

一服中药在煎煮两次后所含的有效成分已大为降低，故以煎煮两遍为佳。但对于药量较大的处方，在两次煎煮后可能存留的有效成分较多，可再煎第三遍，改为一日3次服用，以节约中药资源，同时在一定程度上可提高疗效。

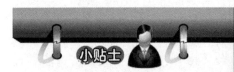

小贴士

煎好的药物不宜存放时间过长，尽量当天服完，如果不能服完，可在药液煮开后直接倒入干净的容器中密封，放凉后置于冰箱中保存。如果袋装汤剂，也应置于冰箱中保存，并在保质期内服完。

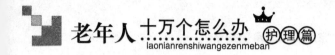

30

每味中药煎煮方法都不同，老年人不知道该如何操作时，怎么办

关于药物的先煎、后下、包煎、冲服、烊化等的说明，在中医术语中叫"脚注"。

先煎：目的是为了增加药物的溶解度，降低药物的毒性，充分发挥疗效。矿石类、贝壳类、角甲类药物，因质地坚硬，有效成分不易煎出，必须先煎。如生石膏、寒水石、赤石脂、灵磁石、代赭石、海浮石、礞石、自然铜、牡蛎、石决明、珍珠母、海蛤壳、瓦楞子、龟板、鳖甲、穿山甲、龙骨、龙齿、水牛角等，可打碎先煎30分钟。如乌头、附子、商陆等，要先煎1～2小时，先煎、久煎能达到减毒或去毒的目的。而天竺黄、火麻仁、石斛，只有先煎才有效。

后下：是为了减少挥发油的损耗，有效成分免于分解破坏，一般在中药汤剂煎好前5～10分入药即可。如薄荷、藿香、木香、豆蔻、砂仁、草豆蔻、檀香、降香、沉香、青蒿、细辛等。

包煎：用纱布包后再放入锅中煎煮，如花粉类药物，含淀粉、黏液质较多的药物。

烊化冲入：对于一些胶类或糖类，黏性大，如阿胶、鹿角胶、蜂蜜、饴糖等，宜加适量开水溶化后，冲入汤液中或入汤液中烊化服用。如

若混煎，会导致药液的黏性大，影响其他成分的溶出。

煎汤代水：一般体积庞大吸水量较大的药物，如丝瓜络、灶心土、金钱草、糯稻根等，先宜与水煎煮，将所得的药汁去滓后再煎他药。

溶化：如芒硝、玄明粉等亦可溶化后冲入汤剂中应用。

另煎后兑入：只将中药单独煎煮后，再将其汁液兑入煎好的汤剂中服用。一些贵重的药物如人参、西洋参、鹿茸等应采用这种方法。

生汁兑入：如鲜生地汁、生藕节、梨汁、韭菜汁、姜汁、白茅根汁、竹沥等，不宜入煎，可兑入煮好的汤剂中服用。

合药冲服：某些贵重的药物有效成分不在水中溶解的，或加热后某些有效成分易分解的药物，将药末合于已煎好的煎剂中搅拌后服。如人参粉、牛黄粉、羚羊粉、三七粉、麝香粉、全蝎粉、肉桂粉、甘遂粉等。

小贴士

千万不可使用铁、铝、铜等器具熬制中药，实在没有合适器具时，电饭锅也可以，但是微波炉不可以。

31

疼痛是癌症常见现象，老年患者不知如何使用止痛药时，怎么办

癌症患者在晚期常因压迫神经造成剧烈疼痛，因此，医生往往体谅患者的痛苦，开出较多的止痛药，甚至对某些患者开麻醉药。那么癌痛患者应如何合理安全使用止痛药呢？下面简单介绍使用止痛药的几个原则。

一、按医嘱及时、足量给药：必须根据医嘱正确掌握药物的种类、剂量，给药途径和给药时间，用药后观察药效及有效时间。用药应从小剂量逐渐加大，如吗啡的应用，应由0.01克开始，逐渐加量至疼痛消除为止，痛消后，药量尚可逐渐减少。

二、一些止痛药可能会产生某些不良反应，如出现恶心、呕吐、泛酸、消化不良、便秘、头痛、头晕、皮疹、呼吸急促等症状，应及时请示医生，更换其他药物，以免加重病情，引起其他不良后果。

三、预防严重药物反应：长期单独服用非麻醉药物或与类固醇激素一起用时，有造成胃出血的可能。异丁苯基丙酸还会加重肾脏功能不全，影响机体凝血机制，有血小板减少的患者应慎用此药。

四、睡前服药宜适量增加：夜间、睡前可增加药物剂量50% ~ 100%，以保证无痛睡眠。

五、老年癌痛患者使用镇痛药时，应遵循癌痛三阶梯止痛疗法，逐步使用强镇痛药并配合镇静、安定等药，同时辅以转移视线等心理疗法进行综合治疗。尽可能不用阿司匹林等辅助镇痛药，以免引起咯血或呕血，可用较为安全的扑热息痛药物代替。对于止痛止咳的吗啡、杜冷丁、强痛定及可待因等药物，使用时要注意避免引起老年人呼吸抑制及尿潴留。

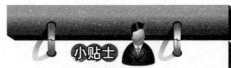

小贴士

根据世界卫生组织癌症疼痛控制方案推行的经验，只要通过充分的评估证明治疗正确，加之恰当的药物，合适的剂量，适时的间隔，几乎所有的疼痛是可以控制的，所以癌症患者无须忍受疼痛。

第六章

对老年人的临终关怀

——科学诊治　终身关怀

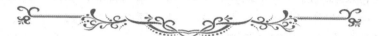

【导语】临终关怀是近代医学领域中新兴的一门边缘性交叉学科，是社会的需求和人类文明发展的标志。就世界范围而言，它的出现只有二三十年的时间。

它的目标是提高患者的生命质量，通过对临终病人的身体关怀、心理关怀来消除或减轻病痛与其他生理症状，排解心理问题和精神恐惧，尽量让病人宁静地面对死亡。

1

死亡是自然的规律，老年人要克服死亡恐惧心理时，怎么办

从人类的进化来说，对于未知的事物保持恐惧，这并不是一个缺点，而是一种保护自己的手段。人死了，感知觉活动自然也就停止了，没有人知道死亡以后是怎么样的。对死亡的未知，也是人们对死亡产生恐惧的原因之一。对老年人来说，死亡比年轻人要近得多，因此对于一无所知的"另一个世界"的恐惧，自然也比年轻人要多一些。

从社会心理学的角度来说，人到老年，死亡的概率开始上升。也许自己还算健康，但当同学聚会，或去公司参加庆典，或与周围同伴聊天时，发现自己当年的同学、同事、老伙伴相继过世，难免不胜唏嘘。人也许可以不怕死，但是对于孤单和寂寞，没有人会喜欢。

同样，从自己的角度来说，死亡意味着和伴侣、子女的诀别，如果家庭关系和睦，对彼此都恋恋不舍，自然也会害怕死亡将他们分隔。对于老年人来说，死亡带来的孤寂感，也是让人恐惧死亡的原因。

此外，人是有想象力的动物，当人们从电影、电视剧、新闻报道等节目中看到那些濒死者的挣扎、呻吟、亲属的哀号……往往会想到"自己死的时候会不会也是那样"。这种对痛苦的害怕，不免会转移到恐惧死亡上来。

既然知道了恐惧死亡的原因，老年人应该怎样克服恐惧死亡的心理呢？首先，就是意识到世界上万事万物都有兴衰的历程，人亦不例外。其次，死亡之后，感知觉自然就会终止，疾病所带来的痛苦也不再会延续，更不存在所谓的"死亡世界"，不必为了解"死后是什么样的"而恐惧。最后，死亡虽然会把我们和至亲分开，会让他们悲伤，但是对于我们来说，越是能够做到安详和坦然面对死亡，越能减少他们的担心，减轻他们的痛苦。

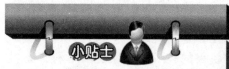

小贴士

老年人恐惧死亡的心理是可以理解的。作为家属尤其是子女，应该多抽出时间来看看他们，减少他们的孤寂感，进而减轻老年人恐惧死亡的心理。如果老年人恐惧死亡的心理比较严重，影响到正常生活的话，最好咨询专业心理医生，请求心理医生的帮助。

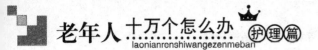
2

临终关怀是文明发展的标志，老年人想知道它的意义和作用时，怎么办

医学上所说的临终关怀，并非是一种治愈疗法，而是一种专注于在患者将要逝世前的几个星期甚至几个月的时间内，减轻其疾病的症状、延缓疾病发展的医疗护理。它的目标是提高患者的生命质量，通过对临终病人身体关怀、心理关怀和道义关怀（或者灵性关怀）来消除或减轻病痛与其他生理症状，排解心理问题，令病人内心宁静地面对死亡。同时，临终关怀还能够帮助患者家属承担一些劳累与压力。

临终关怀不追求猛烈的、可能给病人增添痛苦的，或无意义的治疗，但要求医务人员以熟练的业务和良好的服务来控制病人的症状。由于临终关怀必然要涉及各种症状的姑息治疗，所以在肿瘤科领域，它和姑息治疗往往是同义语。它是近代医学领域中新兴的一门边缘性交叉学科，是社会的需求和人类文明发展的标志。就世界范围而言，它的出现只有二三十年的时间。

但是，不同的人所持有的观念不尽相同，尤其是身患绝症的老人以及病人家属，当即将面临死亡和亲人的离别时，他们的心理波动更加剧烈，再加上他们对临终关怀的认识不够，误解并拒绝接受临终关怀，也在常理之中。我们要做的就是尊重病人及其家属的意愿，同时，在恰当的时候告诉他们临终关怀的重要作用和意义。

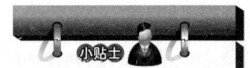

小贴士

临终关怀运动始于英国的圣克里斯多费医院。20世纪50年代，英国护士桑德斯在她长期从事的晚期肿瘤医院中，目睹垂危病人的痛苦，决心改变这一状况。1976年她创办了世界著名的临终关怀机构，使垂危病人在人生旅途的最后一段过程得到需要的满足和舒适的照顾，变得平静、安逸而有尊严，"点燃了临终关怀运动的灯塔"。世界上许多国家和地区开展了临终关怀服务实践和理论研究，20世纪70年代后期，临终关怀传入美国，80年代后期被引入中国。

3

临终关怀机构收纳临终老人，老年人和亲属想知道它的功能时，怎么办

如果自己的亲人临近死亡，而且家中的居住条件较差，或是子女白天上班，难以照顾病人，那么就把病人送到独立的临终关怀医院，或附设的临终关怀病房去比较合适。

在临终关怀机构的病房中，从事临终关怀的医护人员，能够很好地帮助家属照护病人，病人家属完全可以放心地去上班；下班抽时间来陪护亲人一会儿，这样妥善地解决了工作与照顾亲人的矛盾。即使亲人病重，需要家属陪伴，在临终关怀医院中有医护人员，也会大大减轻家属陪伴的负担。同时，许多医疗技术性的操作有医护人员施行，也会减少病人的痛苦。

另外，临终关怀机构所营造的环境也相对较好，有利于临终老人的心理健康。独立的临终关怀医院的住院部，要求床位一般为30～50张，不能有太多的床位。之所以保持小数量的住院床位，是因为住院的临终病人预期生命一般不超过6个月，大多陆续死亡。如果床位过多，住院的临终病人较多，譬如有300张床位的临终关怀医院，将每天都会有死人的事发生，显然对临终病人的心理关怀不利，不仅影响病人的情绪，还会增加工作人员照护的困难。同时，院内舒适宁静的

气氛也会被每天的哭泣声和哀恸声所破坏，使人感到临终关怀医院几乎成了"死亡场所"。

除了长期住在临终关怀医院外，临终病人也可以平日在家里接受亲属的照护，到了周末、周日才去临终关怀医院接受临终关怀团队的照护。这样可以让在一周内辛劳地照护病人而疲惫不堪的亲属，也能轻松地过个周末或周日。另外，临终病人也可以像上班、上学一样，白天去临终关怀医院接受必要的舒缓照护，晚上则回家里，这时家属已经下班，可以继续感受亲人的呵护和家庭的温暖。

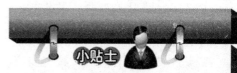

小贴士

独立的临终关怀医院在西方发展较快。在美国临终关怀机构中，独立的临终关怀医院占41%，英国略少一些，占23%。我国目前设立的独立临终关怀医院比较困难，多数是附设的临终关怀机构。附设的临终关怀机构，是指在医院中划出一个病区、一个病房或一间病室专门用来接收临终病人。这种形式的临终关怀机构利用医院原有的设施、人员，只需较少的设置投资，就可以开展工作。

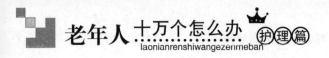
4

家庭型临终关怀也可取，老年人想知道其服务特点时，怎么办

临终病人如果不愿意离开自己的家，也可以得到临终关怀，那就是"家庭型临终关怀"，或称为"居家照护"。临终病人在自己家中，可以得到由病人家属提供的基本的日常照护。当然这需要请临终关怀医院的医护人员到病人家中给予指导，为临终病人及其家属提供所需要的各种临终关怀服务，使得病人在家中也可享受到临别的温馨。

例如美国新港临终关怀院，就很注重居家照护，它全天候24小时服务，只要病人有事，家属就可以打电话，关怀团队成员在最短时间内到达病人床前，予以治疗、关怀和安慰。"家庭型临终关怀"可以使病人和家人共同生活在一起，而家中每个家属也可在团队成员的慰藉下，减轻自己的悲痛与孤寂。著名华商李嘉诚资助的内地20家宁养院，主要也是居家照护。医护人员把止痛药送到病人家中，使得临终病人得以较少痛苦地离开人世。

在家里关怀照护病人，需要一定的条件，例如居室宽敞，家庭人员较多，大家可以轮流在家里照顾病人，或有专人在家里看护病人。如果经济条件较好，也可以聘请专人在家里护理病人。我国自20世纪70年代兴起的家庭病床，也是一种可以替代临终关怀病人的家庭型机构。

在家里关怀病人的难点，是一些必要的医护操作，可能家属不熟悉，这可以请临终关怀院或一般医院的医护人员定期指导。但是一般在家里护理的临终病人，基本上也没有什么特殊的治疗了，只是一种维持而已，例如输点液体，给点氧气等，不会有什么复杂的操作，所以家属或护理人员还是可以适应的。

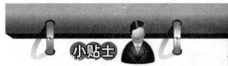
小贴士

由于晚期癌症病人日益增多，受现有医疗卫生制度的制约及临终关怀院尚未普及，开展家庭临终关怀护理已成为一种普遍的需求。而医学模式的改变及护理工作范围的扩展，给开展家庭临终关怀护理提供了社会支持，由于病人是在家中接受治疗与护理，病人权益不受住院治疗及各种规章制度的限制，淡化了病人角色，使其减少了对死亡的恐惧。

5

得了绝症，老年人想知道如何申请临终关怀时，怎么办

接受临终关怀有一套严密程序。首先，严重疾病末期患者及家属向医生进行咨询，在确认身患绝症后，病人可随时由治疗转向接受临终关怀服务。与此同时，负责照顾病人的机构要与病人的主治医生联系，以确定患者病情，而且要求病人在一个名为"选择接受临终关怀表"的协议上签字。该表明确了病人可以接受减轻病痛的医疗服务，既不加速，也不延缓病人的死亡。

按照惯例，经过医生科学诊断，当一个病人的寿命不超过半年时间，即进入临终关怀期。在此期间医院要做的工作，首先是减轻病人身体的痛苦。临终病人在得知生命进入倒计时后，会产生一系列严重的心理障碍，所以对病人的心理治疗是临终关怀阶段的重要内容。临终关怀的一般对象包括各种急慢性损伤或疾病所致心肌、肝脾、大脑、肺、肾等器官功能衰竭，面临生命危险的病人或各类晚期癌症病人，尤其是剧烈疼痛导致身心极度痛苦的病人。

目前，我国北京、上海、天津、武汉等城市的相关医院开设的宁养院，就是由李嘉诚基金会捐资支持的为贫困癌症患者提供免费镇痛治疗、心理辅导、护理指导的临终关怀医疗机构。李嘉诚基金会实施全国宁养医疗服务计划，每年捐资在全国20多所重点医院设立宁养院，上门免费为贫困病人提供镇痛治疗、心理辅导、生命伦理等方面照护的临终关怀机构。老年人若想申请临终关怀，可就近选择相关的临终关怀机构提出申请。

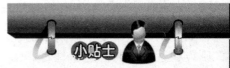

小贴士

临终关怀不同于安乐死，既不加速也不延缓病人死亡。其主要任务包括对症治疗、家庭护理、缓解症状、控制疼痛、减轻或消除病人的心理负担和消极情绪。所以临终关怀常由医生、护士、社会工作者、家属、志愿者以及营养学和心理学工作者等多方面人员共同参与。

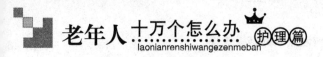
6

肿瘤病人需要各种支持，家庭成员要予以照顾和体贴时，怎么办

一个人患了癌症给家庭带来的冲击是很大的，全家都为之操心、痛苦和奔忙，而家属又在癌症治疗中起很大作用。因此，家属在癌症治疗中要尽量做到以下几点：

一、正视现实勇挑重担。当病人诊断明确后，家属首先要经受住这一意外的打击，不要惊慌失措，应尽快从医生那里了解患者的真实情况，并配合医生选择最佳的治疗方案；同时鼓励病人接受治疗，争取最好的效果，尽力使病人感受家庭的温暖，增强与疾病作斗争的信心。

二、尽量为病人营造一个良好的环境，如果病人能承受了解病情的刺激，则应在适当的时间坦率地将病情告诉病人，以便调动病人自身的积极性，更好地配合治疗。

三、在病人治疗期间，家属肯定要付出极大精力。大家不要互相推诿、埋怨，而要加强谅解，互相帮助，共同克服困难。

四、在医生的指导下，做好病人的家庭护理工作，合理安排病人的饮食、起居，努力学习和掌握一定的医疗护理知识。

五、长期的繁重劳动和精神压力，可能会使家属产生情绪不稳定，如烦躁、灰心、失望等，家庭关系也可能会变得复杂起来。由于家属的顶撞或态度冷淡，都可能给病人带来烦恼、抑郁等消极情绪，甚至拒绝治疗。这时家属要充分理解病人的心情和痛苦。在病人病情恶化时，家属更应给病人以精神支持，使病人得到心灵上的安慰。

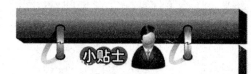

小贴士

在肿瘤病人整个诊治和康复过程中，家属所起的作用决不小于医生和护士。病人从家属那里得到了各种各样的帮助和支持，家属们用其永恒的爱心与同情心给痛苦中的病人以希望和勇气，他们对医生来说是最好的助手。

7

诊断出老人得了绝症，家属等要帮助其建立最佳的心理状态时，怎么办

作为人，死亡是不可避免的。遇到这种情况，家属和医护人员需帮助病人建立最佳的心理状态。

恐惧心理：许多病人身患重病步入医院接受各项医疗检查和治疗时，心理上首先产生一种可怕的恐惧感，常表现为心事重重，闷闷不乐，唉声叹气，感情脆弱。此时护理人员要亲切地多同病人交谈，倾听他的主诉，使用合适的语言给予安慰，生活上多给予关心和照顾，并根据病人的需要随时出现在病人身边，使病人有一种被关心的感觉。

否认心理：我国实行的是医疗保护性制度，对临终病人采取保护性措施，不把实情告诉病人。当病人意识到或间接知道了自己的病情，心理上不愿接受这个事实，常常要求家属带他到大医院重复检查，尽可能否认这个事实。否认对于临终病人来说如同是一种缓冲剂，它可以缓和沉重的打击以减轻病人心理上的压力。这时护理人员应主动正确地引导病人。

忧郁心理：随着病情的日益恶化，症状的逐渐加重，加上亲人含泪的目光和百般的体贴照顾，此时病人已经意识到自己将不可避免地离开人世，表现为心情忧郁，十分痛苦、消沉、绝望，有时为避免亲人们的悲伤而暗自流泪。这时病人急于交代后事，然后沉默不语，但希望亲人能日夜守候在身边。此时护理人员应注意不要在病人面前谈论病情，应对病人进行特别护理，使病人有一种安全感，以达到心理上的稳定。

认可心理：病人认为应该交代的事情已安排妥当，于是等待着与亲人做最终的分别。这时病人既不痛苦也不害怕，病人与家属为了不伤害对方的感情，彼此心照不宣，病人显得平静、安详，表现为认可心理，不愿与人交谈。此时护理人员要严密观察病人的病情变化，经常陪伴病人，给以精神上的鼓励和安慰，为临终病人提供心理上的平衡。

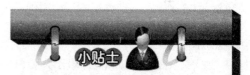

小贴士

心理学家发现，当濒临临床死亡之际，病人都体验到一种被称为"核心经验"的过程。病人离开了自己的躯体，与已死的亲友相见；或是感到自己滑入一条黑暗的地道，前面出现一道耀眼的金光；或是走到了一个高大的门槛，徘徊不前，终于又退了回来。因为这些病人感到，他们还有某种责任未尽。这些感觉虽然变幻不一，但共同的感觉是，病人在这时都有一种巨大的"安适感"和"幸福感"，以致他们流连忘返；但与此同时，一种更积极的强烈感情，又使他们苏醒，把他们拉回人间。

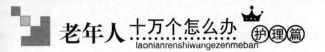
8

癌症老人精神容易崩溃，家属或护理人员要对其进行精神调养时，怎么办

患癌症后对癌性疼痛有着恐惧、焦虑、悲观、失望等消极心理情绪，有时甚至还有轻生的念头。采用以下有针对性的精神调养方法很有必要：

疏导和安慰：主动热情关心患者，抽一定时间陪伴患者，倾听其诉说心中的焦虑，并表示理解和同情，消除其孤寂感，让其体会到他并不是孤独地承担痛苦。同时给予安慰，安慰要恰到好处，既强调有希望的方面，又不能过于乐观。在暗示疾病疑难的同时，帮助患者分析疼痛的反复性，解释与疼痛有关的生物心理学问题。多与患者交谈疾病以外的话题，转移其注意力。

想象暗示：让患者自己把某一种观念暗示给自己。一些临床医学专家们发现，通过想象（自我暗示）可以提高免疫细胞数量，对各种疾病都有不同的疗效。想象疗法的原理是利用大脑与人体免疫系统之间存在着某种联系，想象使体内的免疫机能得到改善，从而有效地抑制疾病的进展。目前想象疗法在国外已成为治疗"绝症"的必要处方，它能使患者增强战胜疾病的信心，减轻精神压力，以利康复。

死亡教育：稳定的情绪、良好的心境，精神放松都可增加患者对疼痛的耐受性。对不同病程、性格、文化水平、社会经历的患者采取不同的教育方式和教育内容，帮助患者正确认识生、老、病、死这一自然规律，认识到生命的真正价值在于质量，最终达到帮助其摆脱对死亡的恐惧和不安，平静面对死亡的目的。

家属的心理状态对患者会有不同程度的影响。关心、帮助和支持晚期癌症患者，使患者轻松愉快地度过最后的日子，是患者家庭中每个成员的责任。

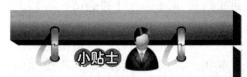

小贴士

癌症疼痛常因人而异，疼痛的程度常与人们对过去经验的回忆、痛因的分析、情境的理解、注意的程度、后果的预料等心理活动有关，所以疼痛有一定的随机性和可变性。

9

临终前患者有所需求，家属想了解临终老年人的需求时，怎么办

关于临终患者的需求，结合马斯洛的需要层次论，有关学者研究提出，临终患者的需求主要如下：

基本的生理需要：如果晚期癌症患者的躯体疼痛得不到有效控制，再好的心理安慰也是枉然。所以，满足临终患者的基本生理需要，就是缓解疼痛，控制各种不适症状。

安全需要：这些安全需要主要反映在走向死亡途中，临终患者一怕医疗费用得不到保障，二怕身边无人，三怕在沉睡中死去等。

尊重、理解和情感的需求：临终患者面对死亡期间，经受着严酷的身心痛苦，更渴望得到关怀和爱。临终患者都希望自己在人生旅途的最后一程仍能像常人一样地活着，具有同以前一样的地位、权利、名誉，他们希望人们尊重他们的生活方式，要求参与治疗和护理方案的制订，要求有拒绝治疗的权利，有选择死亡方式的权利等，诸如此类维护自身权利的需求，都是自尊需求的表现。人的最高需求层次是自我实现，而临终患者已

无法实现这一需求，这是一些患者最大的痛苦。

因此，生活上就需要对临终老人多加照顾。如果不能明白病人对医疗、死亡、后事的想法与做法，如何协助他？因此，温馨地鼓励他尽可能表达对临终和死亡的想法，这种坦诚地披露心绪是非常重要的，可以让病人顺利转化心境，接受生命苦难或面对死亡降临。

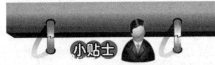

小贴士

老人对死亡的心理反应通常是：首先是否认，不相信死神即将来临；在面对死亡即将成为事实时，常常会愤怒："为什么我就要死去呢？"而后，开始冷静下来，并会产生既有绝望又有希望的矛盾心理，且想方设法，如千方百计探索民间治疗秘方，以求生存。然而在求生无望的情况下，便悲伤、抑郁，最后万念俱灰，也不再愤怒，不再悲伤，平静地接受死亡这一事实。

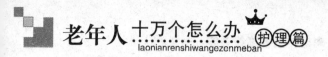
10

要全面关怀和照顾临终老人，家属等不知从何着手时，怎么办

临终关怀是生理、心理、社会及灵性的整体照顾。因此，关怀应从身、心、灵三方面着手。

生理需求。医疗上的临终关怀强调适当的治疗，避免不必要的检查和无价值的治疗，不主张对患者采用不间断的积极治疗来延长死亡过程，增加患者痛苦。临终关怀医疗服务的关键是止痛、控制恐惧、减轻精神和肉体痛苦。

生活上的关怀。耐心倾听患者的诉说，以最大的耐心去疏导，帮助其解除精神上的压力。以同情、负责、关切的态度，尊敬和爱护患者的态度来取得患者的信任，让患者身体处于最佳平稳状态，以解除痛苦和忧伤。细心观察病情，正确分析疼痛原因，为临床提供第一手资料。正确使用"三阶梯法"，使用止痛药剂量合适、正确、及时、最大限度地解除患者疼痛和不适。

在护理过程中表达无限的爱，尽量满足其生活上的需要。多去触摸躺在床上的临终老年人，触摸或握住他们的手，注视他们的眼睛，或轻轻替他们按摩，都可以给临终老人极大的抚慰和舒适的感觉，从而使临终老人感受到身边的人对他的爱和接受。

提高患者生活质量，尽量减轻肉体痛苦，使其舒适；加强基础护理，常擦身、擦背、沐浴、保持呼吸道通畅、口腔清洁；保持衣服、被褥干净、平整、清洁，使其最后生活阶段舒适和保持尊严。保持就餐环境幽雅，饮食可口，采用点菜制或家属烹调，尽量满足患者的要求。

临终老人真正需要的是脱离痛苦和恐惧，以及精神上的舒适和放松，满足患者的身心需要，使患者在安静、舒适的环境中以平静的心情告别人生，这才是关键。

小贴士

1974年，美国首家临终关怀医院建立。1982年，国会颁布法令在医疗保险计划（为老年人的卫生保健计划）中加入临终关怀内容。政策的变化使得各地立即出现临终关怀浪潮。数十年来，美国的临终关怀服务在处理复合性疼痛和症状方面的能力逐步增强，服务机构从小的、自愿组织发展到各种正规的非营利和营利机构。

11

临终老人需要心理护理，家属不知从哪些方面入手时，怎么办

总的来说，对临终老人的心理护理方法大致有以下几个方面：

分担临终老人的焦虑和疑惑，让他们承认死亡的必然性。搞清楚临终老人在临终期所能处理的现实情况，并解释给他们听。帮助临终老人继续与亲友或周围的人保持联系，而不是将他们隔离开来。帮助临终老人克服由于即将和现实世界告别而产生的过度悲哀。不要过分注意临终老人躯体和生理功能的衰退，不要让他们有自惭形秽、一文不值的感觉，同时帮助临终老人保持自我尊严。

在临终护理同时也要进行死亡教育。形式多样的死亡教育应贯穿于临终关怀的全过程。如开展谈心活动，交流死亡观念等。要细心观察患者在想什么，根据他们的思想活动，有针对性地进行正确的死亡观教育和宣传，使他们对死亡有一个科学的唯物主义的认识，从而坦然地面对这一不可回避的死亡过程。临终患者常感病重，救治无望，惶恐不安，怕家人和医护人员冷淡、嫌弃、整天惶惶不安，整夜不眠，怕陪伴者离去，无人照看而死亡。医护人员在了解把握这些心理特点后，要运用美好的语言安慰患者，用关心体贴的行动满足其安全感，通过谈心加深患者对生死现象的认识，懂得有生就有死和人的生命过程的道理。要尊重其宗教信仰，要用善意的祈祷支持其平静地面对死亡。

临终护理还要满足实现患者自我价值的需要。比如满足患者事业心的需要，一些坚强的理想主义者，往往为未完成事业而遗憾，精神上极度痛苦，对此要给予帮助，尽量满足他们临终前最后的需要，使其放心地离去。帮助患者认识弥留之际的社会意义，让美好的回忆和希望充满最后阶段的生活。如协助实现自我护理，安排旧地重游和各种娱乐活动等，让患者感到自己仍与过去一样属于社会。

安抚患者。临终患者最大的痛苦是恐慌，怕孤独、怕黑暗，其临床表现为艰难地大口喘气，睁大眼睛，拉着别人的手，家属和护士不要离开患者，应轻声安慰患者，让其能安详、放心地离开人间。

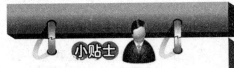

小贴士

死亡恐怖期：由于病情迅速恶化，病人日渐消瘦，加之高热，病人精神萎靡、情绪低落，表现出明显的压抑感与负罪感，希望用最好的药物治疗，表现出强烈的求生欲望，尤其是目睹同病室病人死亡后感到非常恐惧，不敢入睡。

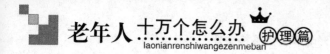
⑫

临终老人需要精神慰藉，家属等想使他处于舒适、安宁的状态时，怎么办

给予老人心理支持和精神慰藉，可以采取以下措施：

一、触摸：触摸护理是大部分临终病人愿意接受的一种方法。在护理过程中，针对不同情况，可以轻轻抚摩临终老人的手、胳膊、额头、胸腹背部，抚摩时动作要轻柔，手部的温度要适宜。触摸能减轻其孤独和恐惧感。

二、耐心倾听和诚恳交谈：认真、仔细地听老人诉说，使其感到支持和理解。对虚弱而无力进行语言交流的老人通过表情、眼神、手势，表达理解和爱。通过交谈，及时了解老年人真实的想法和临终前的心愿，尽量照顾老人的自尊心、尊重他们的权利，满足他们的各种需求，减轻他们的焦虑、抑郁和恐惧，使其没有遗憾地离开人世。

三、允许家属陪护老人，参与临终护理：家属是老人的亲人，也是老人的精神支柱。因此允许家属陪护、参与临终护理是老人和家属最需要的。

四、帮助老人保持社会联系：鼓励老人的亲朋好友、单位同事等社会成员多探视老年人，不要将他们隔离开来，以体现老人的生存价值，减少孤独和悲哀。

五、适时有度地宣传生死的意义：尊重老人的民族习惯和宗教信仰，根据老人不同的职业、心理反应、性格、社会文化背景，在适当时机，有针对性地进行精神安慰和心理疏导，帮助老人正确认识、对待生命和疾病，从对死亡的恐惧与不安中解脱出来，以平静的心情面对即将到来的死亡。

六、重视与弥留之际老人的心灵沟通：美国学者卡顿堡顿对临终老人精神生活的研究结果表明，接近死亡的人，其精神和智力状态并不都是混乱的，因此，不断对临终或昏迷老人讲话是重要而有意义的。

总之，临终老人的心理变化各个过程无明显界限，但各个过程都饱含了"求生"的希望。他们真正需要的是脱离痛苦和恐惧，以及精神上的舒适和放松。因此，使病人在安静舒适的环境中以平静的心情告别人生，这是临终心理护理的关键。

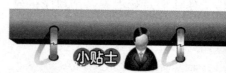

小贴士

常言道：鸟到黄昏皆绕树，人到暮年必思乡。在中国有落叶归根的传统，但是在今天，已经在城里居住多年的老人，子女又都在城里就业，老年人单独回乡就不现实了，田园生活就变成了他们终生梦想的地方。

13

临终老人需要宣泄情绪，家属要分担他的失落与愁苦时，怎么办

大部分病情渐走下坡路的晚期病人，只要意识清楚，就必然知道自己已濒临死亡，因为自己的身体会传达信息。每个病人对于自己即将死亡，比任何人都清楚。此时，病人往往会有忧伤、感叹、罪恶感、麻木、焦虑、恐惧、痛苦、愤怒、挫折、失望、不舍、无助、自暴、沮丧等情绪产生。这个时候，家属要帮助老人不要压抑内心的不良情绪，要学会与他共同承受，协助老人把这些情绪宣泄出来，分担老人的失落与愁苦，让他心里好过些。

但是，临终病人常常都是不愿说出其心思，因此，善于引导或有效沟通是很重要的，告诉老人："我可以体会到你的身体正遭受病痛的折磨，内心一定很愁苦，但压抑着反而会增加痛苦，说出来会使你好过些。如果你愿意让我分享你的痛苦，或者你需要我怎样的帮助，请告诉我，我乐于协助你。"

当临终老人开始述说心里话时，千万不要打断、否认或缩短他正在说的话。临终者正处于生命中最脆弱阶段，旁边人需要发挥耐心和爱心，让他把心思完全透露出来。譬如工作、家庭、希望、梦想、懊恼、挫折、悔恨、伤心等诸事。倾听，静静地接受，宁静的气氛，会让他感到已经被接受，可以带给他生命的尊严和人性的光辉。

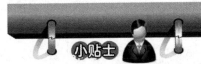

小贴士

专家研究发现，人的头脑对数字、文字很难记忆，但对画面却是历久弥新，永难忘怀。你为什么过得不快乐？是因为脑海中有不愉快的画面。因此如何修改脑中画面，创造活力，就是决定我们幸福人生的枢纽。迪斯尼乐园有许多卡通人物，其中最受大家喜爱的是米老鼠，华德·迪士尼把人们最讨厌的老鼠借着画面转换，成为人们欢乐的象征，你也可以做到。

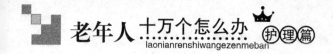
14

探望临终老人，亲朋们不知道应该说些什么时，怎么办

许多病人家属到达医院时，生怕见到老人濒临垂死边缘。由于不晓得该说些什么，他们多半转向医生护士求助："我们该说什么话？""我们该做什么事？"而医护人员的回答通常是："听就对了。"听他抱怨，听他哭泣，听他欢笑，听他缅怀过去，听他寄望将来，或是讨论死亡。濒死病人会主动告诉你，你所需要知道的一切。譬如他可能会告诉你，他对自己病情的看法，甚至会谈谈自己想如何离开人世。尤其当他说临终的一刻就要来临时，更应该仔细聆听。

当有人静静地聆听我们的心事，并表示关怀，我们很容易就把他当成是知交，这是人性的自然心理。所以，"倾听"有时就是与临终病人交谈的最好方式。如果病人对你倾诉心声，应仔细聆听，勿转移话题，勿随意判断，这是给他的最佳礼物。大多数医护人员，都曾学过倾听病人说话的技巧，这些技巧可以协助他们搜集资讯，也可以评估病人的身心状态。其实，倾听本身就是一种最大的安慰，也是与病人心心相切的最佳方法。

探望身患重病的不幸者，不必过多谈病情。有关的医疗知识，医生已

有交代和说明，无须你再多言。如果对方本来就背着重病的精神包袱，你频频提及，势必会加重对方的精神压力。你应该多谈谈病人关心和感兴趣的事，转移对方的注意力，减轻精神负担。

如能尽量多谈点与对方有关的喜事、好消息，使他精神愉快，更有利于早日康复。医生送去治疗具体的良药，亲友送去温暖人心的情感，都是治疗重病必不可少的良药。

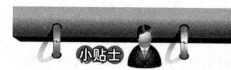

小贴士

临终病人可能考虑许多问题：比如，想弄清楚死前患的是什么病？如果智力不迟钝的话，会考虑将要和亲人分离的情景；根据自己原有的希望，回顾一生，并作出评价；关心他所不熟悉的向死亡过渡的状态。而一个人在临终的表现，又和他以往处理问题的方式有关。有的人可能对死怕得很，以至否认它，甚至以倨傲的态度对待它；一个成熟的人，则可能回顾一生，整理他的社会生活和精神生活，带着欣慰的心情离开人间。

15 尊重临终者的权利，家属要让其活得有意义，死得有尊严时，怎么办

了解及尊重临终病人的权利，是关怀者应有的基本认识，当临终者的病况逐渐恶化，他们的权利不应该随之削弱。常有家属为避免打击临终的亲人，而不当保护，譬如家属会走出房门，讨论如何处置病情或后事，不让病人知道，也不让参与这些有关他个人医疗或后事的讨论，还自以为是地认为这是在保护病人。其实，不让老人参与讨论或决定，才是真正伤害。这表示老人太虚弱了，缺乏行为能力来参与自己的人生。如此将他排除在治疗过程或后事之外，等于剥夺了他作为人的尊严及权利，也直接将他孤立在落寞的一角。

临终病人有权要求家人，尊重他们的生命。临终病人有权心存希望，即使希望的焦点一再地改变。临终病人有权怀抱着安详与尊严过世。临终病人有权以自我的方式，表达对死亡的感受。临终病人有权参与决策，决定自己切身的医疗问题。临终病人有权要求医疗不可中断，即使医疗目标可能由积极治愈，转变成消极安抚。临终病人有权要求所有的问题，皆能获得诚实而详尽的答案。临终病人有权避免忍受肉体被插管、急救的痛苦。临终病人有权要求看护者具备同情心、细心及相关知识，并愿意尝试

了解他的需求。临终病人有权以自我的方式，表达对疼痛的情绪感受。临终病人有权了解死亡的到来与过程。临终病人有权要求，宁静地死亡。临终病人有权要求，死后仍能维持身体的神圣庄严。

以上这些临终者的权利，都不应被忽视、被剥夺。不论家属、亲友或医护人员，都应该以对待常人的方式，对待临终病人。我们应该以尊重、慈悲的态度对待临终老人，给临终老人以自己的方式，了解死亡的真相，面对死亡，让临终老人活得有意义，死得有尊严。

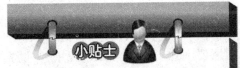

小贴士

联合国秘书长潘基文指出："各国应承认老年人在社会中所起的关键作用。"他呼吁各国作出更大努力帮助老年人，促进他们的收入保障和社会保护，并确保优质医疗及长期护理服务。他说，要实现这一点，各国应对专门关于老龄问题的国家政策进行重大改进，同时将老年人的切身问题纳入更广泛的政策框架中。1990年12月14日，联合国大会通过决议，决定将此后每年的10月1日定为国际老年人日。

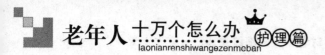
16

担心老年人心理承受不了，家属不敢告诉绝症的病情时，怎么办

把患上癌症说成没有，把恶性说成良性，把晚期说成早期，这样也许能让患者得到暂时的心理安慰或平衡。这种隐瞒剥夺了患者的知情权，一旦患者因为家属隐瞒病情产生疑惑，误以为自己的病情比实际的重，反而加重了他的思想负担，甚至还可能对治疗产生消极或叛逆心理而错失治疗良机，让人扼腕。隐瞒病情最大的恶果是患者对自己的病情掉以轻心，降低治疗的依从性，而延误病情。因此家属应该向患者告知真实病情，并详细解释做好思想工作。

艺术的告知要把握三条原则：一是需要正面告知，用合理的方法逐渐向患者讲明病情。二是信息应该具有完备性，医生和家属之间告诉患者的病情要一致。三是告知过程中要注意对象。如果患者知识水平很高就应该详细告知，如果理解能力不够可以简单告知。还要根据患者本身的状况，

如果患者十分恐惧，就应该详细告知可以战胜以及怎样战胜疾病。

把真实病情告诉患者后，要学会观察患者是否向消极的方向发展并进行适度的心理引导。如果患者确实心理过分压抑，应该求助更了解情况的临床医生或者是心理医生。对于心理承受能力差的人可以用一些榜样的力量来鼓励患者，让患者和有相同疾病或者类似经历的人在一起多交流，这样可以使患者觉得自己并不孤独，是可以康复的。

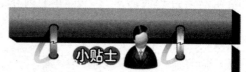

小贴士

患者享有知情权，癌症患者也是如此；应适时将病情告诉患者，同时更应该讲究告知的艺术；只有正视现实才能对抗癌症。

17

老年人忌讳死亡，家属要商讨预办后事时，怎么办

这个问题的关键在于方法是否得当。首先，家属或医护人员要明白，一般人对于死亡的态度，不是避讳谈论，就是天真看待，这都是因为缺乏对生死正确的认知所致。避讳谈论者，因恐惧死亡而拒绝正视死亡，害怕一谈到死亡就会招来不幸；天真看待者，因轻视死亡而拒绝认真看待死亡，认为每个人都会死，没什么大不了，这种想法看似洒脱，但到临终往往后悔。

家属或医务人员要做的就是让病人明白：身为病人，必须明确表达对医疗进程的决定，以及后事处理的方法，不要能开口说话时不说，到了最后张不了口时，只好由别人替你作抉择。要做到这点，需要选择合适的人和恰当的表述。

例如，可以这样说：老先生，我知道您现在身心很不舒服，相信您已意识到自己将不久于人世。人生的悲欢离合，正如月亮的阴晴圆缺，一切都是因果定律，自然法则。俗话说人生如戏，戏有开幕，就有落幕。老先生，现在与您商讨后事，也许令人伤心难过，但您的子孙都希望尊重您的意愿，完成你的遗愿。此时趁您尚能说话表达时，预先交代一切，使子孙们有所遵循，这也是您应有的权利。并非交代遗嘱后，就意味即将死亡，许多人预立遗嘱后，尚活几十年。凡事有备无患总是好的，何况交代过后，心无挂念，犹如放下心中大石，反而会轻松自在。无奈的生，已令人感到痛苦；若无常的死，再交由他人决定，岂不悲哀？请您坦然地面对死后世界，冷静地思维生命意义，好好地跟世间道别，演好人生舞台最后一幕，让台下观众掌声喝彩。

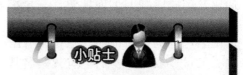

世界上各个文化圈都提倡善待老人，中日韩等东亚国家传统上要求晚辈侍奉长辈，称为孝道。

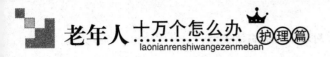
18

临终前想捐赠器官，老年人不知道具体的操作办法时，怎么办

下面介绍关于捐赠器官的相关情况，以供临终老人打算捐赠器官时参考。

捐赠流程：到所在地的红十字会登记。地方红十字会可以委托医疗机构进行登记，医疗机构应当将登记情况在三日内报送所委托的红十字会。地方红十字会应当将登记情况在三日内报送省级红十字会。

捐赠对象：满18周岁且具有完全民事行为能力的自然人可以捐献活体器官，捐献前应当有同意捐献的书面证明。

捐赠条件：自然人愿意死亡后捐献器官的，应当有同意捐献的书面证明；只有同意捐献的口头意思表示的，应当符合下列条件：一是有其配偶以及两名医师的书面证明；二是没有配偶的，有其父母或者成年子女以及两名医师的书面证明；三是没有配偶、父母、成年子女的，有其两名其他近亲属以及两名医师的书面证明；四是没有任何近亲属的，有其工作单位或者居住地的居（村）民委员会、养老机构等组织以及两名医师的书面证明。

器官捐赠的范围包括细胞捐赠、组织捐赠和器官捐赠。

细胞捐赠：从一个健康人的体内提取有活力的细胞群，输入另外一个需要救助的病人体内。最典型的就是捐赠骨髓。

组织捐赠：将人体的部分组织捐赠给那些需要救助的病人。这些组织包括：皮肤、眼角膜、骨骼、肌腱、血管、神经等。

器官捐赠：某个仍然保持活力的器官捐赠给另外一个需要接受移植治疗的病人。这些病人的病情通常非常严重，而且已经不能用其他治疗方法治愈。目前世界上已经成功地进行过心脏、肾脏、肝脏、胰、肺、小肠以及腹部多器官联合移植等多种移植。

活体捐赠：健康的成年人可以将自己的一个肾脏或部分肝脏捐赠给三代以内的亲属或配偶。活体捐赠者首先必须是绝对自愿的，而且必须经过医院的检查和公证处的公正才可以进行捐赠。

尸体捐赠：器官来自一个刚刚去世的人，他在生前表示愿意在死后捐赠器官，用于救助那些濒临死亡、需要接受移植手术的病人。

小贴士

红十字会系由瑞士银行家亨利·杜南首先成立。红十字会将他的生日5月8日定为"世界红十字日"。

19

临终病人对心理治疗和护理有抵触情绪，家人觉得不知所措时，怎么办

迫在眉睫的死亡可以摧毁一个人的一切价值观念，出现一种临床心理学上称为"疏远体验"的症状。有时候患者会产生一种自我解体的感觉，认为周围的一切已经和自己没有太大关系。患者的情绪起伏较大，或者躺在床上一言不发，或者不管不顾号啕大哭，还有的抱有侥幸心理，缠着家人要求转到更好的医院治疗，一旦得知确实无药可医的情况下，很可能整个心理支持系统全面崩溃。对待医生护士的治疗和照顾可能采取不合作甚至是抵触的态度，家人此时也觉得不知所措。此时，除了医护人员对患者进行必要的心理治疗和护理以外，家属的配合此时也起到非常重要的作用。

首先，家属们要能够充分理解患者的心理状况和行为，家属对患者表示理解是对患者的最大安慰。耐心、细致地做好解释说服工作，鼓励患者积极面对疾病，配合医护人员的治疗护理等。

家属本身还要做到不悲观不气馁，保持良好的精神风貌，以免给患者带来无形压力。与患者多进行积极的沟通和交流，尽力丰富患者的文化生活，鼓励患者读读书看看报，视野开阔一点。不要让患者抱着"活一天少一天"的心态，而是要告诉他们"要让自己的每一天都过得充实有意义"。逃避和恐惧于事无补，妥协与放弃更是极不应该，家属与患者要始终站在一起相互鼓劲相互支持勇敢面对，只有这样才能使患者在人生的最后阶段过得有乐趣、有尊严，了无遗憾直至生命尽头！

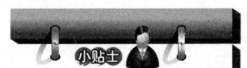

小贴士

对临终病人来说，生理疾患如癌症或其他不治之症被治愈的可能性已经微乎其微。临终关怀的目标是为临终病人提供高质量的缓和性的照护，帮助其从疼痛和各种不适症状中解脱出来，从心理和精神的不安与痛苦中解脱出来。为此，家属和护理员要做到"四多"和"四少"，即"多鼓励、少治疗"，"多倾听、少解决问题"，"多理解、少判断"和"多同理心、少同情心"——这不是说对病人不需要同情，而是指要多从理性上关怀病人，不能单凭感情任性用事。

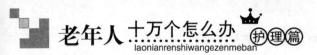
20

要重视临终病人的生活照护，家属不懂注意事项时，怎么办

按照开办家庭病床的要求，临终病人的居室内尽可能置有彩色电视机、收录机等，以适应病人及其家属日常生活习惯的需要。悦目的画面、悠扬的音乐，可以吸引病人的注意力，减轻其内心的寂寞，愉悦其情绪。有条件时，室内应有空调，以便随时调节室内的温度和湿度，保证空气的新鲜流通，否则污浊的空气会影响病人的食欲和睡眠。如果单元室内有卫生间，更会使病人感到方便舒适。在家中护理临终病人，只能根据自己家中的条件参照上述情况，尽量使病人的居住条件安宁舒适。

另外，家属要管理和帮助病人做好个人卫生，做到定时给病人洗浴或擦浴，定期更换床单、枕巾或其他床上用品。及时清除清洗病人的呕吐物和排泄物，帮助不能自理的病人洗脸、梳头、洗脚、剪指甲。对瘫痪的病人应定时翻身、变换四肢的位置，防止褥疮的发生。

室内要经常清洁打扫，定时开窗，适时消毒，摆放鲜花。所使用的治疗护理用具应放在不易引人注目的地方。对垂死病人来说，做好皮肤护理，避免发生褥疮尤为重要。一旦发生褥疮，病人的精神心理和身体状况会明显变差，常难以控制，会加速病人的死亡。

临终病人大多表现为食欲减退，对于没有食欲的临终病人来说，饮食不需过多限制，基本的原则是"想吃就好，能吃就好"。注重饮食上应给予高蛋白、高热量、易于消化的饮食，并注意少量多餐。要鼓励病人多吃新鲜水果和蔬菜，并结合病人的饮食习惯，病人对饮食的特殊要求等，尽量创造条件增加病人的食欲。

睡眠可以使病人摆脱疾病的痛苦和面临死亡的焦虑，所以睡眠对临终病人有很重要的意义。护理人员或家属应该帮助病人建立良好的睡眠习惯，不要打扰睡眠中的病人，避免在病人熟睡时量体温、测血压及打针服药等。必要时可以给予病人适量的安眠药或镇静剂，并保证病人寝室的安静。

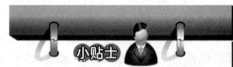

小贴士

《中华人民共和国老年人权益保障法》第二十七条规定："有条件的地方，可以为老年病人设立家庭病床，开展巡回医疗等服务。提倡为老年人义诊。"卫生部在《家庭病床暂行工作条例》中强调，"医院一般只在所负责的地段内建立家庭病床"，因此，家庭病床是医疗机构、患者、家庭"三位一体"的医疗护理形式，适合国情，值得推广。

21

临终老人出现"回光返照"，看护人员不知如何看待时，怎么办

人在临死之前也有"回光返照"现象。例如，昏迷多时的病人突然清醒，甚至与亲人进行简短的交谈；食欲丧失、不吃不喝的人会突然想吃东西。这些病情"减轻"的现象，是一种假象，给人一个错觉，误认为病人转危为安，而有经验的人一看便知，这是"回光返照"，是病人向亲人诀别的信号。

人在临死前为什么会"回光返照"呢？医学科学告诉我们，主要是肾上腺分泌的激素所致。

人在濒临死亡的时候，在大脑皮质的控制下，迅速指示肾上腺皮质和髓质，分泌以上诸多激素。这就调动了全身的一切积极因素，使病人由昏迷转为清醒，如由不会说话转为能交谈数句，交代后事；由不会进食转为要吃要喝。这些皆是在中枢神经指挥下的内分泌激素在起作用。

人的细胞内还有一种能够储能、供能的重要物质叫三磷酸腺苷（ATP）。当人体遇到强烈刺激，如病菌侵犯、濒临死亡等严重情况时，ATP会迅速转化为二磷酸腺苷（ADP），同时释放出巨大能量，使机体各系统、各器官迅速获得强大动力，人就会突然表现出非凡的活力，如神志突然清醒、四肢力量增强、食欲增加。当然，这种靠一次性的力量支撑的活力只能是昙花一现，因为ATP的能量

只能维持很短的时间，所以人在临终前出现的兴奋也会十分短暂。这就是"回光返照"的原理。

"回光返照"对病人及其家属而言有一定的好处。如病人急于想见的人尚在路途中，可延长一段生命以实现病人的夙愿；病人尚有话没有交代完毕，也可延长一段时间让病人把话说完。如能争取更多的时间，使"治本"的药物生效，则有可能从根本上挽救病人的生命。那么就会变"回光返照"为"起死回生"，这是医生们孜孜以求的奋斗目标。

如果身边的临终老人出现"回光返照"的迹象，病人家属应保持清醒的头脑，在医务人员的示意下，让临终老人平静安心地离去。

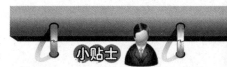

小贴士

自然界也有"回光返照"。当西边的太阳快要落山时，由于日落时的光线反射，天空会短时间发亮，然后迅速进入黑暗。过去没有电灯，人们点香油灯或煤油灯，当灯里的油即将燃尽时，也会突然一亮，然后熄灭。那是因为最后的一滴油，失去了油的附着力或拉力，上升得特别快，所以会突然一亮。这些都可以看作是"回光返照"现象。

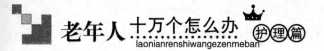
主要参考文献

［1］方路.家庭病床［M］.河南科学技术出版社，1985

［2］左中丕.常见肝脏病的治疗［M］军事医学科学出版社，2003

［3］崔永昌.中西医诊治肝脏病精要［M］.军事医学科学出版社，2001

［4］崔永昌，崔继伟，刘娜娜等.人体生态平衡学［M］.军事医学科学出版社，2003

［5］路军章，冯立新.中老年人心脑血管保健——中老年人保健丛书[M].金盾出版社，2004

［6］查炜编.老年人疾病防治［M］.上海中医药大学出版社，2002

［7］刘青峰，郭文新，邱中杰.常见老年病诊治与保健［M］.人民军医出版社，2003

［8］卓文编.中老年人常见病饮食疗法［M］.上海科学技术文献出版社，2004

后　记

　　这是一本关于老年人健康的书。有句话说，幸福的家庭里一定是充满着健康。的确，健康与幸福关系密切。对于老年人来说，健康是老有所为的前提，是安享晚年的保障，同时，健康也是家庭幸福的源头。因此，对于本书的编写，我们深感责任重大，不敢有稍许懈怠，只能尽最大的努力去完成这项工作。

　　参加本书编写的有医学专家、临床医生、科普作家等。其中有的是养老院的院长，有的是临床医生，有的是主管护师，有的是科普作家，由于他们的共同努力，使本书在内容上具有专业性和权威性，在文字上具有可读性。

　　著名健康教育专家洪昭光对本书的编写给予了积极支持，北京新兴医院医务处主任、主管护师荣光和天津市养老院院长、主任医师孙兆元对本书进行了审读，并提出了宝贵的意见。另外，卢立新、陈家槐也对本书的后续工作作出了贡献。在此，向他们表示衷心感谢！

编　者